# Oclusão

Nota: A medicina é uma ciência em constante evolução. À medida que novas pesquisas e a experiência clínica ampliam o nosso conhecimento, são necessárias modificações no tratamento e na farmacoterapia. Os coautores desta obra consultaram as fontes consideradas confiáveis, em um esforço para oferecer informações completas e, geralmente, de acordo com os padrões aceitos à época da publicação. Entretanto, tendo em vista a possibilidade de falha humana ou de alterações nas ciências médicas, os leitores devem confirmar estas informações com outras fontes. Por exemplo, e em particular, os leitores são aconselhados a conferir a bula de qualquer medicamento que pretendam administrar, para se certificar de que a informação contida neste livro está correta e de que não houve alteração na dose recomendada nem nas contraindicações para o seu uso. Esta recomendação é particularmente importante em relação a medicamentos novos ou raramente usados.

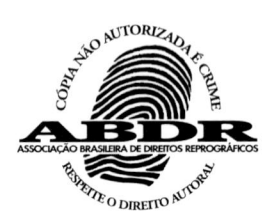

O16 Oclusão / organizadores, Léo Kriger, Samuel Jorge Moysés, Simone Tetu Moysés ; coordenadora, Maria Celeste Morita ; autores, Alfredo Julio Fernandes Neto, Flávio Domingues das Neves, Paulo Cézar Simamoto Junior. – São Paulo : Artes Médicas, 2013.
160 p. : il. color. ; 28 cm. – (ABENO : Odontologia Essencial : parte clínica)

ISBN 978-85-367-0203-2

1. Odontologia. 2. Oclusão. I. Kriger, Léo. II. Moysés, Samuel Jorge. III. Moysés, Simone Tetu. IV. Morita, Maria Celeste. V. Fernandes Neto, Alfredo Julio. VI. Neves, Flávio Domingues das. VII. Simamoto Junior, Paulo Cézar.

CDU 616.314

Catalogação na publicação: Ana Paula M. Magnus – CRB 10/2052

SÉRIE ABENO

**Odontologia Essencial**
*Parte Clínica*

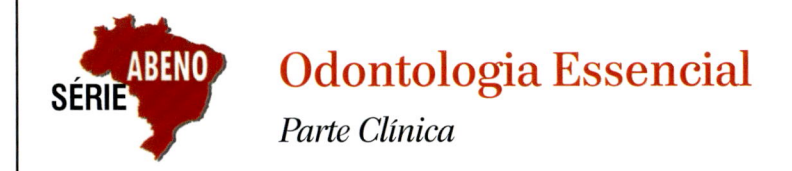

organizadores da série
Léo Kriger
Samuel Jorge Moysés
Simone Tetu Moysés

coordenadora da série
Maria Celeste Morita

# Oclusão

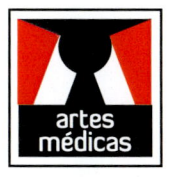

Alfredo Julio Fernandes Neto
Flávio Domingues das Neves
Paulo Cézar Simamoto Junior

artes médicas
2013

© Editora Artes Médicas Ltda., 2013

Diretor editorial: *Milton Hecht*
Gerente editorial: *Letícia Bispo de Lima*

**Colaboraram nesta edição:**
Editora: *Caroline Vieira*
Assistente editorial: *Carina de Lima Carvalho*
Capa e projeto gráfico: *Paola Manica*
Processamento pedagógico e preparação de originais: *Laura Ávila de Souza*
Leitura final: *Cassiano Ricardo Haag*
Ilustrações: *Vagner Coelho*
Editoração: *Know-How Editorial*

Reservados todos os direitos de publicação à
EDITORA ARTES MÉDICAS LTDA., uma empresa do GRUPO A EDUCAÇÃO S.A.

Editora Artes Médicas Ltda.
Rua Dr. Cesário Mota Jr., 63 – Vila Buarque
CEP 01221-020 – São Paulo – SP
Tel.: 11.3221.9033 – Fax: 11.3223.6635

É proibida a duplicação ou reprodução deste volume, no todo ou em parte, sob quaisquer formas ou por quaisquer meios (eletrônico, mecânico, gravação, fotocópia, distribuição na Web e outros), sem permissão expressa da Editora.

Unidade São Paulo
Av. Embaixador Macedo Soares, 10.735 – Pavilhão 5 – Cond. Espace Center
Vila Anastácio – 05095-035 – São Paulo – SP
Fone: (11) 3665-1100 Fax: (11) 3667-1333

SAC 0800 703-3444 – www.grupoa.com.br

IMPRESSO NO BRASIL
*PRINTED IN BRAZIL*

## AUTORES

**Alfredo Julio Fernandes Neto**  Professor titular do Programa de Pós-graduação da Faculdade de Odontologia da Universidade Federal de Uberlândia (FOUFU). Graduado em Odontologia pela UFU. Mestre em Odontologia: Reabilitação Oral pela Faculdade de Odontologia de Bauru da Universidade de São Paulo (FOB/USP). Doutor em Odontologia: Reabilitação Oral pela Faculdade de Odontologia de Ribeirão Preto (FORP) da USP.

**Flávio Domingues das Neves**  Professor associado II da FOUFU. Especialista em Prótese Dentária pela FOUFU. Especialista em Implantodontia pela FOB/USP. Mestre e Doutor em Reabilitação Oral pela FORP/USP. Estágio técnico-científico em tecnologia CAD-CAM pela University of North Carolina at Chapel Hill, Estados Unidos.

**Paulo Cézar Simamoto Junior**  Cirurgião-dentista. Professor da Escola Técnica de Saúde e do Programa de Pós-graduação da FOUFU. Especialista em Prótese Dentária pela FOUFU. Mestre em Odontologia pela FOUFU. Doutor em Clínica Odontológica pela Faculdade de Odontologia de Piracicaba da Universidade Estadual de Campinas (FOP/Unicamp).

**Célio Jesus do Prado**  Cirurgião-dentista. Professor associado da área de Oclusão, Prótese Fixa e Materiais Dentários da FOUFU. Especialista em Prótese Dentária pela UFU. Mestre e Doutor em Reabilitação Oral pela FORP/USP.

**Darceny Zanetta-Barbosa**  Cirurgião-dentista. Professor titular de Cirurgia e Traumatologia Bucomaxilofacial e Implantodontia da FOUFU. Mestre e Doutor em Cirurgia e Traumatologia Bucomaxilofacial pela Faculdade de Odontologia da Universidade Estadual Paulista Júlio de Mesquita Filho (Unesp), Araçatuba. Pós-doutor pelo Centre for Oral Health Sciences/Lund University, Suécia.

**Gustavo A. Seabra Barbosa**  Cirurgião-dentista. Professor adjunto da Universidade Federal do Rio Grande do Norte (UFRN). Coordenador do curso de Especialização em Prótese Dentária da UFRN. Coordenador do Grupo de Estudos e Pesquisas em Reabilitação Oral da UFRN. Mestre em Reabilitação Oral pela UFU. Doutor em Reabilitação Oral pela FORP/USP.

**Maiolino Thomaz Fonseca Oliveira**  Cirurgião-dentista pela Universidade Federal dos Vales do Jequitinhonha e Mucurí (UFVJM). Residente em Cirurgia e Traumatologia Bucomaxilofacial pelo Hospital de Clínicas da UFU. Mestrando em Odontologia: Implantodontia pela UFU.

**Paulo Vinicius Soares**  Cirurgião-dentista pela FOUFU. Professor adjunto de Dentística e Materiais Odontológicos da FOUFU. Professor e orientador do Programa de Pós-graduação da FOUFU. Especialista em Dentística pela FOUFU. Mestre em Reabilitação Oral pela FOUFU. Doutor em Clínica Odontológica pela Unicamp.

## Organizadores da Série Abeno

**Léo Kriger**  Professor de Saúde Coletiva da Pontifícia Universidade Católica do Paraná (PUCPR). Mestre em Odontologia em Saúde Coletiva pela Universidade Federal do Rio Grande do Sul (UFRGS).

**Samuel Jorge Moysés**  Professor titular da Escola de Saúde e Biociências da PUCPR. Professor adjunto do Departamento de Saúde Comunitária da Universidade Federal do Paraná (UFPR). Coordenador do Comitê de Ética em Pesquisa da Secretaria Municipal da Saúde de Curitiba, PR. Doutor em Epidemiologia e Saúde Pública pela University of London.

**Simone Tetu Moysés**  Professora titular da PUCPR. Coordenadora da área de Saúde Coletiva (mestrado e doutorado) do Programa de Pós-graduação em Odontologia da PUCPR. Doutora em Epidemiologia e Saúde Pública pela University of London.

## Coordenadora da Série Abeno

**Maria Celeste Morita**  Presidente da Abeno. Professora associada da Universidade Estadual de Londrina (UEL). Doutora em Saúde Pública pela Université de Paris 6, França.

## Conselho editorial da Série Abeno Odontologia Essencial

Maria Celeste Morita, Léo Kriger, Samuel Jorge Moysés, Simone Tetu Moysés, José Ranali, Adair Luiz Stefanello Busato.

# Apresentação

Quando recebi o convite para escrever a apresentação do livro *Oclusão*, da Série Abeno – Odontologia Essencial, fiquei extremamente lisonjeado por poder expressar um pouco da admiração que tenho por este grande educador e sua equipe.

A história acadêmica do professor Alfredo Julio Fernandes Neto se confunde com a história da Faculdade de Odontologia da Universidade Federal de Uberlândia (FOUFU). Sua capacidade de agregar pessoas competentes e com perfis que se completam fez surgir, sem dúvida, uma das mais sólidas equipes de oclusão e prótese fixa das universidades brasileiras.

Sua caminhada se inicia nos anos de 1970, oportunizada pelos professores pioneiros da Faculdade de Odontologia de Bauru (FOB), que se deslocavam para Uberlândia a fim de consolidar a instalação do curso de odontologia. Foi monitor de materiais dentários e logo que se graduou; por sua excepcional e intrínseca capacidade de liderança, foi convidado a ingressar na carreira docente. Ao decidir cursar mestrado na FOB-USP, mostrou mais uma vez a grande capacidade de ver a diante, e que era necessário abrir caminhos. Em Bauru, convivendo no meio de grandes nomes da odontologia brasileira, conseguiu despertar a paixão por aquilo que, em minha opinião, o melhor qualifica na capacidade do ensino da odontologia: **Um facilitador do aprendizado de Oclusão**. Essa característica ele tem como poucos no mundo. Sua capacidade de trazer à realidade os princípios de oclusão integrados a toda a odontologia reabilitadora e a manutenção da saúde do aparelho estomatognático são invejáveis.

Ao retornar de Bauru, professor Alfredo Julio tomou frente da diretriz gerencial da Faculdade de Odontologia, implementando, então, um conceito de ensino integrado, no qual o foco é sempre o cuidado integral à saúde do indivíduo. Criou o primeiro curso de Especialização em Prótese do Estado de Minas Gerais. Com sua humildade, simplicidade e capacidade de motivar as pessoas, ele tem feito multiplicar o ensinamento dos conceitos retratados nesta obra a seus alunos de pós-graduação e colegas de profissão.

O que se vê nesta obra de 10 capítulos, divididos em 3 tópicos principais (*Bases para diagnóstico e plano de tratamento; Distúrbios do aparelho estomatognático;* e *Condutas terapêuticas dos distúrbios temporomandibulares*) é a síntese de uma carreira vitoriosa e contagiante. Pela paixão de fazer do ensino algo que modifique o olhar de quem exerce a docência e que não se baseie na superficialidade de conceitos ou estratégias mirabolantes de ensino, os autores estimulam todos a prosseguir na docência. E, com isso, consolida-se a fundamentação sólida de princípios que se integram na geração de oportunidades. Oportunidades de aprender: por ser simples, por ser acessível a todos; oportunidade de ensinar: por difundir estes conceitos de forma continuada por todo o país, fazendo gerar em cada um a certeza que aprender Oclusão é possível.

Esta obra é a expressão da forma ideológica e filosófica de fazer do exercício da odontologia reabilitadora a profissão de gerar saúde e bem-estar ao paciente, por meio da habilidade técnica, aliada a sólido conhecimento científico, que integra todas as áreas para produzir uma odontologia integrada.

Este livro surge da coletânea de textos escritos e aperfeiçoado ao longo de 36 anos de carreira de um verdadeiro educador. Sua capacidade de formar equipe fica evidente no time constituído pelo professor Flávio Domingues das Neves, com a experiência compartilhada a mais de 25 anos, que se destaca pela integração do conhecimento científico à prática clínica de excelência; e ainda a juventude de um novo membro de sua equipe, o professor Paulo Cézar Simamoto Junior, certamente um grande potencial de continuidade desta obra.

Os leitores terão o privilégio de usufruir dos conhecimentos oriundos de grande vivência clínica e comprovada experimentação. Por consequência, os maiores beneficiados serão os seus pacientes, que terão a oportunidade de receber melhor tratamento, integrando ao procedimento reabilitador mais do que estética, e sim função, longevidade e saúde do aparelho estomatognático.

A integração de conhecimento é a via que consigo ter como fundamento da consolidação da excelência na prática odontológica. Porém, retrato aqui algo que sempre ouvi deste autor em suas aulas e palestras: *nada se constrói com solidez na odontologia que não tenha como princípio o conhecimento da biologia dos tecidos dentais, das propriedades dos materiais odontológicos e, por fim, e não menos importante, da Oclusão.*

Por tudo isso, tenho certeza de que finalmente o livro de *Oclusão*, assinado pelo professor Alfredo Julio Fernandes Neto e seus coautores, será uma obra marcante e de destaque no cenário nacional. Parabéns a todos os autores pela história de vida no ensino da odontologia e em especial da Oclusão, e principalmente pelo conteúdo científico e qualidade técnica expressa em 10 capítulos dirigidos ao cirurgião-dentista brasileiro.

**Carlos José Soares**
*Professor associado de Dentística e Materiais Odontológicos da Faculdade de Odontologia, Universidade Federal de Uberlândia, MG.*

# Sumário

**1 | Conhecendo o aparelho estomatognático**    **11**
*Alfredo Julio Fernandes Neto*
*Paulo Cézar Simamoto Junior*
*Flávio Domingues das Neves*

**2 | Movimentos mandibulares**    **32**
*Alfredo Julio Fernandes Neto*
*Flávio Domingues das Neves*
*Paulo Cézar Simamoto Junior*

**3 | Biomecânica**    **40**
*Alfredo Julio Fernandes Neto*
*Flávio Domingues das Neves*
*Paulo Cézar Simamoto Junior*

**4 | Distúrbios oclusais**    **47**
*Alfredo Julio Fernandes Neto*
*Paulo Cézar Simamoto Junior*
*Flávio Domingues das Neves*

**5 | Distúrbios neuromusculares**    **61**
*Alfredo Julio Fernandes Neto*
*Paulo Cézar Simamoto Junior*
*Flávio Domingues das Neves*

**6 | Distúrbios temporomandibulares**    **77**
*Alfredo Julio Fernandes Neto*
*Paulo Cézar Simamoto Junior*
*Maiolino Thomaz Fonseca Oliveira*
*Darceny Zanetta-Barbosa*
*Flávio Domingues das Neves*

**7 | Disfunções dentárias: bruxismo, abfração e perimólise**    **94**
*Alfredo Julio Fernandes Neto*
*Paulo Vinicius Soares*
*Paulo Cézar Simamoto Junior*
*Flávio Domingues das Neves*

**8 | Ajuste oclusal por desgaste seletivo**    **111**
*Alfredo Julio Fernandes Neto*
*Flávio Domingues das Neves*
*Paulo Cézar Simamoto Junior*

**9 | Terapia com placas oclusais**    **132**
*Alfredo Julio Fernandes Neto*
*Gustavo A. Seabra Barbosa*
*Paulo Cézar Simamoto Junior*
*Célio Jesus do Prado*
*Flávio Domingues das Neves*

**10 | Conduta terapêutica restauradora**    **146**
*Flávio Domingues das Neves*
*Alfredo Julio Fernandes Neto*
*Paulo Cézar Simamoto Junior*
*Célio Jesus do Prado*

**Referências**    **154**

## Recursos pedagógicos que facilitam a leitura e o aprendizado!

| | |
|---|---|
| **OBJETIVOS DE APRENDIZAGEM** | Informam a que o estudante deve estar apto após a leitura do capítulo. |
| **Conceito** | Define um termo ou expressão constante do texto. |
| **LEMBRETE** | Destaca uma curiosidade ou informação importante sobre o assunto tratado. |
| **PARA PENSAR** | Propõe uma reflexão a partir de informação destacada do texto. |
| **SAIBA MAIS** | Acrescenta informação ou referência ao assunto abordado, levando o estudante a ir além em seus estudos. |
| **ATENÇÃO** | Chama a atenção para informações, dicas e precauções que não podem passar despercebidas ao leitor. |
| **RESUMINDO** | Sintetiza os últimos assuntos vistos. |
| 🔍 | Ícone que ressalta uma informação relevante no texto. |
| ⚡ | Ícone que aponta elemento de perigo em conceito ou terapêutica abordada. |
| **PALAVRAS REALÇADAS** | Apresentam em destaque situações da prática clínica, tais como prevenção, posologia, tratamento, diagnóstico etc. |

# Conhecendo o aparelho estomatognático

ALFREDO JULIO FERNANDES NETO
PAULO CÉZAR SIMAMOTO JUNIOR
FLÁVIO DOMINGUES DAS NEVES

O homem é um ser biopsicossocial e, como tal, age na sociedade com o objetivo de tornar a vida melhor para a humanidade ou despertá-la para as medidas ou precauções necessárias. Um importante elemento neste caso é o nível de saúde do indivíduo, de um grupo ou de uma sociedade.

Saúde não significa apenas ausência de doença, mas também bem-estar somático, psicológico e social e harmonia no meio em que se vive. É importante que os profissionais que trabalham com pacientes que sofrem com as consequências dos distúrbios do aparelho estomatognático (AE) e das estruturas relacionadas tenham consciência de que fatores somáticos, psíquicos e sociais também podem estar alterados, comprometendo o senso normal de bem-estar. Esses pacientes podem apresentar persistente desconforto na face, na cabeça, nas articulações temporomandibulares (ATMs) e no pescoço, além de contrações, fadiga muscular e limitação dos movimentos mandibulares.

Estalidos nas ATMs ocorrem com frequência e geralmente são tolerados pelos pacientes, até que atraiam a atenção das outras pessoas, originando um incômodo e um problema social. A dor de cabeça pode ser tolerada uma única vez, mas sua repetição diária altera o comportamento do paciente, irritando familiares e colegas de trabalho.

Esses sintomas, se forem discretos e esporádicos, podem ser ignorados por alguns pacientes, porém para outros podem ser sérios a ponto de causar redução da capacidade de trabalho, complicações emocionais, sociais e econômicas. Mesmo com o conhecimento que os profissionais de odontologia têm sobre os distúrbios do AE, um grande número de pacientes continua sem um diagnóstico definitivo, fato associado a uma falta de interesse em tratá-los. Isso constitui um

### OBJETIVOS DE APRENDIZAGEM

- Conhecer os componentes anatômicos do aparelho estomatognático e suas funções
- Orientar a manutenção e a reabilitação do aparelho estomatognático
- Compreender os principais termos técnicos usados neste livro

### LEMBRETE

Os profissionais devem sempre considerar que fatores somáticos, psíquicos e sociais também podem estar alterados em pacientes com distúrbios do AE.

importante estímulo aos profissionais para aprofundar os conhecimentos nessa área.

Pesquisas epidemiológicas têm dado importantes informações acerca da frequência desses distúrbios em pacientes de ambos os sexos e de diferentes faixas etárias e classes sociais. Considerando que todas as condutas terapêuticas se sustentam no respeito à natureza e buscam a remoção dos fatores etiológicos e o resgate da biologia dos tecidos e da fisiologia do AE, não se pode pensar em promoção de saúde sem um profundo conhecimento desse aparelho, o que justifica uma breve revisão sobre o assunto.

## APARELHO ESTOMATOGNÁTICO

**LEMBRETE**

Dentre as diversas funções do AE (mastigação, deglutição, fonação, expressão e estética facial e postura da mandíbula, da língua e do osso hioide), a mastigação é a que gera o maior esforço oclusal.

O AE é uma entidade fisiológica complexa, funcional, perfeitamente definida e integrada por um conjunto heterogêneo de sistemas, órgãos e tecidos cuja biologia e fisiopatologia são absolutamente interdependentes. O AE está envolvido em atos funcionais, como fala, mastigação e deglutição dos alimentos, e em atos parafuncionais, como apertamento dentário e bruxismo.

Os componentes anatômicos do AE são todos os ossos fixos da cabeça, a mandíbula, o osso hioide, as clavículas e o esterno, os músculos da mastigação, da deglutição, da expressão facial e os músculos posteriores do pescoço, as articulações dentoalveolar (periodonto) e temporomandibular e seus ligamentos, os sistemas vasculares e nervosos, os dentes, a língua, os lábios, as bochechas e as glândulas salivares.

O sistema neuromuscular, as ATMs, a oclusão dentária e o periodonto são as quatro unidades fisiológicas básicas que integram a unidade biológica funcional do AE, que por sua vez pertence à outra unidade biológica fundamental, o indivíduo, do qual não pode ser separado ao se fazer considerações diagnósticas, prognósticas e terapêuticas relativas à promoção de saúde.

## SISTEMA NEUROMUSCULAR

O sistema neuromuscular é considerado fator preponderante nas funções do AE, pois os músculos excitados pelo sistema nervoso constituem o elemento ativo que origina as forças necessárias às funções a que se destinam. As demais unidades representam os elementos passivos encarregados de receber e transmitir a ação das forças.

Para o entendimento da interação entre o sistema neuromuscular e a morfologia oclusal, faz-se necessário o conhecimento das relações anatômicas das ATMs e de seus ligamentos com os músculos que o constituem. Tal conhecimento inclui a função, a inervação e a vascularização desses músculos.

## SISTEMA NERVOSO

O sistema nervoso tem duas funções básicas:

- manutenção da constância do meio interno (homeostase), por meio de funções vegetativas que asseguram sua organização;
- emissão de comportamentos que são funções globais do organismo no meio em que vive.

Para um melhor entendimento do mecanismo de ação do sistema nervoso, deve-se recordar que este se constitui de sistema nervoso central (SNC) e sistema nervoso periférico (SNP). O SNC constitui-se do encéfalo e da medula espinal. O encéfalo abrange o cérebro, o cerebelo e o tronco encefálico. No cérebro distinguem-se o córtex motor, que se relaciona com os movimentos voluntários dos músculos estriados, o córtex sensorial, que se relaciona com a sensibilidade profunda e cutânea, e o tálamo, que é o centro de passagem de todas as sensações, com exceção do olfato.

No tronco encefálico, distinguem-se o mesencéfalo, a ponte e o bulbo. A principal estrutura do SNP é o **neurônio** (célula nervosa), que é composto de dendritos, corpo celular e seu processo (axônio), que conduz impulsos para o botão terminal (Fig. 1.1). Um neurônio aferente conduz impulsos nervosos em direção ao SNC, enquanto um neurônio eferente conduz impulsos para a periferia por meio de axônios.

A detecção e subsequente transmissão de um evento nocivo (danos aos tecidos, lesões) é chamada de **nocicepção**. Ela é realizada por nervos aferentes primários com terminais periféricos (receptores), conhecidos como nociceptores.

**SAIBA MAIS**

O cerebelo tem como funções principais a coordenação e o refinamento dos movimentos musculares, sendo também importante na postura e tônus muscular.

**LEMBRETE**

Os principais nervos do AE são o facial, o trigêmeo, o glossofaríngeo e o hipoglosso.

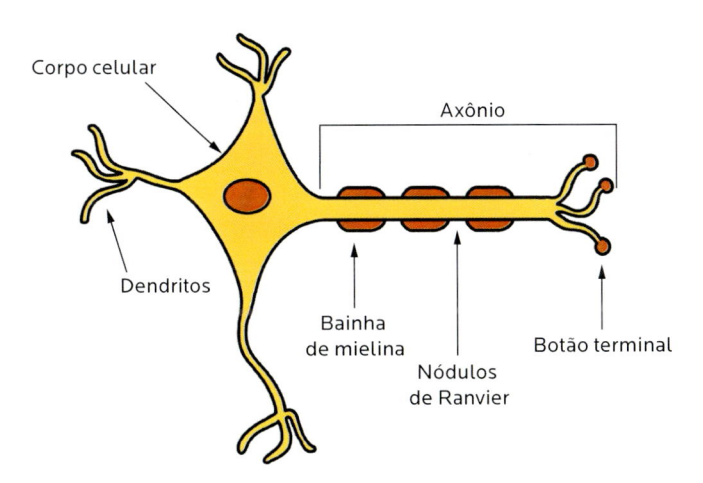

*Figura 1.1 – Componentes de um neurônio (célula nervosa).*

## NEUROFISIOLOGIA

A neurofisiologia bucal é a parte da biologia que explica os mecanismos a serem explorados como recursos terapêuticos. Para estabelecer um elo entre o estímulo e a resposta nas abordagens clínicas, é fundamental aprofundar o conhecimento nessa área, visto que os diversos caminhos percorridos pelos estímulos elucidam, por meio da participação do sistema nervoso, onde e como agir.

A neurofisiologia se desenvolve em três etapas definidas:

- percepção do estímulo sensorial;
- integração no SNC;
- reação motora (na forma de contração muscular e/ou função glandular).

A percepção do estímulo sensorial é o mecanismo pelo qual o SNC se mantém informado sobre as condições internas e externas existentes no organismo, e se constitui de duas fases:

**FASE 1:** Recepção do estímulo por meio dos receptores nervosos.

**FASE 2:** Condução do estímulo até o SNC por meio das vias condutoras aferentes (sensorial).

Os receptores nervosos são terminações nervosas sensoriais, especializadas e sensíveis a determinados estímulos. Em geral, cada tipo de receptor só responde a um determinado tipo de estímulo, e pouco ou quase nada a outros. Os receptores são classificados em dois grandes grupos:

**EXTEROCEPTORES:** São estimulados por mudanças externas, como dor (terminações nervosas livres), temperatura (corpúsculo de Ruffini ao calor, bulbo terminal de Krause ao frio), tato (corpúsculo de Meissner), pressão (corpúsculo de Paccini), audição, visão, entre outras. Estão localizados nas mucosas, na pele e em estruturas especializadas dos órgãos dos sentidos.

**INTEROCEPTORES:** São estimulados pelas mudanças das condições internas do indivíduo, como, por exemplo, pressão (corpúsculos de Vater-Paccini localizados no tecido gengival, no periósteo, no tecido subcutâneo, nos ligamentos e nas cápsulas articulares), mudanças químicas, posição relativa.

Os interoceptores incluem os visceroceptores, localizados nas vísceras e nos vasos sanguíneos, que percebem a fome, a sede e a dor visceral; e os proprioceptores, localizados nas articulações, nos músculos, nos ligamentos e na membrana periodontal, que estão relacionados à sensação de posição e de pressão, ao sentido de movimentos, etc.

Todos os interoceptores, especialmente os proprioceptores, são mais sensíveis que os exteroceptores e informam ao SNC sobre possíveis condições adversas na intimidade dos tecidos do organismo. Como exemplo, na membrana periodontal, há proprioceptores capazes de perceber uma folha de papel de um centésimo de milímetro de espessura entre os dentes ocluídos. É por isso que restaurações ligeiramente altas são percebidas pelos pacientes.

Outro tipo especial de receptor é o fuso neuromuscular, localizado nos músculos, na região de transição entre as fibras musculares e as fibras tendíneas. Esses receptores são sensíveis às mudanças de tensão muscular e aos impulsos provenientes do SNC, com inervação sensorial e motora própria, permitindo produzir os estímulos no próprio músculo.

A integração no SNC ocorre a partir da produção de um estímulo no SNP, captado por um receptor específico, a partir do qual se inicia uma via ascendente (pelos nervos sensoriais aferentes) até o SNC, especificamente até o córtex sensorial, por meio dos diferentes constituintes do sistema nervoso (p. ex., cerebelo e tálamo). A partir de então, o estímulo é identificado, tornando-se consciente.

Cada estímulo específico é individualizado e determina uma reação específica correspondente. A reação motora do córtex motor inicia-se após a integração de um estímulo ao córtex sensorial do cérebro. O impulso motor gerado inicia uma via descendente, por meio dos vários constituintes do sistema nervoso, até o executor correspondente (p. ex., córtex motor, cerebelo, tronco encefálico, mesencéfalo – núcleo motor –, nervos eferentes e músculos).

Em todo o trajeto seguido pelos impulsos, existem vários controles de registro, regulação, modificação e coordenação em diversos níveis (tálamo, formações reticulares) para dar uma resposta motora adequada. Contudo, a função reguladora principal dos impulsos sensoriais e motores está no cerebelo, desempenhando um importante papel de coordenação e refinamento da reação motora.

Outro tipo de mecanismo neuromuscular inconsciente cuja ação motora se produz sem intervenção do córtex cerebral, de forma automática, são os arcos reflexos. Os componentes fundamentais de um arco reflexo são descritos a seguir.

**ESTÍMULO ESPECÍFICO:** Um receptor periférico, sensível a um determinado estímulo ambiental.

**INTEGRAÇÃO (CÉREBRO):** Uma ou mais células intercalares ou interneurônios, que competem na elaboração das informações transmitidas pelos receptores e em sua posterior transmissão.

**REAÇÃO MOTORA (ESPECÍFICA):** Um neurônio motor eferente que transmite a informação ao órgão executor.

Os arcos reflexos se classificam como incondicionados e condicionados. Os incondicionados (inatos, congênitos) são aqueles que não intervêm previamente no cérebro, nem há treinamento (p. ex., respiração, sucção, deglutição, movimentos mandibulares). Já os condicionados (adquiridos ou aprendidos) são aqueles nos quais o cérebro atua nas primeiras ocorrências da percepção, da integração e da resposta motora (p. ex., os movimentos reflexos simples de abertura e fechamento mandibular fazem parte dos reflexos inatos de sucção e amamentação).

Com a erupção e a oclusão dos dentes, os contatos interoclusais excitam os proprioceptores da membrana periodontal, cujos estímulos sensoriais chegam ao SNC pelo cérebro, onde são integrados e geram a resposta motora indicada. Posteriormente, ante a situação de reforço constante do mesmo estímulo, cria-se um arco reflexo adquirido, produzindo a sinapse dos neurônios aferentes e eferentes, o que torna desnecessária a intervenção do córtex cerebral para que ocorra a mastigação. Um reflexo semelhante ocorre no ato de andar e em outros.

A seguir, são descritos os reflexos mais importantes que ocorrem no AE.

**LEMBRETE**

Com a sucessiva repetição do estímulo e sua correspondente integração e reação motora, estabelece-se uma sinapse entre os neurônios aferentes (sensitivos) e eferentes (motores) no nível do talo encefálico, sem a intervenção do córtex cerebral, tornando-o automático ou inconsciente.

**REFLEXO DE ESTIRAMENTO (MIOTÁTICO):** Atua no sentido de evitar o estiramento passivo dos músculos. Apresenta-se mais sensível nos músculos que se opõem à força de gravidade (p. ex., masseter, temporal e pterigóideo lateral, que evitam a queda da mandíbula).

**REFLEXO TACTOCEPTIVO (TANGOCEPTIVO):** Existente na membrana periodontal e nos músculos. A partir de receptores nervosos sensitivos, permite ao SNC reconhecer o movimento mandibular a ser realizado e a intensidade da força que deverá ser aplicada.

**REFLEXO FLEXOR (NOCICEPTIVO):** Tem função protetora de todas as estruturas do AE, pois afasta a parte excitada do agente lesivo. É responsável pela alteração da posição mandibular para evitar o trauma periodontal em um dente com distúrbio oclusal.

A coordenação dos reflexos se deve ao fato de os reflexos de estiramento e flexor serem antagônicos, uma vez que a atividade de um deve necessariamente inibir a do outro. Se ambos os reflexos forem ativados simultaneamente, o padrão flexor é o dominante, o que é muito favorável ao organismo, pois este reflexo é fundamentalmente protetor.

A inervação recíproca atua quando um músculo é ativado simultaneamente, inibindo ou relaxando os músculos de ação antagônica. O fracasso dessa inervação recíproca desempenha um papel importante na patogenia de diversas disfunções do AE.

## SISTEMA MUSCULAR

O sistema muscular humano compõe-se de **músculos esqueléticos**, também chamados de estriados (Fig. 1.2), que atuam sob controle

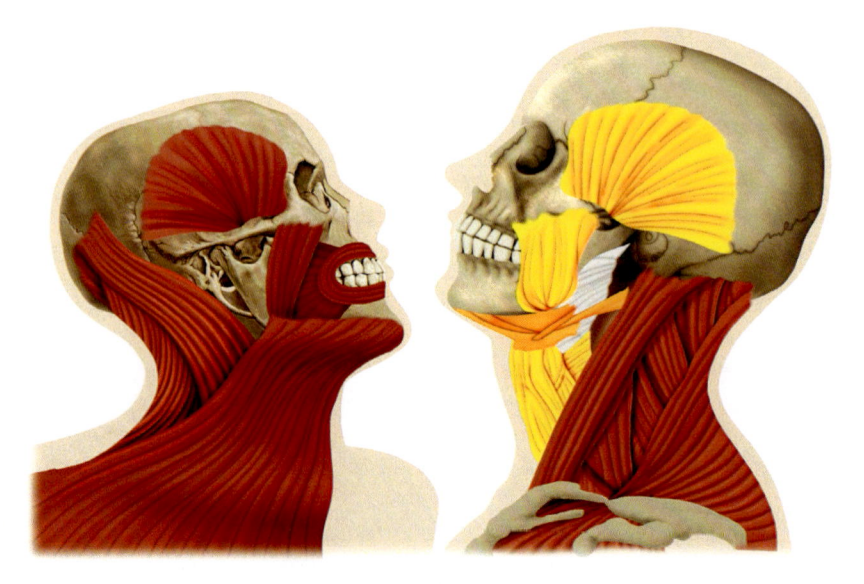

Figura 1.2 – Conjunto de músculos que compõem o AE.

voluntário e estão envolvidos com os movimentos, a postura e o equilíbrio, e de **músculos lisos**, que atuam sob controle involuntário e encontram-se nas paredes dos vasos sanguíneos e em estruturas como bexiga urinária, intestinos, estômago e músculo cardíaco. Muitos invertebrados e todos os vertebrados dependem desse tecido contrátil para locomoverem-se, e tais tecidos são agrupados em sistemas coordenados para maior eficiência.

Os músculos são divididos pelos fisiologistas em dois grandes grupos: fásicos e tônicos. Os **músculos fásicos** são compostos de fibras capazes de rápida ativação e relaxamento. Eles são bem adaptados para movimentos rápidos de curta duração. Já as fibras dos **músculos tônicos** contraem-se e relaxam mais lentamente, induzem movimentos lentos e sustentam as estruturas anexas por um longo período de tempo.

Ainda que, muitas vezes, seja útil pensar nos músculos como fásicos ou tônicos, é difícil caracterizá-los claramente como tal, pois os períodos de contração e relaxamento variam intensamente nos diferentes músculos. Além disso, alguns deles podem contrair-se fasicamente em um determinado momento e tonicamente em outro.

Durante a função fisiológica dos músculos na oclusão dos dentes em uma posição mandibular estável, um distúrbio oclusal pode se tornar intolerável ao paciente e gerar desconforto muscular, podendo precipitar uma patologia. O acadêmico e o cirurgião-dentista devem ser capazes de palpar a musculatura do AE (Fig. 1.3) e diagnosticar qualquer possível patologia e seus fatores etiológicos.

Consideram-se quatro os principais músculos relacionados à função de mastigação: temporal, masseter, pterigóideo lateral e medial. Outros músculos que atuam no AE, embora não sejam considerados músculos da mastigação, também serão descritos neste capítulo por desempenharem um papel importante na função mandibular: digástrico, supra e infra-hióideo, milo-hióideo e posteriores do pescoço.

### SAIBA MAIS

A extremidade de um músculo ligada a um elemento móvel é chamada de inserção, e a extremidade oposta, unida a um elemento fixo, é chamada de origem. Tais termos descritivos são convenientes, mas deve-se enfatizar que a tensão nos dois extremos é a mesma.

### ATENÇÃO

A palpação muscular deve sempre ser executada da origem para a inserção do músculo.

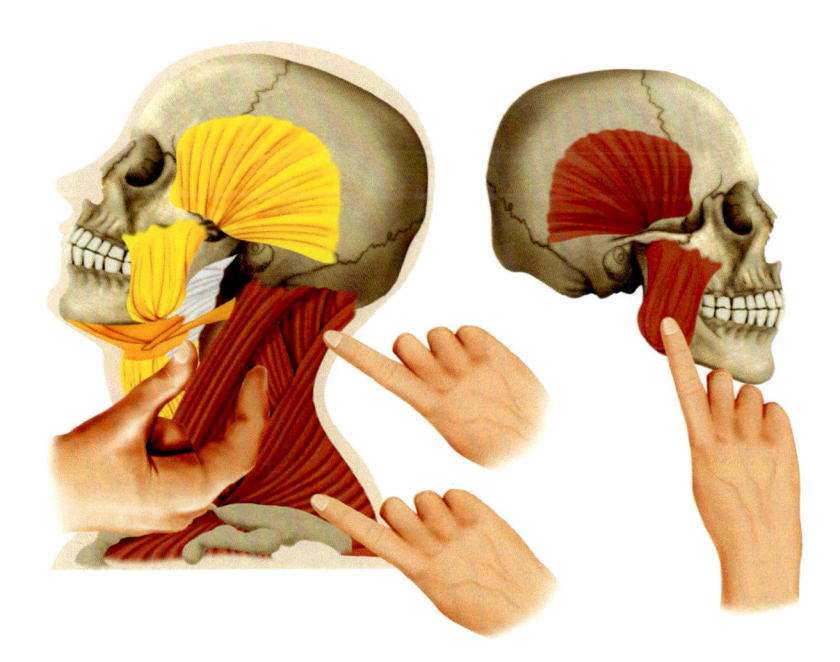

*Figura 1.3 – Profissional avaliando a presença de sinais clínicos de dor por meio da palpação muscular.*

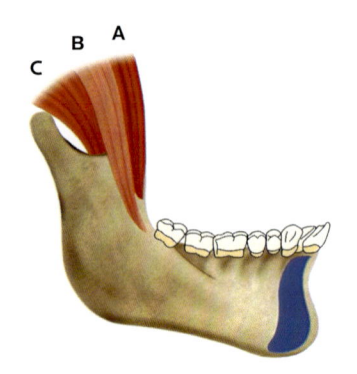

*Figura 1.4 – Inserção do músculo temporal. (A) Tendão superficial. (B) Tendão longo. (C) Tendão profundo.*

Não se pode simplesmente atribuir uma função específica isolada a cada músculo, pois estudos recentes mostram uma integração extremamente complexa em cada um dos movimentos mandibulares. As descrições a seguir se limitam às funções principais de cada músculo para o entendimento dos movimentos e das posições mandibulares. Os músculos serão abordados de acordo com suas origens, inserções, inervações, vascularizações e sua função.

## MÚSCULO TEMPORAL

- Tem origem na linha temporal superior e no assoalho da fossa temporal.
- Insere-se no processo coronoide e na borda anterior do ramo da mandíbula, por meio dos tendões superficial e longo profundo (Fig. 1.4).
- É inervado pelos nervos temporais profundos (ramos do trigêmeo).
- É vascularizado pelas artérias temporais profunda anterior, média e posterior.
- Tem as funções de elevar, retrair e posicionar a mandíbula e ocluir os dentes (Fig. 1.5).

## MÚSCULO MASSETER

- Sua porção superficial tem origem nos dois terços anteriores do arco zigomático, e sua porção profunda, na superfície média do arco zigomático.
- Insere-se na superfície lateral externa do ramo e do ângulo da mandíbula.
- É inervado pelo nervo massetérico (ramo do trigêmeo).
- É vascularizado pela artéria massetérica (ramo da artéria maxilar).
- Tem as funções de elevar a mandíbula e ocluir os dentes (Fig. 1.6).

A força do músculo masseter tem sua maior concentração sobre a cúspide mesiopalatina dos primeiros molares (Fig. 1.7).

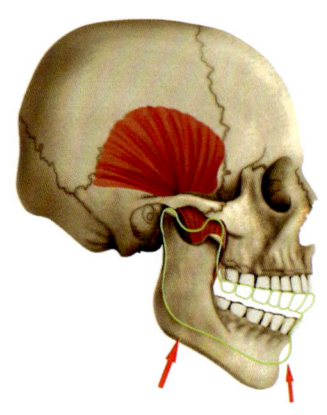

*Figura 1.5 – Músculo temporal. Funções: elevação (feixe anterior e médio), retração e estabilização da mandíbula para facilitar o movimento de abertura (feixe posterior).*

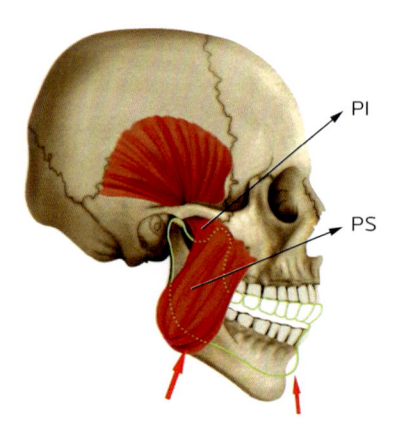

*Figura 1.6 – O músculo masseter apresenta duas porções principais: superior (PS), mais superficial, e profundo (PI), mais posterior e interna. Sua função é fechar a mandíbula e ocluir os dentes.*

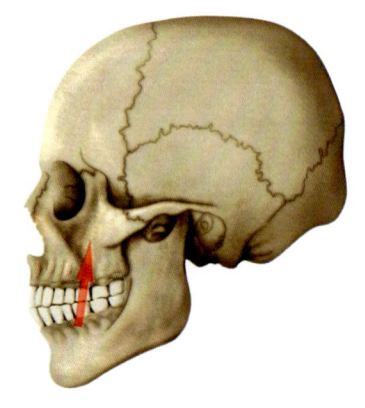

*Figura 1.7 – O músculo masseter tem sua inserção na região de ramo e ângulo da mandíbula, no ato de contração das fibras em direção à origem (processo zigomático). A maior incidência de força em oclusão se encontra na região dos primeiros molares.*

## MÚSCULO PTERIGÓIDEO LATERAL

- Sua porção superior tem origem na superfície infratemporal da asa maior do osso esfenoide, e sua porção inferior, na superfície do processo pterigoide do osso esfenoide.
- Insere-se ao feixe superior no disco articular (menisco) e na cápsula da ATM, e ao feixe inferior na fossa pterigóidea (colo do côndilo).
- É inervado pelo nervo pterigóideo lateral (ramo do trigêmeo).
- É vascularizado pela artéria pterigóidea lateral (ramo da artéria maxilar).
- Tem as funções de protruir a mandíbula e tracionar o disco articular para a frente, assistindo aos movimentos protrusivos da mandíbula (Fig. 1.8).

## MÚSCULO PTERIGÓIDEO MEDIAL

- Tem sua origem na face medial da lâmina lateral da fossa pterigóidea, na base do crânio.
- Insere-se nas porções posterior e inferior da superfície medial do ramo ascendente e do ângulo da mandíbula.
- É inervado pelo nervo pterigóideo (ramo do trigêmeo).
- É vascularizado pela artéria pterigóidea medial (ramo da artéria maxilar).
- Tem as funções de elevar e estabilizar lateralmente a mandíbula (Fig. 1.9).

## MÚSCULOS ACESSÓRIOS À MASTIGAÇÃO

### MÚSCULOS DIGÁSTRICOS

- Têm a origem do ventre posterior na incisura mastóidea do temporal e do ventre anterior na fossa digástrica da mandíbula (Fig. 1.10).
- Insere-se no tendão intermediário, aderindo ao osso hioide por uma alça fibrosa.
- É inervado pelos nervos milo-hióideo (ramo do trigêmeo) e facial.
- É vascularizado pelas artérias submentual, occipital e auricular posterior.
- Tem a função de puxar o mento para trás e para baixo na abertura da boca, auxiliando assim o pterigóideo lateral na protrusão da mandíbula.

## CONSIDERAM-SE MÚSCULOS SUPRA-HIÓIDEOS

### MÚSCULO GÊNIO-HIÓIDEO

- Tem sua origem nos tubérculos genianos inferiores na superfície interna da sínfise mandibular.
- Insere-se na superfície anterior do corpo do osso hioide.
- É inervado pelo nervo gênio-hióideo (ramo do nervo hipoglosso).
- É vascularizado pelas artérias lingual e sublingual.
- Tem a função de movimentar o osso hioide para a frente.

### MÚSCULO MILO-HIÓIDEO

- Tem sua origem na linha milo-hióidea da mandíbula (da raiz do último molar à sínfise mandibular).

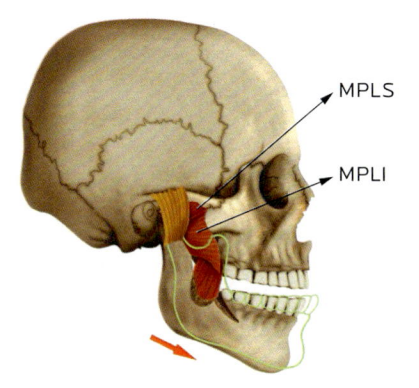

*Figura 1.8 – O músculo pode ser dividido em dois feixes ou porções, com funções distintas: superior (MPLS), com função de estabilização do disco articular nos movimentos de feixamento, e inferior (MPLI), com função de protusão da mandíbula em movimento de abertura.*

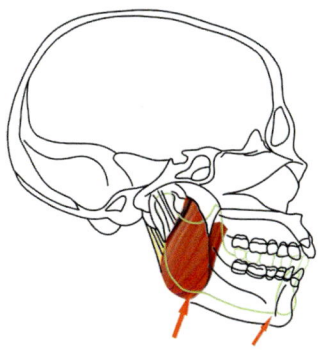

*Figura 1.9 – O músculo pterigóideo medial, interno à mandíbula, pode ser reconhecido como o "espelho do masseter". Tem as funções de elevar e estabilizar a mandíbula, aumentando a potência dos esforços mecânicos em fechamento.*

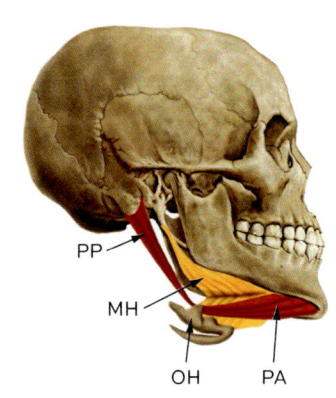

*Figura 1.10 – O músculo disgástrico desempenha uma importante função nos movimentos mandibulares de abertura. PA, porção anterior; PP, porção posterior; OH, osso hioide; MH, músculo milo-hióideo.*

- Insere-se no corpo do osso hioide e na rafe milo-hióidea.
- É inervado pelo nervo milo-hióideo (ramo do nervo mandíbula).
- É vascularizado pela artéria submentoniana (ramo da artéria facial).
- Tem as funções de elevar o soalho da boca e com ele a língua. Se os dentes estão ocluídos, auxilia na deglutição.

### MÚSCULO ESTILO-HIÓIDEO

- Tem sua origem na borda posterior do processo estiloide.
- Insere-se no corpo do osso hioide, na junção com o corno maior.
- É inervado pelo ramo estilo-hióideo (do nervo facial).
- É vascularizado pela artéria auricular posterior.
- Tem com função tracionar o osso hioide para cima e para trás.

### CONSIDERAM-SE MÚSCULOS INFRA-HIÓIDEOS

O tireo-hióideo, o esterno-hióideo, o esternotireóideo e o omo-hióideo (Fig. 1.11), agindo em grupo estão envolvidos nas funções mandibulares de abaixar e estabilizar o osso hioide, o que permite a ação auxiliar dos músculos supra-hióideos no abaixamento da mandíbula. São inervados pelo nervo hipoglosso, têm origem na clavícula e na inserção no osso hioide.

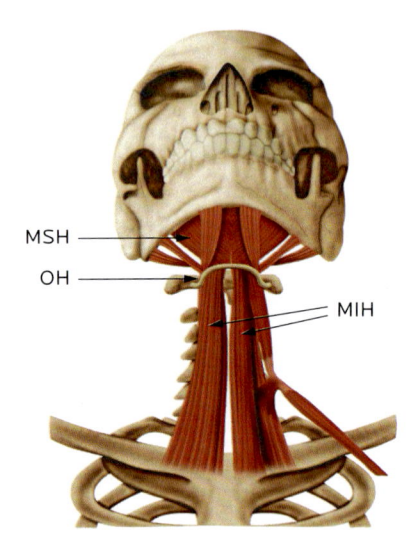

*Figura 1.11 – MSH, músculos supra-hióideos. OH, osso hioide; MIH, músculos infra-hióideos.*

### MÚSCULOS POSTERIORES DO PESCOÇO
### MÚSCULO ESTERNOCLEIDOMASTÓIDEO

- Tem sua origem no manúbrio do esterno e na porção medial da clavícula (Fig. 1.12A).
- Insere-se no processo mastoide do osso temporal.
- É inervado pelo nervo acessório.
- É vascularizado pelas artérias supraescapular e occiptal.
- Tem as funções de flexionar a coluna vertebral e girar a cabeça para o lado oposto.

### MÚSCULO TRAPÉZIO

- Tem sua origem na protuberância occipital externa (Fig. 1.12B).
- Insere-se na borda posterior do terço lateral da clavícula.
- É inervado pelo nervo acessório espinal.
- Tem a função de girar a escápula.

### MÚSCULOS INTRÍNSECOS DO PESCOÇO

- Tem a função de atuar e auxiliar na fala (Fig. 1.12C).

### MÚSCULO BUCINADOR

- Tem sua origem nos processos alveolares das maxilas e da mandíbula na região molar e no ligamento pterigomandibular.
- Insere suas fibras que se misturam com as fibras do músculo orbicular da boca, no ângulo da boca.
- É inervado pelo nervo facial.
- É vascularizado pela artéria bucal.
- Tem a função de auxiliar na mastigação, distende a bochecha e a comprime de encontro aos dentes, e retrai o ângulo da boca.

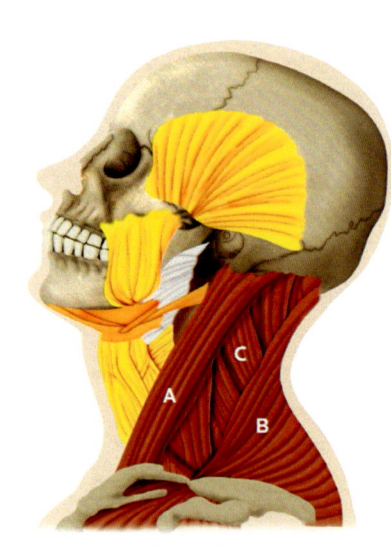

*Figura 1.12 – Músculos posteriores do pescoço. (A) Esternocleidomastóideo. (B) Trapézio. (C) Intrínsecos.*

### MÚSCULO ORBICULAR DA BOCA

- Tem sua origem nas fibras do bucinador e de outros músculos vizinhos.
- Insere suas fibras de um lado com as fibras do lado oposto na linha mediana dos lábios.
- É inervado pelo nervo facial.
- É vascularizado pelas artérias labial superior e inferior.
- Tem as funções de comprimir os lábios sobre os dentes, fechar a boca e protruir os lábios.

### MÚSCULO PLATISMA

- Tem sua origem na fáscia dos músculos peitoral maior e deltoide.
- Insere-se na borda inferior da mandíbula, na pele do mento e na bochecha.
- É inervado pelo nervo facial.
- Tem a função de abaixar a mandíbula, o lábio inferior e os ângulos da boca e repuxar a pele do pescoço.

### MÚSCULOS DA LÍNGUA

São dezessete, um ímpar (o lingual superior) e mais oito pares que executam os diferentes movimentos da língua. A pressão da língua para fora *versus* a pressão do músculo bucinador para dentro da cavidade bucal determinam o posicionamento do corredor da pressão neutra (zona neutra) (Fig. 1.13). Conforme ocorre a erupção dos dentes, essas forças oponentes os conduzem horizontalmente para sua posição.

## FUNÇÕES MUSCULARES

Ocorrem por meio de contrações sempre em direção à sua origem. Os músculos podem ter função isotônica e isométrica.

**ISOTÔNICA:** Quando o músculo, ao se contrair, tem somente um de seus extremos de inserção fixo, e se encurta sem aumentar a tensão de suas fibras (p. ex., abrir e fechar a boca).

**ISOMÉTRICA:** Quando o músculo, ao se contrair, tem os dois extremos de inserção fixos, não podendo se encurtar, o que gera um aumento da tensão de suas fibras (p. ex., hábito de apertamento dentário ou bruxismo).

Com base na ação integrada em relação às funções primárias, os músculos da mastigação podem ser divididos em:

- motores primários, também chamados de iniciadores;
- sinergistas, que atuam auxiliando os motores primários;
- antagonistas, que se opõem à ação dos primários; e
- estabilizadores (ou de fixação), que mantêm firmes os ossos ou articulações, permitindo uma ação efetiva do grupo muscular ativo (Fig. 1.14).

No movimento de fechamento fisiológico da mandíbula, atuam os seguintes músculos:

- como músculos primários, os masseteres;
- como sinergistas, os pterigóideos mediais, os temporais anteriores e médios;

**SAIBA MAIS**

O tamanho da língua e o comprimento dos músculos peribucais influenciam na posição da zona neutra, assim como o faz qualquer hábito parafuncional que altere a pressão da língua ou dos lábios.

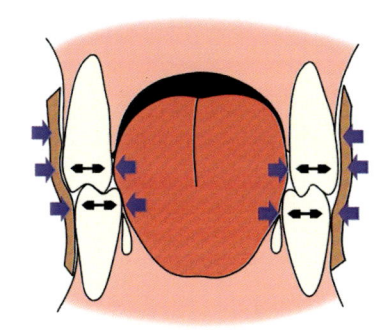

*Figura 1.13 – Direcionamento das forças de pressão da língua e do músculo bucinador, delimitando a zona neutra (região dentada).*

**LEMBRETE**

A principal artéria do AE é a carótida externa, com seus ramos maxilar e facial.

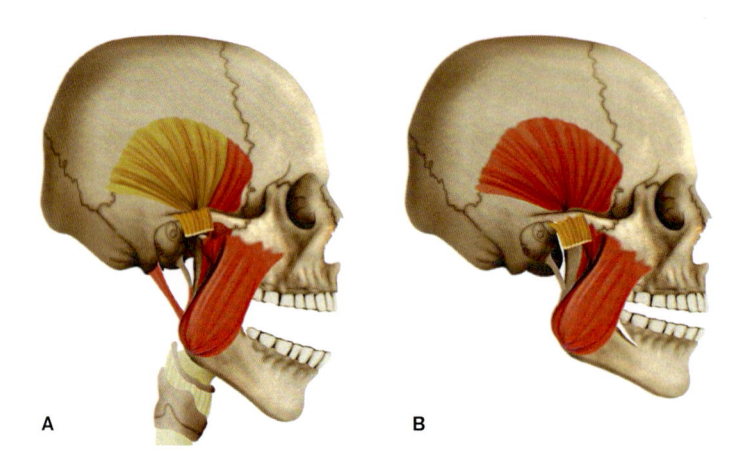

*Figura 1.14 – Movimento de fechamento fisiológico. (A) Fase inicial. (B) Fase intermediária.*

- como antagonistas, os pterigódeos laterais e o digástrico;
- como estabilizadores, os temporais posteriores.

## ARTICULAÇÃO TEMPOROMANDIBULAR

A ATM pode ser tecnicamente considerada uma articulação ginglemoartroidal, por realizar movimentos de rotação (ginglemoidal) e translação (artroidal).

O homem já nasce com as ATMs, quando ainda inexistem os dentes nas arcadas dentárias. Durante o seu desenvolvimento, os côndilos e as fossas vão se remodelando continuamente por meio da transição da dentição temporária para a permanente e mesmo na perda desta última (Fig. 1.15). As ATMs projetam-se ligeiramente para anterior na ausência de todos os dentes e são, juntamente ao sistema neuromuscular, as referências que se mantêm durante toda a vida do homem.

As ATMs possuem todos os elementos de uma articulação sinovial, incluindo um disco articular (Fig. 1.16). O côndilo é revestido de uma camada fibrocartilaginosa, posiciona-se anterossuperiormente na fossa mandibular e apoia-se anteriormente contra a eminência articular, que é protegida por uma camada fibrocartilaginosa em toda a superfície de relacionamento funcional.

O disco articular (menisco) com forma bicôncava está colocado entre ambas as superfícies articulares e apresenta a inserção do feixe superior do músculo pterigóideo lateral (no disco articular) e do feixe

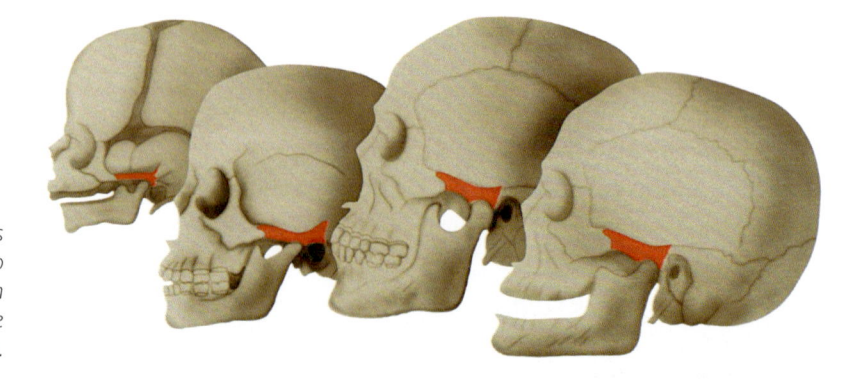

*Figura 1.15 – Diferentes estágios das ATMs durante o desenvolvimento do crânio e da mandíbula de um recém-nascido, de uma criança, de um adulto e de um idoso.*

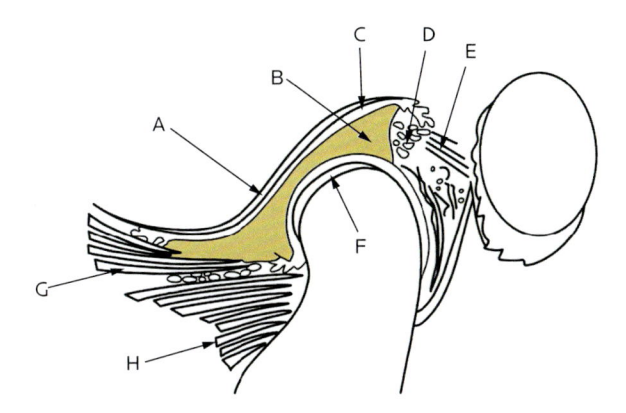

*Figura 1.16 – Elementos da ATM – vista sagital. (A) Superfície articular do osso temporal. (B) Disco articular. (C) Cavidade sinovial superior. (D) Tecido retrodiscal. (E) Feixe superior da zona bilaminar. (F) Superfície articular do côndilo. (G) Feixe superior do pterigóideo lateral; (H) Feixe inferior do pterigóideo lateral.*

inferior na fossa pterigóidea (colo do côndilo). Posteriormente ao côndilo, encontra-se a zona bilaminar, com vascularização e inervação própria, que não é apropriada para suportar o côndilo.

A irrigação dos elementos que constituem as ATMs é conduzida por ramos das artérias temporal superficial, timpânica anterior, meníngea média e auricular posterior. A inervação se dá a partir dos receptores localizados em:

- regiões posteriores e laterais da cápsula e ligamento lateral externo, inervados pelo nervo auriculotemporal;
- região anterior da cápsula, inervada pelos nervos temporais profundos posteriores e pelo nervo massetérico;
- região anterior (articular) do menisco e membrana sinovial, contendo poucos receptores.

São descritos quatro tipos de receptores nas ATMs:

- receptores de Ruffini, que determinam o ângulo de abertura da boca e variam dependendo do grau de abertura;
- receptores de Pacini, que são ativados juntos ou transitoriamente com os de Ruffini e assinalam o início e o fim do movimento; suas respostas não dependem da direção nem da posição inicial do movimento;
- receptores de Golgi, que respondem a pressões fortes nos tecidos articulares e são protetores;
- terminações nervosas livres, que são nociceptivas e respondem pela dor.

## LIGAMENTOS DA ATM

- Temporomandibular, com origem na superfície lateral da eminência articular do osso temporal e na inserção no colo da mandíbula (Fig. 1.17).
- Estilomandibular, com origem no processo estiloide e inserção no ângulo da mandíbula.
- Esfenomandibular, com origem na espinha do osso esfenoide e inserção na língula da mandíbula.
- Capsular, com origem no osso temporal, ao longo da fossa mandibular e da eminência articular, e na inserção na face lateral do côndilo.

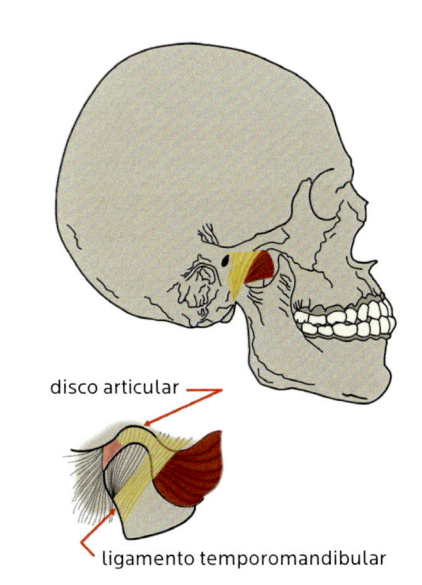

*Figura 1.17 – Cápsula da ATM, ligamento temporomandibular.*

## OCLUSÃO

A oclusão se refere ao estudo das relações estáticas (intercuspidação dentária) e dinâmicas (movimentos mandibulares) entre as superfícies oclusais e entre estas e todos os demais componentes do AE.

Uma oclusão é fisiológica quando apresenta harmonia entre os determinantes anatômicos e as unidades fisiológicas do AE, não gerando patologias aos tecidos. Entretanto, quando há desarmonia, a oclusão será patológica, podendo gerar patologias aos tecidos.

O termo maloclusão não significa doença ou saúde, e sim dentes mal posicionados ou desalinhados. Muitas pessoas apresentam uma maloclusão, mas se adaptam a ela e não apresentam sinais patológicos.

**Maloclusão**
Contatos oclusais antagônicos ou adjacentes dos dentes em desarmonia com os componentes anatômicos e as unidades fisiológicas do AE.

São **funções dos dentes posteriores** mastigação, ponto de apoio da mandíbula durante a deglutição, manutenção da dimensão vertical de oclusão (DVO), transmissão e dissipação das forças axiais e proteção aos dentes anteriores e às ATMs na posição de oclusão em relação cêntrica (ORC). As **funções dos dentes anteriores** incluem estética, fonética, apreensão e corte dos alimentos e proteção aos dentes posteriores e às ATMs nos movimentos excêntricos da mandíbula.

## PERIODONTO

As forças que incidem sobre os dentes são transmitidas aos ossos por meio das fibras periodontais (Fig. 1.18). Dessa forma, o ligamento periodontal é capaz de converter uma força destrutiva (compressão) em uma força aceitável (tensão). O equilíbrio entre as forças de ação que incidem sobre os dentes e a reação biológica adequada dos tecidos do periodonto de sustentação, cemento, fibras periodontais e osso alveolar mantêm a integridade das estruturas do AE e representa o principal componente da homeostasia desse periodonto.

Para Okeson,[1] quando um dente é contatado em uma ponta de cúspide ou em uma superfície relativamente plana, como a crista marginal ou fundo de fossa, a força resultante é dirigida verticalmente por meio do longo eixo. As fibras do ligamento periodontal estão alinhadas de forma a dissipar e reconhecer essas forças como fisiológicas. Dessa forma, quando forças horizontais são colocadas diretamente sobre o dente, muitas fibras periodontais não estão apropriadamente alinhadas para direcionar de maneira adequada essa intensidade de carga para o osso.

Na mandíbula, as forças seguem a **trajetória das trabéculas ósseas** em direção aos côndilos, de onde são transmitidas e neutralizadas nas regiões temporal, parietal e occipital. Nas maxilas, a trajetória trabecular forma três pilares ósseos (anterior, médio e posterior), por meio dos quais as forças se direcionam para as áreas frontal, orbital, nasal e zigomática, onde são neutralizadas. Essas disposições trabeculares asseguram o máximo de resistência óssea à tensão.

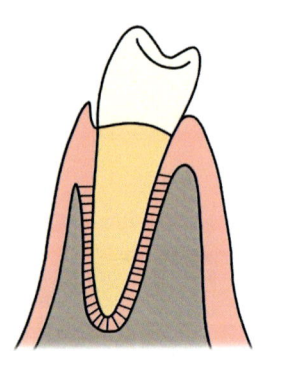

*Figura 1.18 – Transmissão das forças incidentes ao osso por meio das fibras periodontais.*

**ATENÇÃO**
Os tecidos ósseos não toleram bem as forças de compressão. Caso uma força seja aplicada diretamente sobre o osso e de maneira contínua, ocorrerá um processo de remodelamento severo.

## MANUTENÇÃO OU REABILITAÇÃO DO APARELHO ESTOMATOGNÁTICO

A manutenção ou a reabilitação do AE pelo cirurgião-dentista tem como objetivo preservar ou restabelecer a dimensão vertical (DV), a dimensão horizontal (DH) ou relação cêntrica (RC), a estabilidade oclusal e a guia anterior. Para tanto, é necessário ter conhecimentos quanto à biologia dos tecidos, à fisiologia do AE, às propriedades dos materiais odontológicos, às técnicas de execução dos procedimentos clínicos e laboratoriais e aos fundamentos de estética odontológica.

Os procedimentos compreendidos na manutenção e na reabilitação do AE são os seguintes:

- anamnese e exames clínico, radiográfico e dos modelos de estudo montados em articulador semiajustável horizontalmente ou em RC;
- diagnóstico;
- planejamento e execução de procedimentos educativos, preventivos e restauradores.

## DIMENSÃO VERTICAL

É a medida vertical da face, entre dois pontos quaisquer, arbitrariamente selecionados e convenientemente localizados um acima e outro abaixo da boca, normalmente na linha mediana da face, variando entre a dimensão vertical de repouso (DVR) e a dimensão vertical de oclusão (DVO). A DV é fundamental na preservação da saúde da unidade fisiológica do AE.

**SAIBA MAIS**

A DVR independe da presença dos dentes. Já a DVO depende da presença dos dentes em oclusão.

A DVR é a dimensão vertical da face, quando a mandíbula se encontra sustentada pela posição postural ou de repouso fisiológico dos músculos do AE e com os lábios em leve contato. Já a DVO é a dimensão vertical da face, quando os dentes estão em máxima intercuspidação (MI) e os músculos estão contraídos em seu ciclo de potência máxima (Fig. 1.19).

O paciente pode apresentar diferentes perfis faciais em decorrência de alterações na DV (Fig. 1.20).

A distância existente entre as superfícies oclusais e incisais dos dentes antagonistas, quando a mandíbula se encontra sustentada pela posição postural ou de repouso muscular fisiológico, é denominada espaço funcional livre (EFL). Esse espaço representa a diferença entre a DVO e a DVR, e corresponde a aproximadamente 3 mm.

→ Músculos da mastigação
→ Supra-hióideos
→ Infra-hióideos
→ Músculos posteriores cervicais

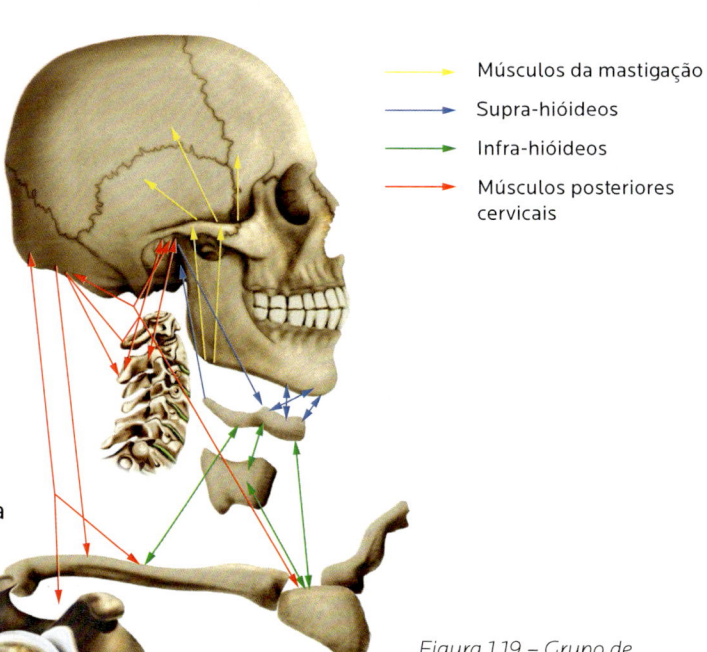

*Figura 1.19 – Grupo de músculos que atuam na dimensão vertical.*

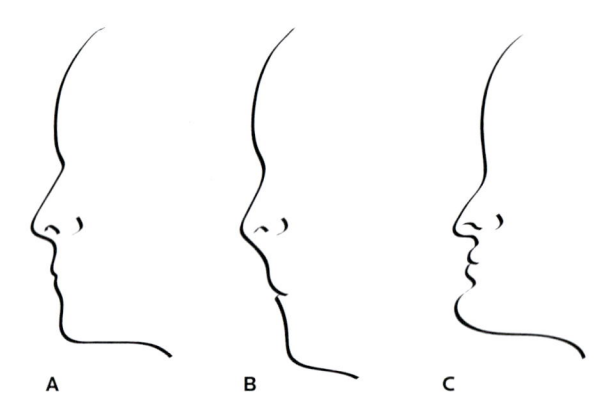

Figura 1.20 – Diferentes perfis sociais. (A) DV correta. (B) DV excessiva. (C) DV reduzida.

## DIMENSÃO HORIZONTAL OU RELAÇÃO CÊNTRICA

Trata do relacionamento temporomandibular, fundamental na preservação da saúde das unidades fisiológicas e neuromusculares do AE, bem como das ATMs. Existem na literatura odontológica várias conceituações de diferentes autores, entre as quais se destacam as citadas a seguir.

- Para Neff,[2] é a posição inicial dos movimentos mandibulares, estável e fácil de ser reproduzida.
- Para Celenza e Nasedkin,[3] é a posição fisiológica mais anterior e superior dos côndilos contra a inclinação da eminência articular, permitida pelas estruturas limitantes da ATM, a uma DV dada. É uma posição que comumente não coincide com a MI e é uma referência aceitável para o tratamento.
- Para Moffett,[4] é uma relação craniomandibular na qual a mandíbula se encontra em uma posição mais retruída em relação à MI quando os dentes fazem os seus contatos iniciais. É uma posição bordejante e facilmente reproduzível.
- Para Thomas e Tateno,[5] é o relacionamento espacial entre o crânio e os côndilos, sob mínima tensão fisiológica, em uma posição posterior, superior e mediana na fossa condilar.
- Para Jiménez-Lopez,[6] é a posição fisiológica do côndilo, na qual ele se encontra centrado na fossa, em seu posicionamento mais superior e corretamente relacionado com o disco articular, contra a vertente posterior da eminência articular.
- Para Dawson,[7] é a posição mais superior que as estruturas côndilo-disco propriamente alinhados podem alcançar contra a eminência.
- Para Ramfjord e Ash,[8] é uma posição ligamentosa mais retruída da mandíbula, a partir da qual os movimentos de abertura e lateralidade podem ser executados confortavelmente.
- Para Okeson,[1] é a posição mais anterior e superior dos côndilos nas suas fossas com os discos adequadamente interpostos.
- Para Fernandes Neto e colaboradores,[9] é a relação horizontal do côndilo com a fossa mandibular do osso temporal em completa harmonia com o disco articular (Fig. 1.21). É uma posição estável e reproduzível pelo equilíbrio fisiológico dos músculos de sustentação mandibular, e independe do relacionamento dentário.

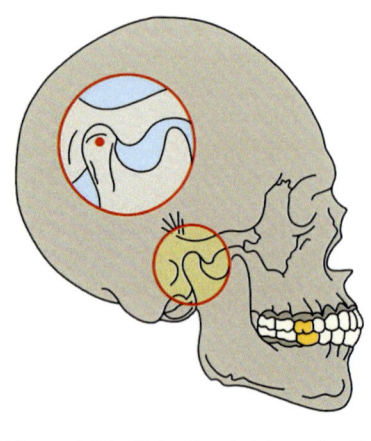

Figura 1.21 – Relação cêntrica: relação de conforto para o côndilo na fossa (relação côndilo-fossa).

## ESTABILIDADE OCLUSAL (EO)

É a estabilidade dada à mandíbula em relação às maxilas pela intercuspidação simultânea das cúspides funcionais nas respectivas fossas antagonistas em ambos os lados da arcada dentária. É fundamental na preservação da saúde das unidades fisiológicas do AE (Figs. 1.22 e 1.23).

A **ORC**, também chamada de oclusão cêntrica ou máxima intercuspidação cêntrica, ocorre quando há coincidência da posição de MI dentária com a posição de RC das ATMs (Fig. 1.22).

A **máxima intercuspidação habitual** (MIH) é a posição maxilomandibular com o maior número de contatos entre os dentes antagonistas.

Estudos têm mostrado que, na maioria dos casos, a neuromusculatura posiciona a mandíbula para alcançar a MI independentemente da posição dos côndilos na fossa. Quando interferências oclusais estão presentes, o *feedback* proprioceptivo das fibras periodontais ao redor do dente envolvido programa a função muscular para evitar as interferências. A função muscular resultante pode ser tão dominante que a posição mandibular adquirida será frequentemente considerada erroneamente pelos clínicos como a verdadeira RC.

Para manter ou restabelecer a estabilidade maxilomandibular do aparelho estomatognático, é indispensável a oclusão dos pré-molares e dos primeiros molares antagônicos (Fig. 1.24).

> **LEMBRETE**
>
> Para manter ou restabelecer a estabilidade maxilomandibular do AE, é indispensável a oclusão dos pré-molares e dos primeiros molares antagônicos.

> **ATENÇÃO**
>
> A MIH é uma posição dentária que independe da posição dos côndilos. Portanto, não deve ser impropriamente chamada de oclusão cêntrica, pois nesta posição a mandíbula estará sempre desviada da RC.

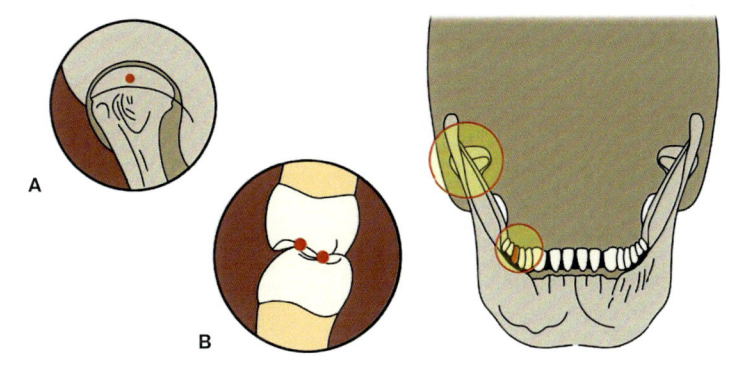

*Figura 1.22 – (A) Estabilidade condilar. (B) Estabilidade oclusal.*

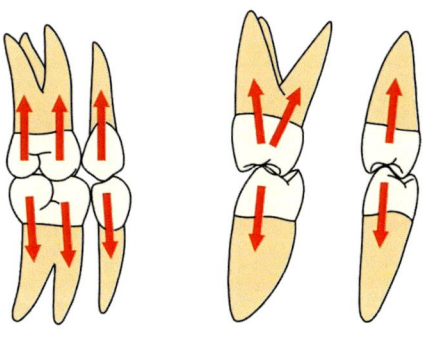

*Figura 1.23 – Estabilidade oclusal, direcionamento das forças para o longo eixo dos dentes e consequente saúde periodontal.*

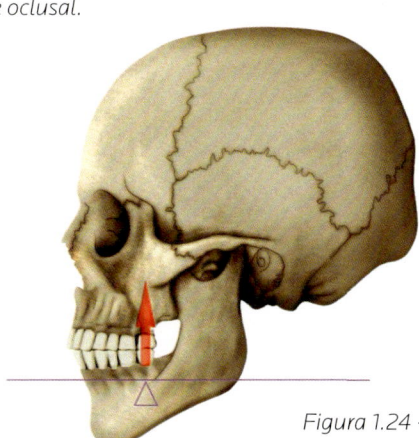

*Figura 1.24 – Estabilidade maxilomandibular.*

> **LEMBRETE**
>
> Uma oclusão fisiológica requer estabilidade e reprodutibilidade no relacionamento da mandíbula com os ossos temporais e as maxilas.

Para um melhor entendimento de toda essa nomenclatura, é importante observar que o termo relação cêntrica se refere sempre a uma posição de estabilidade entre o côndilo e a fossa mandibular, independentemente dos dentes. Os termos intercuspidação e oclusão referem-se a uma relação de estabilidade dentária entre as maxilas e a mandíbula (maxilomandibular), independentemente dos côndilos. No entanto, uma oclusão fisiológica requer estabilidade e reprodutibilidade no relacionamento da mandíbula com os ossos temporais e as maxilas.

Para que isso ocorra, é necessário preservar ou restabelecer simultaneamente a relação temporomandibular, por meio das ATMs direita e esquerda em RC como apoio posterior, e a relação maxilomandibular, por meio da intercuspidação dos dentes posteriores simultaneamente de ambos os lados da arcada dentária, como apoio anterior. Obtém-se, dessa forma, uma ORC de tal maneira que, quando unidos os extremos desses pontos de apoio, forma-se uma figura geométrica (quadrilátero de estabilidade).

## GUIA ANTERIOR (GA)

A guia anterior consiste no relacionamento das bordas incisais dos dentes anteroinferiores com a face lingual dos dentes anterossuperiores durante os movimentos protrusivo e retrusivo da mandíbula (Fig. 1.25). Isso ocorre sem contato dental posterior, formando-se com as ATMs direita e esquerda um tripé de estabilidade (Fig. 1.26). A GA é fundamental na preservação da saúde das unidades fisiológicas do AE.

> **LEMBRETE**
>
> Nos movimentos excursivos da mandíbula, os dentes posteriores devem desocluir pela ação das guias anterior e laterais, em perfeita harmonia com os demais componentes do AE.

Após a revisão da normalidade do AE, observa-se que, em uma oclusão fisiológica, ao final do fechamento mandibular, a ação do sistema neuromuscular promove o assentamento dos côndilos na fossa mandibular do osso temporal. Esse assentamento é denominado posição de RC (estabilidade temporomandibular),

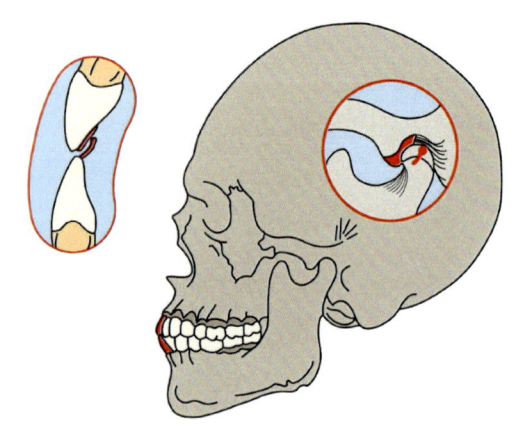

*Figura 1.25 – Desenho esquemático da trajetória dos incisivos centrais no momento da guia anterior, relacionado à movimentação do côndilo na fossa mandibular.*

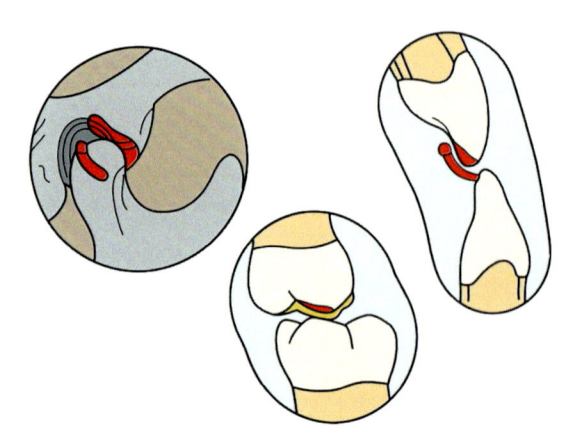

*Figura 1.26 – Guia anterior vista no plano sagital. Pode-se observar que, no momento dos movimentos excursivos, não existe interferência oclusal nos dentes posteriores.*

coincidente com o máximo de contatos dentários posteriores bilaterais, denominada máxima intercuspidação (estabilidade maxilomandibular). Essa coincidência confere à mandíbula uma posição estável denominada oclusão em relação cêntrica (estabilidade temporomaxilomandibular), na DVO, após o que a ação dos músculos elevadores é neutralizada, gerando a DVR.

O objetivo maior da odontologia consiste em preservar ou reestabelecer a biologia dos tecidos e a fisiologia do AE. Recomenda-se **a prática da** "odontologia 4 x 4", na qual o alcance dos quatro objetivos resulta na preservação e/ou restabelecimento das quatro unidades fisiológicas (Quadro 1.1).

QUADRO 1.1 – **Odontologia 4 × 4: quatro objetivos da odontologia que visam preservar quatro unidades fisiológicas do AE**

| Objetivos permanentes a serem alcançados | Unidades fisiológicas preservadas |
|---|---|
| Dimensão vertical | Neuromuscular |
| Relação cêntrica | Neuromuscular<br>ATMs |
| Estabilidade oclusal | Neuromuscular<br>ATMs<br>Oclusão<br>Periodonto |
| Guia anterior | Neuromuscular<br>ATMs<br>Oclusão<br>Periodonto |

# ANEXO

## GUIA DE TERMOS TÉCNICOS

**Ajuste oclusal:** Conduta terapêutica que trata das modificações feitas nas superfícies dos dentes, de restaurações ou de próteses, por meio de desgaste dentário seletivo ou acréscimo de materiais restauradores, buscando harmonizar as relações funcionais maxilomandibulares.

**Aparelho estomatognático (AE):** Entidade fisiológica, funcional, perfeitamente definida e integrada por um conjunto heterogêneo de órgãos e tecidos cuja biologia e fisiopatologia são absolutamente interdependentes, envolvidos nos atos funcionais como mastigação e nos atos parafuncionais como apertamento dentário e bruxismo.

**Articulação temporomandibular (ATM):** Articulação sinovial que promove o contato entre a mandíbula e o osso temporal. Apresenta anatomia altamente complexa que combina movimentos de rotação e de translação.

**Bruxismo:** Todo contato de dentes antagônicos com pressão e/ou deslizamento fora dos movimentos fisiológicos de mastigação e deglutição.

**Contato oclusal prematuro:** Contato oclusal não fisiológico que dificulta ou impede o completo fechamento mandibular em ORC sem causar desvio, no entanto causando instabilidade à mandíbula.

**Dimensão vertical (DV):** Medida vertical da face entre dois pontos quaisquer, um acima e outro abaixo da boca, na linha mediana da face. Varia entre a dimensão vertical de repouso e a dimensão vertical de oclusão.

**Dimensão vertical de repouso (DVR):** Dimensão vertical da face, quando a mandíbula se encontra sustentada pela posição postural, ou de repouso fisiológico dos músculos do AE e os lábios se contatando levemente. Independe da presença ou não dos dentes.

**Dimensão vertical de oclusão (DVO):** Dimensão vertical da face, quando os dentes estão em máxima intercuspidação e os músculos contraídos em seu ciclo de potência máxima. Depende da presença dos dentes em oclusão.

**Dimensão horizontal (DH):** Dimensão horizontal da face determinada pela relação do côndilo com a fossa mandibular do osso temporal em completa harmonia com o disco articular, quando a mandíbula se encontra sustentada pela posição postural, ou de repouso fisiológico dos músculos do AE. Varia entre a dimensão horizontal de repouso e dimensão horizontal de oclusão.

**Dimensão horizontal de repouso (DHR):** Comumente conhecida como **Relação Cêntrica (RC)**, é a dimensão horizontal da face determinada pela relação do côndilo com a fossa mandibular do osso temporal em completa harmonia com o disco articular; posição estável e reproduzível pelo equilíbrio fisiológico dos músculos de sustentação mandibular. Independe da presença ou não dos dentes.

**Dimensão horizontal de oclusão (DHO):** Comumente conhecida como **Oclusão em Relação Cêntrica (ORC)**, é a dimensão horizontal da face determinada pela coincidência das posições de máxima intercuspidação (MI) dos dentes com a relação cêntrica (RC); é a posição ideal de estabilidade mandibular.

**Distúrbio temporomandibular (DTM):** Associação de problemas clínicos que envolvem os músculos mastigatórios e a articulação temporomandibular ou a associação de ambos.

**Estabilidade oclusal (EO):** Estabilidade dada à mandíbula em relação à maxila pela intercuspidação simultânea das cúspides funcionais nas respectivas fossas antagonistas em ambos os lados da arcada dentária.

*Front-plateau:* Aparelho de cobertura parcial anterior utilizado para desoclusão dos dentes posteriores, relaxamento muscular e estabelecimento de nova dimensão vertical.

**Guia anterior (GA):** Descreve-se o relacionamento das bordas incisais dos dentes anteroinferiores com a face lingual dos dentes anterossuperiores, durante os movimentos de protrusão e de lateralidade da mandíbula, sem contato dentário posterior.

**Guia em canino (GC):** Descreve o relacionamento de contatos contínuos de deslocamento entre a superfície incisal do canino inferior e a fossa lingual do canino superior durante as excursões laterais de trabalho da mandíbula.

**Interferência oclusal:** Contato dos dentes posteriores durante movimentos excursivos da mandíbula em lado de trabalho ou balanceio.

**Máxima intercuspidação habitual (MIH):** Posição maxilomandibular com o maior número de contatos entre os dentes antagonistas. É uma posição dentária que independe da posição dos côndilos.

**Oclusão:** É o estudo das relações estáticas e dinâmicas entre as superfícies oclusais e entre estas e todos os demais componentes do aparelho estomatognático.

*Overlay:* Restauração removível interina confeccionada em resina acrílica sobre uma ou ambas as arcadas que apresentam falhas dentárias ou dentes com excessivo desgaste incisal/oclusal.

**Placa oclusal:** Dispositivo intrabucal removível que recobre as superfícies incisais e oclusais dos dentes, alterando a oclusão do paciente e criando, assim, contatos oclusais estáveis e um relacionamento maxilomandibular favorável.

**Trauma oclusal:** Força oclusal anormal capaz de causar lesões aos dentes, ao periodonto ou ao sistema neuromuscular. Está associada ao contato prematuro e à interferência oclusal.

# 2

# Movimentos mandibulares

ALFREDO JULIO FERNANDES NETO
FLÁVIO DOMINGUES DAS NEVES
PAULO CÉZAR SIMAMOTO JUNIOR

**OBJETIVOS DE APRENDIZAGEM**

• Compreender a dinâmica dos movimentos mandibulares
• Distinguir os diferentes movimentos mandibulares e seu significado clínico

**LEMBRETE**

O aspecto emocional do paciente pode ser considerado o quinto fator determinante dos movimentos mandibulares.

Para o entendimento da dinâmica dos movimentos mandibulares, além dos quatro determinantes anatômicos do aparelho estomatognático (AE), deve-se também considerar um quinto fator, o emocional, ligado ao sistema nervoso central (SNC).

Os determinantes posteriores são as articulações temporomandibulares (ATMs) direita e esquerda, que estabelecem a relação temporomandibular e estão fora do controle do cirurgião-dentista, exceto por via cirúrgica (Fig. 2.1). O determinante anterior é a oclusão dentária, que estabelece a relação maxilomandibular. Essa relação pode ser modificada pelo cirurgião-dentista, tendo a fonética e a estética como fatores limitantes.

Esses três determinantes têm como função delimitar mecanicamente o limite superior dos movimentos mandibulares e programar o quarto determinante, constituído pelo sistema neuromuscular proprioceptivo. Esse sistema, presente também nas ATMs, na polpa e no tecido periodontal, envia impulsos nervosos para o SNC, criando reflexos condicionados. Pode ser modificado pelo cirurgião-dentista, por meio do terceiro determinante.

O quinto determinante, diretamente relacionado ao SNC, é o estado emocional do paciente. O estresse contribui para problemas como apertamento dentário, bruxismo, espasmo muscular e queixas sobre a ATM.

São cinco os fatores que incidem sobre os movimentos mandibulares e os relacionam à morfologia oclusal, descritos a seguir.

1) A posição fisiológica inicial: relação horizontal (RH) do côndilo na fossa ou relação cêntrica (RC).
2) A direção do movimento e o plano em que ocorre. Isso é necessário porque cada cúspide e superfície oclusal têm diferentes planos.
3) O tipo de movimento: rotação e translação.
4) O grau do movimento e sua relação com as superfícies oclusais.

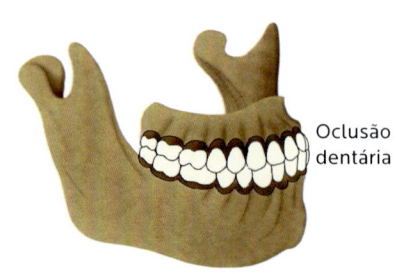

*Figura 2.1 – ATMs.*

Oclusão dentária

5) Os significados clínicos do movimento, que expressa diferenças entre os pacientes.

## POSIÇÃO FISIOLÓGICA INICIAL

A posição fisiológica inicial dos movimentos mandibulares é a RC, por ser a posição mais estável e mais fácil de ser reproduzida. A posição de máxima intercuspidação habitual (MIH) é uma posição de adaptação e não pode ser considerada como referencial, embora grande parte dos nossos pacientes se encontrem nessa posição.

**LEMBRETE**

A RC deve ser a posição de eleição para o tratamento restaurador em pacientes que apresentam sinais e sintomas de oclusão traumática.

## DIREÇÃO DOS MOVIMENTOS (PLANOS)

A direção dos movimentos se faz em relação aos planos frontal, sagital e horizontal (Fig. 2.2).

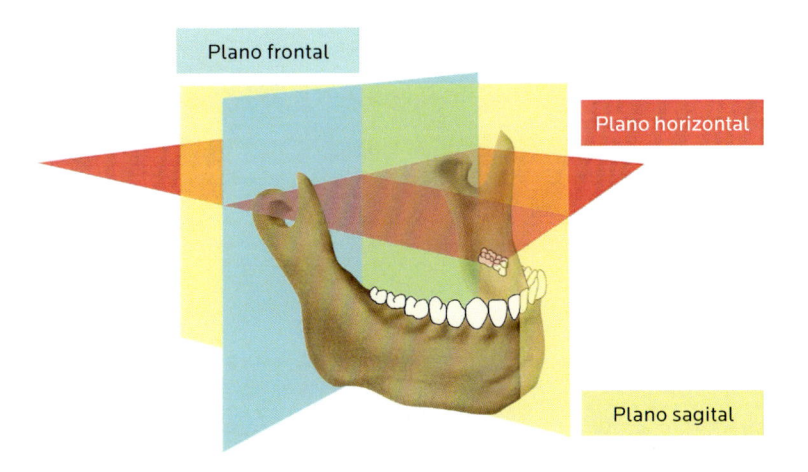

*Figura 2.2 – Planos frontal, horizontal e sagital.*

## TIPOS DE MOVIMENTOS

A partir da posição inicial, os movimentos mandibulares de abertura, fechamento, protrusão, retrusão e lateralidade são executados pelos movimentos de rotação e translação condilar, direcionados em planos e graus distintos.

**MOVIMENTO DE ROTAÇÃO:** Movimento de um corpo ao redor do seu centro (Figs. 2.3 e 2.4). Movimento rotatório entre disco e côndilo no compartimento inferior da ATM, como descrito no capítulo anterior.

**MOVIMENTO DE TRANSLAÇÃO:** Movimento de um corpo quando todos os seus pontos se movem em uma mesma direção ao mesmo tempo (Fig. 2.5). Estratégia da evolução do AE humano, conhecido

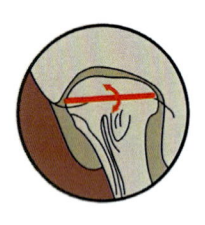

*Figura 2.3 – Movimento de rotação condilar. Observe o relacionamento dentário no plano frontal, limite de abertura pouco pronunciada.*

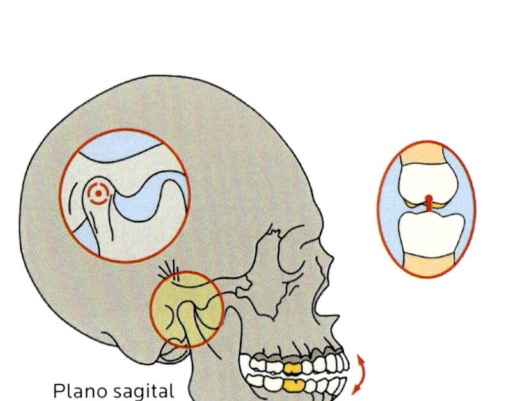

*Figura 2.4 – Movimento de rotação condilar. Podemos observar o relacionamento dentário no plano sagital, também com abertura pouco pronunciada.*

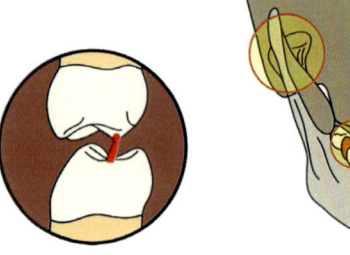

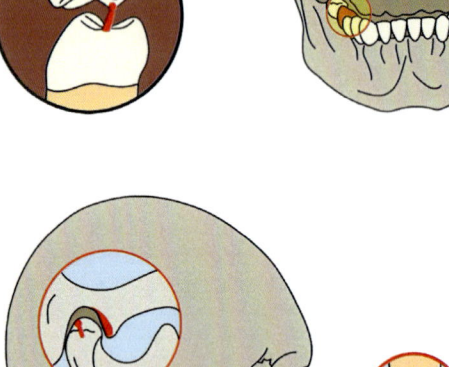

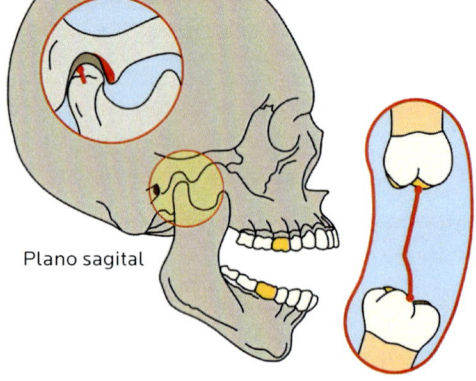

*Figura 2.5 – Movimento de translação condilar. Observe em destaque o relacionamento dentário, com abertura mais pronunciada.*

também em outras espécies de animais, o movimento de translação compensa a limitação de abertura da mandíbula apenas com o movimento de rotação.

## GRAU DE MOVIMENTO

O grau de movimento é um fator importante, pois a maioria das funções mandibulares ocorre ao menor grau de abertura. A abertura máxima normal é de aproximadamente 40 mm, em movimento de translação.

## SIGNIFICADO CLÍNICO DOS MOVIMENTOS

Expressa as diferenças entre os pacientes, demonstrando que cada um apresenta suas próprias relações maxilomandibular e temporomandibular. Assim, a aplicação de técnicas para a individualização de registros de transferências das posições anatômicas é importante para a formulação de um bom plano de tratamento e uma consequente reabilitação mais satisfatória.

# MOVIMENTOS MANDIBULARES

**MOVIMENTO DE PROTRUSÃO:** Movimento mandibular na direção posteroanterior, de aproximadamente 10 mm. No movimento protrusivo, os côndilos deslizam sobre a eminência articular (guia posterior), e simultaneamente os dentes incisivos inferiores deslizam sobre a fossa lingual dos incisivos superiores (guia anterior) (Fig. 2.6).

A relação dos planos inclinados distais das cúspides dos dentes superiores e os planos inclinados mesiais das cúspides dos dentes inferiores permitem a desoclusão de todos os dentes posteriores (Fig. 2.6). Na sutileza da superfície oclusal, podemos perceber o significado clínico das diferentes relações côndilo-eminência e cúspide-fossa (Fig. 2.7).

**MOVIMENTO DE TRABALHO:** Movimento em direção ao lado para o qual a mandíbula se desloca durante a função mastigatória, com o côndilo rotacionando e transladando sobre as paredes posterior e superior da fossa mandibular do osso temporal. As cúspides devem ser capazes de passar pelos planos inclinados antagonistas sem contato (Fig. 2.8B), quando houver uma guia canina de proteção lateral (Fig. 2.8A), ou apresentar contatos contínuos de deslocamento quando houver uma guia lateral de proteção por função em grupo (Fig. 2.9). Esse movimento é de aproximadamente 10 mm.

**MOVIMENTO DE BALANCEIO OU NÃO TRABALHO:** Movimento em direção ao lado oposto de trabalho. No plano frontal, o côndilo movimenta-se para anterior e para baixo ao longo da parede mediana da fossa mandibular, enquanto as cúspides funcionais inferiores se movem para baixo, anterior e medialmente, sem contatar os planos inclinados antagonistas (Fig. 2.10). Esse movimento é de aproximadamente 10 mm.

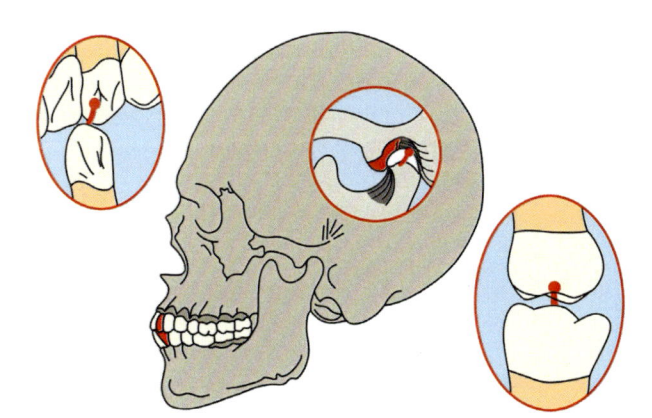

*Figura 2.6 – Movimento de protrusão mandibular, plano sagital. No detalhe ao centro, deslize do côndilo sobre a eminência articular. Observe o deslize dos dentes anteriores em guia anterior e a desoclusão dos posteriores, no detalhe à direita.*

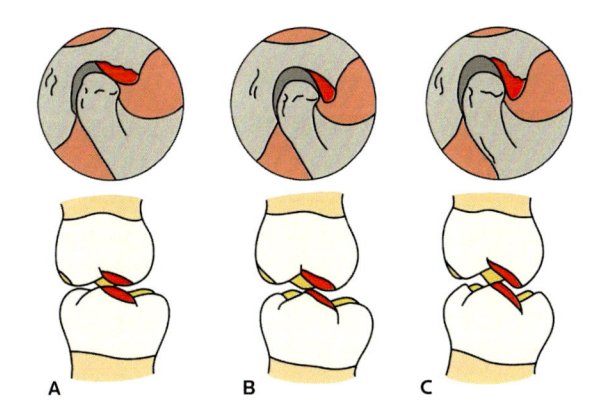

*Figura 2.7 – Significado clínico das diferentes relações côndilo-eminência e cúspide-fossa. Plano sagital. (A) rasa; (B) média; (C) profunda.*

*Figura 2.8 – Movimento para o lado de trabalho. Plano sagital e frontal, guia canina de proteção lateral. (A) Trajeto da guia pelo canino. (B) Plano frontal, relacionamento dos dentes posteriores (desoclusão). (C) Plano frontal, relacionamento do côndilo com a parede superior e posterior da fossa mandibular do osso temporal.*

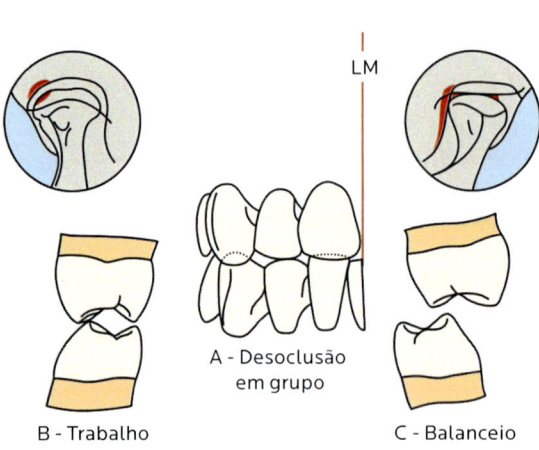

*Figura 2.9 – Guia lateral de proteção em função em grupo, plano frontal. (A) Trajeto da guia. (B) Relacionamento côndilo-eminência e dentes antagonistas no lado de trabalho. (C) Relacionamento côndilo-eminência e dentes antagonistas no lado de balanceio.*

*Figura 2.10 – Movimento para o lado de balanceio: relacionamento do côndilo com a parede mediana da fossa mandibular do osso temporal. (A) Plano sagital; (B) Plano frontal.*

**MOVIMENTOS COMPOSTOS:** Movimentos nos quais os contornos das paredes da fossa mandibular e a trajetória condilar mantêm uma relação de paralelismo com os planos inclinados das fossas e das cúspides. Isso resultará, além do contorno de ambas, em uma posição correta dos sulcos por meio dos quais as pontas das cúspides antagônicas podem mover-se sem contato em suas trajetórias de protrusão, trabalho e balanceio (Figs. 2.11 e 2.12).

**OCLUSÃO MUTUAMENTE PROTEGIDA:** Esquema oclusal no qual os dentes posteriores previnem o excessivo contato dos dentes anteriores em uma máxima intercuspidação (Fig. 2.13), e os dentes anteriores desocluem os dentes posteriores em todos os movimentos excursivos da mandíbula.

**OCLUSÃO ANTERIORMENTE PROTEGIDA:** Componente da oclusão mutuamente protegida em que o trespasse vertical e horizontal dos dentes anteriores desocluem os dentes posteriores em todos os movimentos excursivos mandibulares (Fig. 2.14).

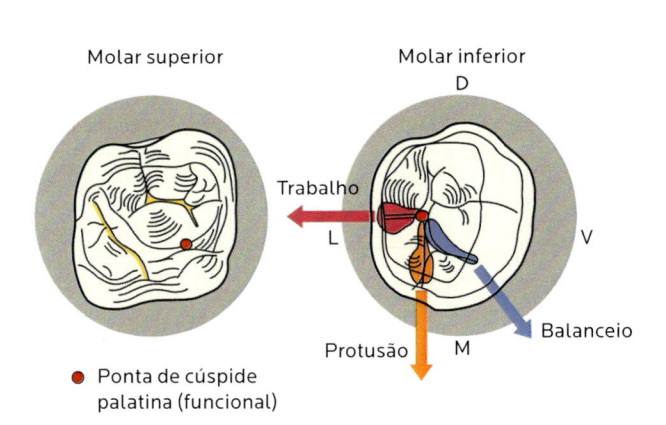

*Figura 2.11 – Movimentos compostos, trajetórias das cúspides funcionais em suas respectivas fossas, plano horizontal. D, distal do molar; V, vestibular; M, mesial; L, lingual ou palatina. Movimentos compostos: rosa, trajetória de trabalho; laranja, trajetória de protrusão; azul, trajetória de balanceio.*

*Figura 2.12 – Movimentos compostos, relacionamento côndilo-fossa e dentes antagonistas, plano frontal. (A) Lado de trabalho. (B) Lado de balanceio ou não trabalho. Para uma melhor compreensão da imagem, observe que a mandíbula se desloca no exemplo para a direita, o que é a favor da linha média (LM) em balanceio e contrário à linha média em trabalho.*

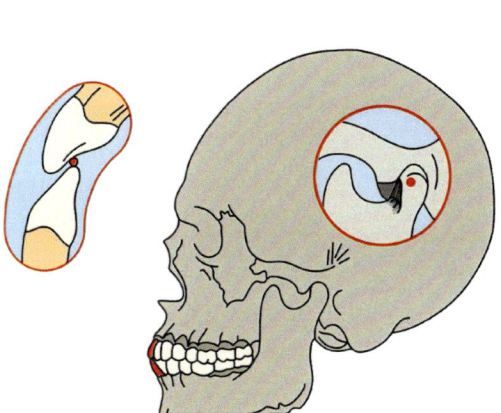

*Figura 2.13 – Oclusão mutuamente protegida: dentes posteriores ocluídos e ATMs protegendo os dentes anteriores (plano sagital).*

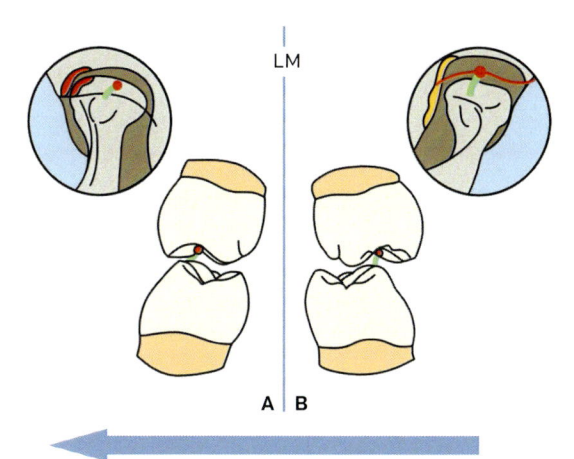

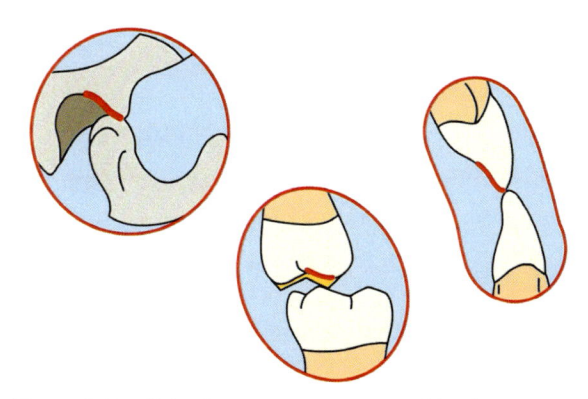

*Figura 2.14 – Oclusão mutuamente protegida: dentes anteriores e ATMs, protegendo os dentes posteriores (plano sagital).*

**TRESPASSE VERTICAL:** Também conhecido como *overbite* ou sobremordida. Distância em que os dentes superiores se projetam verticalmente sobre os dentes inferiores, na posição de máxima intercuspidação (Fig. 2.15A).

**TRESPASSE HORIZONTAL:** Também conhecido como *overjet* ou sobressaliência. Distância em que os dentes superiores se projetam horizontalmente sobre os dentes inferiores, na posição de máxima intercuspidação (Fig. 2.15B).

**MOVIMENTO DE BENNETT:** Movimento de deslocamento lateral realizado pelo corpo da mandíbula durante o movimento de lateralidade, que é observado pelo movimento do côndilo de trabalho (Fig. 2.17).

**MOVIMENTOS BORDEJANTES:** Movimentos mandibulares extremos, limitados pelas estruturas anatômicas (Fig. 2.18A).

**LEMBRETE**

Os trespasses vertical e horizontal podem também indicar as relações verticais das cúspides antagonistas (Fig. 2.16).

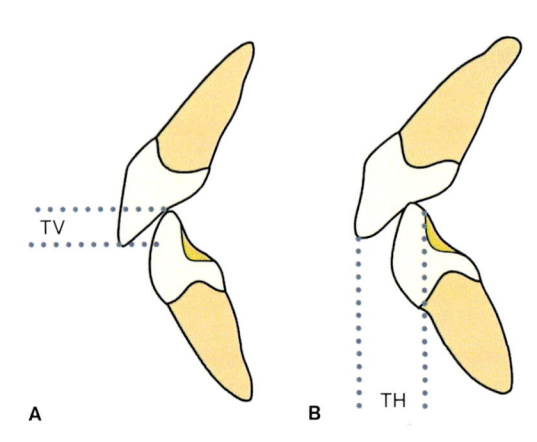

*Figura 2.15 – (A) Trespasse vertical. (B) Trespasse horizontal.*

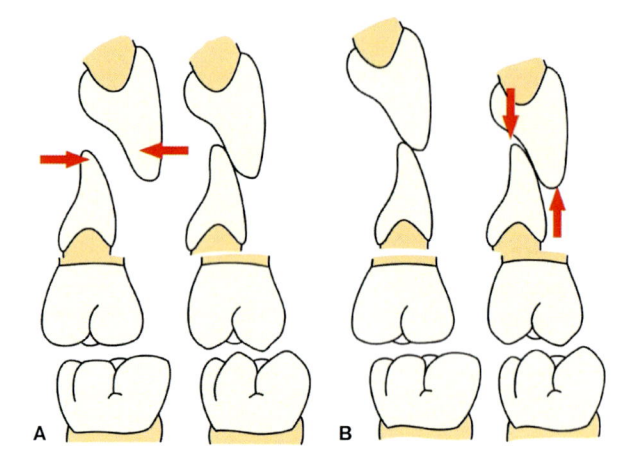

*Figura 2.16 – Relação entre dentes anteriores (guia anterior) e a altura das cúspides posteriores, nos trespasses. (A) Horizontal. (B) Vertical.*

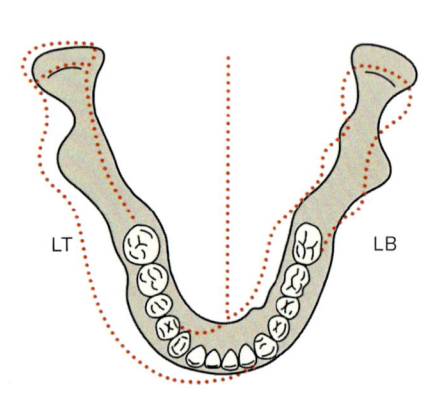

*Figura 2.17 – Movimento de Bennett (plano horizontal). LT, lado de trabalho; LB, lado de balanceio.*

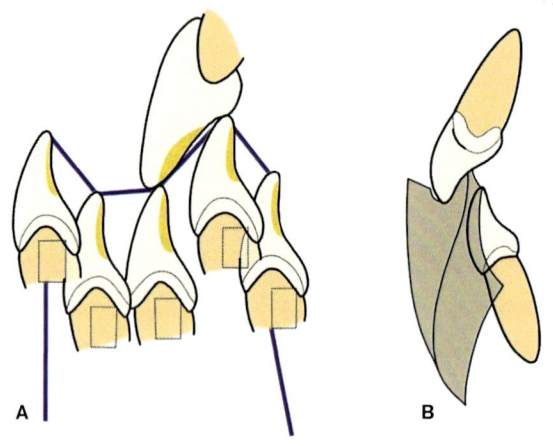

*Figura 2.18 – Movimento bordejante (plano sagital). (A) Anterior e superior. (B) Envelope de movimentos (Posselt).*

O envelope de movimentos de Posselt (movimentos funcionais) é o espaço tridimensional delimitado pela trajetória de um ponto na incisal de um incisivo, durante os movimentos mandibulares bordejantes (Fig. 2.18B).

**PLANO OCLUSAL:** Superfície imaginária que está relacionada anatomicamente ao crânio e que teoricamente é delimitada pelas bordas incisais dos incisivos e pelas pontas das cúspides dos dentes posteriores (Fig. 2.19).

**CURVA DE SPEE:** Curvatura anatômica no plano sagital, de sentido antero-posterior do alinhamento oclusal dos dentes, partindo do ângulo incisal do canino (ponta da cúspide), passando pelas cúspides vestibulares dos pré-molares e molares, continuando em direção à borda anterior do ramo da mandíbula (Fig. 2.19).

**COMPONENTE ANTERIOR DE FORÇA:** Em razão da inclinação que os dentes naturais apresentam para mesial, as resultantes das forças oclusais se dissipam em direção ao longo eixo e nos contatos proximais dos dentes posteriores e se anulam na linha mediana entre os incisivos centrais (Fig. 2.20).

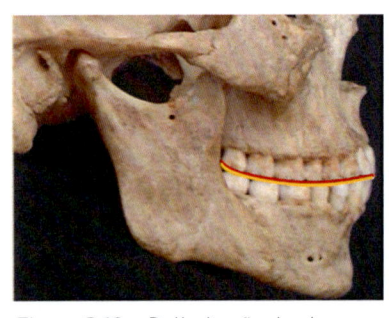

*Figura 2.19 – Delimitação do plano oclusal, vista pelo plano sagital, em vermelho. Curva de Spee, em amarelo, curva ascendente do canino aos molares estendendo para o ramo da mandíbula.*

**CURVA DE WILSON:** Curvatura anatômica no plano frontal, de sentido vestibulolingual, passando pelas cúspides vestibulares e linguais dos dentes posteriores de ambos os lados. A curva é côncava no arco inferior e convexa no arco superior, principalmente em razão das diferentes inclinações axiais dos dentes posteriores de ambos os arcos, resultando em cúspides vestibulares maiores que as linguais e palatinas. Essa configuração anatômica garante aos movimentos mandibulares maior grau de liberdade excursiva, sem o risco de interferência nos movimentos funcionais (mastigação e fala) (Fig. 2.21).

**ÂNGULO DE BENNETT:** Ângulo formado pela trajetória de avanço do côndilo do lado de balanceio com o plano sagital, durante o movimento extorsivo lateral mandibular, visto no plano horizontal (Fig. 2.22). Tem em média 15°. Durante esse deslocamento, o côndilo se movimenta para a frente, para baixo e para dentro.

Quanto maior a distância intercondilar, menor será o ângulo formado pelos movimentos de lateralidade da mandíbula (Fig. 2.23).

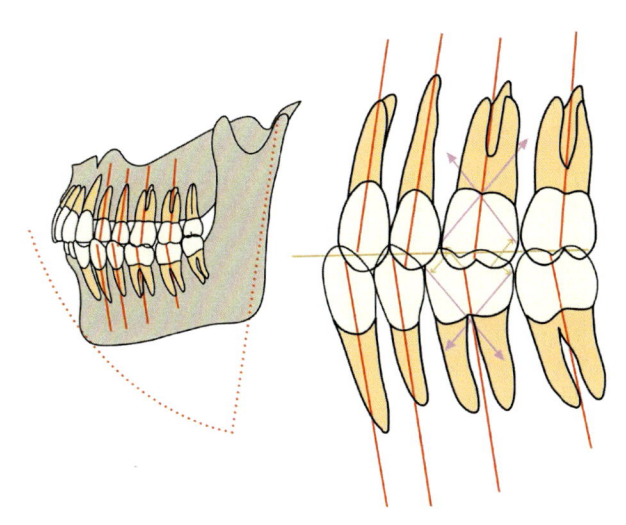

*Figura 2.20 – Componente anterior de forças.*

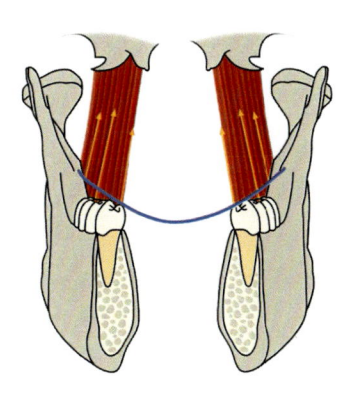

*Figura 2.21 – Curva de Wilson. Observe que a anatomia dentária em plano frontal forma um arco côncavo inferior e um arco convexo superior, acompanhando as cúspides vestibulares e linguais dos dentes posteriores.*

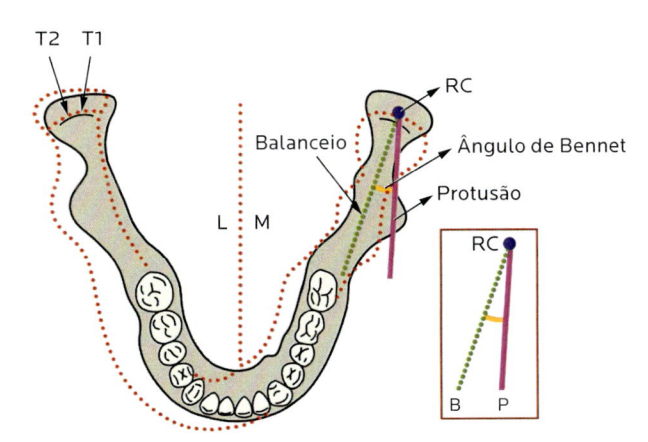

*Figura 2.22 – Representação esquemática do ângulo de Bennett. LM, linha média; RC, relação cêntrica; B; trajetória do movimento de balanceio; P, plano sagital e a trajetória do movimento de protrusão; T1 e T2, trajetória do movimento de trabalho.*

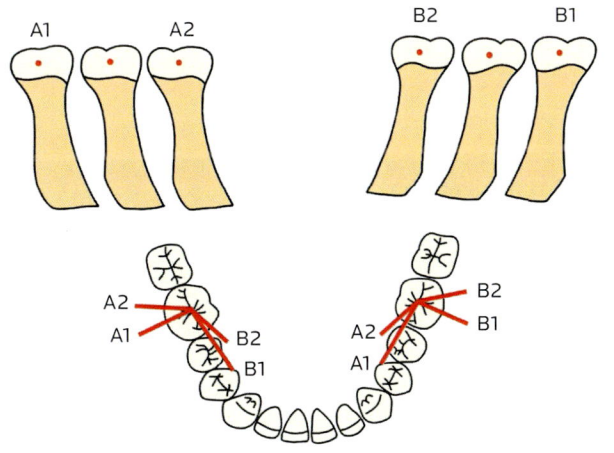

*Figura 2.23 – Relação entre as distâncias intercondilares A1 – B1 (grande) e A2 – B2 (pequena) e as respectivas trajetórias laterais da mandíbula observadas pelo plano horizontal, na face oclusal dos dentes.*

# 3

# Biomecânica

ALFREDO JULIO FERNANDES NETO
FLÁVIO DOMINGUES DAS NEVES
PAULO CÉZAR SIMAMOTO JUNIOR

**OBJETIVOS DE APRENDIZAGEM**

- Caracterizar a biomecânica e seus mecanismos simples
- Conhecer as leis da física aplicadas à mecânica básica
- Compreender a lei das alavancas e os diferentes tipos de alavancas
- Conhecer os diferentes tipos de força e os fenômenos de tensão e deformação deles decorrentes
- Compreender os aspectos físicos do músculo

**Biomecânica**

Estudo da morfologia do ponto de vista funcional; exame dos princípios mecânicos aplicados aos organismos vivos.

Biomecânica é o estudo da morfologia do ponto de vista funcional; é o exame dos princípios mecânicos aplicados aos organismos vivos. No estabelecimento de critérios para uma oclusão fisiológica, devem-se considerar os seguintes fatores:

- movimentos mandibulares;
- tensões potenciais (biomecânica da disfunção oclusal);
- capacidade relativa dos vários componentes do aparelho estomatognático (AE) em resistir à tensão.

Os quatro determinantes anatômicos dos movimentos mandibulares são as articulações temporomandibulares (ATMs) direita e esquerda, a oclusão dentária e o sistema neuromuscular proprioceptivo.

Após o estudo dos quatro determinantes anatômicos dos movimentos mandibulares, torna-se necessária uma revisão da física e da biomecânica, para um melhor entendimento das tensões potenciais e da capacidade relativa do AE.

## FORMA E FUNÇÃO BIOLÓGICAS

**Normalidade**

Habilidade de se adaptar às mudanças evolutivas, de modo a persistir em um tipo particular de ambiente.

A manutenção da ordem é um importante conceito na biologia, e seu primeiro objetivo é entender o organismo vivo, homeostático, na busca da estabilidade de seu meio interno. Um ponto significativo no processo evolutivo é que o organismo vivo tem seu próprio meio de manutenção, que lhe assegura a normalidade. É nesse nível de adaptação que a biomecânica e a função tornam-se mais significativas.

Embora a biomecânica busque enfatizar as partes móveis que realizam e controlam o comportamento, nos organismos mais desenvolvidos, o sistema que torna os movimentos significativos é o sistema nervoso central (SNC). Ele é o seletor que decide instintivamente a resposta reflexa, a memória e o curso por meio do qual o retorno mais efetivo ao estado de equilíbrio pode ocorrer. Em suas interações com o ambiente, o organismo deve obedecer às leis da física em todos os aspectos de sua estrutura. Por isso, é importante que os profissionais da área da odontologia tenham conhecimento sobre os fundamentos da biomecânica.

## MECANISMO SIMPLES

Os **mecanismos básicos** de transmissão e modificação de forças comuns em sistemas vivos ou não são alavanca, parafuso, plano inclinado, direção, cunha e roldana. Destes, o mais importante nos sistemas biológicos é a alavanca.

A alavanca consiste em uma barra rígida que é livre para girar ao redor de um ponto fixo chamado fulcro (F), sob a ação de duas ou mais forças frequentemente denominadas como esforço (E) (ou força aplicada) e resistência (R) (ou força de resistência). O propósito desse princípio é multiplicar a força e o movimento.

Embora os princípios da alavanca sejam bem conhecidos, suas implicações biológicas são frequentemente subestimadas. Todo organismo vivo ou uma de suas partes ou projeção, particularmente uma extensão rígida (como uma perna ou um braço), em repouso ou em movimento em uma superfície, está sujeito a forças que agem sobre ele que atuam como uma alavanca simples.

**LEMBRETE**

A alavanca é um dos mecanismos mais simples e primitivos usados pelo homem para a ampliação da força muscular.

## LEI DAS ALAVANCAS

A lei das alavancas estabelece que uma alavanca está em equilíbrio quando o produto do esforço (E) multiplicado pela distância de seu ponto de aplicação (e) ao fulcro (F) for igual ao produto da força da resistência (R) multiplicado pela distância de seu ponto de aplicação (r) ao fulcro (F). Ou seja, quando o esforço (E) multiplicado pelo seu braço de alavanca (e) for igual à resistência (R) multiplicada pelo seu braço de alavanca (r) (Fig. 3.1).

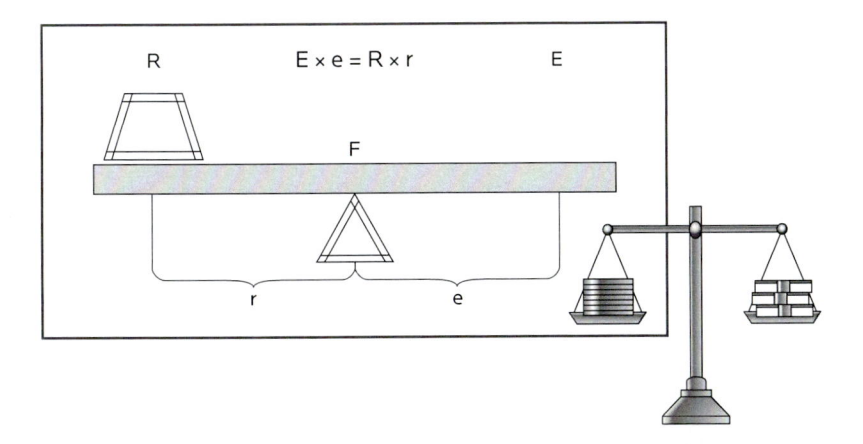

$$E \times e = R \times r$$

*Figura 3.1 – Alavanca em equilíbrio.*

Da ação das alavancas deriva o valor conhecido como vantagem mecânica (VM), que é equivalente à resistência (R) dividida pelo esforço (E), ou o comprimento do braço de esforço (e) dividido pelo comprimento do braço da resistência (r).

**FÓRMULA** VM = R/E = e/r

**EXEMPLO:** se uma força de 1 kg é capaz de mover uma carga de 10 kg, a vantagem mecânica é 10. VM = R/E = 10/1 = 10

## TIPOS DE ALAVANCA

De acordo com a posição do fulcro, das forças aplicadas e da resistência, as alavancas podem ser divididas em três classes:

- Classe I (interfixa);
- Classe II (inter-resistente);
- Classe III (interpotente).

### ALAVANCA CLASSE I (INTERFIXA)

O fulcro (F) fica entre o esforço (E) e a resistência (R). É a mais eficiente, executa maior trabalho com menor força aplicada (p. ex., tesoura e pé-de-cabra) (Fig. 3.2).

**EXEMPLOS:** Na alavanca Classe I, se (e = 10) for dividido por (r = 5), é igual a vantagem mecânica de 02. Isso significa que um esforço de 10 kg poderá compensar uma resistência de 20 kg.

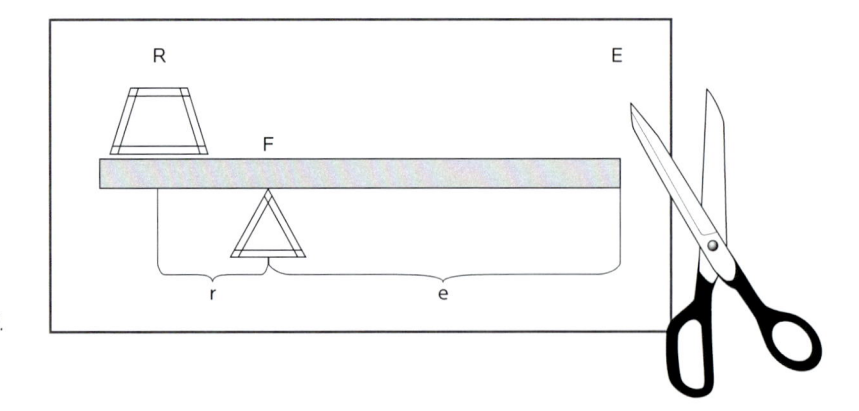

Figura 3.2 – Alavanca Classe I.

### ALAVANCA CLASSE II (INTER-RESISTENTE)

A resistência (R) está entre o fulcro (F) e o esforço (E). É menos eficiente que a alavanca Classe I, ou seja, para executar um mesmo trabalho, é necessária uma maior aplicação de força (p. ex., carrinho de mão e quebra nozes) (Fig. 3.3).

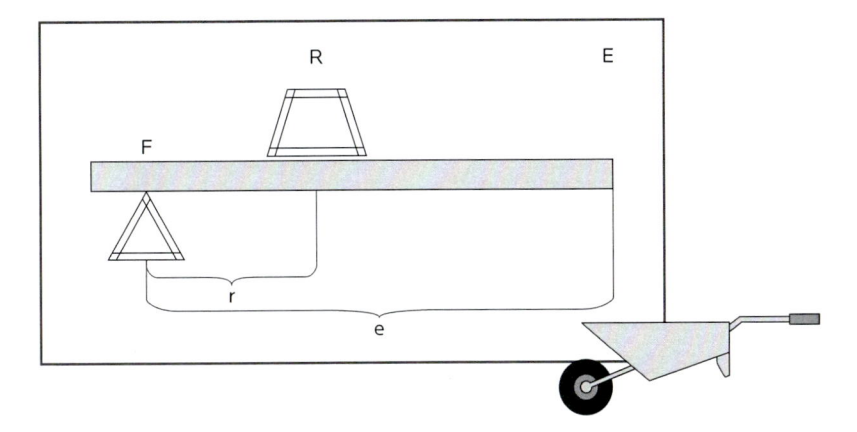

*Figura 3.3 – Alavanca Classe II.*

## ALAVANCA CLASSE III (INTERPOTENTE)

O esforço (E) está entre o fulcro (F) e a resistência (R). É a menos eficiente das três alavancas (p. ex., levantamento de um peso na palma da mão, encurvando o braço no cotovelo) (Fig. 3.4).

**EXEMPLO:** Na alavanca Classe III, se (e = 5 cm) dividido por (r = 10 cm) for igual a VM 0,5, significa que um mesmo esforço de 10 kg poderá balancear apenas uma resistência de 5 kg.

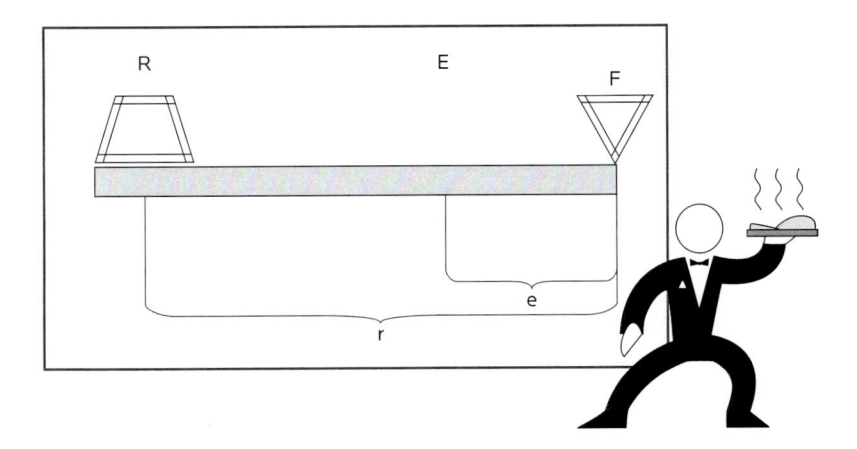

*Figura 3.4 – Alavanca Classe III.*

## MECÂNICA BÁSICA

A estrutura de qualquer instrumento de trabalho deve ter duas características mecânicas. Primeiro, deve ser capaz de manter sua própria integridade estrutural quando forças externas agirem sobre ele; segundo, deve realizar seus movimentos funcionais específicos. As propriedades estruturais que capacitam o instrumento a encontrar esses dois requisitos são ditadas por vários tipos de forças mecânicas. Os organismos vivos estão dentro de zonas intermediárias de tamanho, pois não são nem atômicos nem astronômicos. Portanto, as leis da mecânica clássica são inteiramente aplicáveis a seus movimentos, especialmente as estabelecidas por Isaac Newton, fundamentais para a compreensão da biomecânica.

**LEMBRETE**

A estrutura de qualquer instrumento de trabalho deve ter duas características mecânicas: manter sua própria integridade estrutural quando forças externas agirem sobre ele e realizar seus movimentos funcionais específicos.

## LEIS DE NEWTON

**LEI DA INÉRCIA:** Um objeto em repouso permanecerá em repouso e um objeto em movimento se manterá em movimento a não ser que alguma força atue sobre ele.

**LEI DO MOVIMENTO:** Quando uma força constante é aplicada, o objeto acelerará a um valor proporcional à força dividida pela massa do objeto.

**LEI DA AÇÃO E REAÇÃO:** Quando um corpo exerce uma força sobre outro, ele recebe uma força igual e oposta. Esta lei de Newton talvez seja o centro da estrutura dos organismos vivos e das máquinas. Por exemplo, quando os dentes pressionam o bolo alimentar, este pressiona os dentes com uma força igual e oposta. Quando a origem do músculo pterigóideo lateral exerce uma força sobre a base do crânio, ele também recebe uma força igual e oposta. A origem e inserção dos músculos são termos descritivos, mas deve ser enfatizado que a força em cada extremidade do músculo é a mesma.

**LEMBRETE**

Quando a origem ou inserção de um músculo exerce uma força sobre uma estrutura, este músculo recebe uma força igual e oposta (lei da ação e reação de Newton).

## FORÇA ESTÁTICA

Uma estrutura estável ou sem movimento pode estar sujeita a forças. Geralmente, três tipos de forças são reconhecidos em termos de seu efeito sobre a massa (Fig. 3.5):

- compressão;
- tensão;
- cisalhamento.

Cada uma dessas forças é, na verdade, um par de forças. Uma força simples pode ser definida em termos de magnitude e direção, que são conjuntamente chamadas de vetores de força. Se a massa for estacionária, a soma dos vetores de força agindo sobre ela deve ser zero.

**FORÇA DE COMPRESSÃO:** Atua em direções opostas e convergentes ao longo de um mesmo eixo, tendendo a comprimir ou diminuir a estrutura sobre a qual atua.

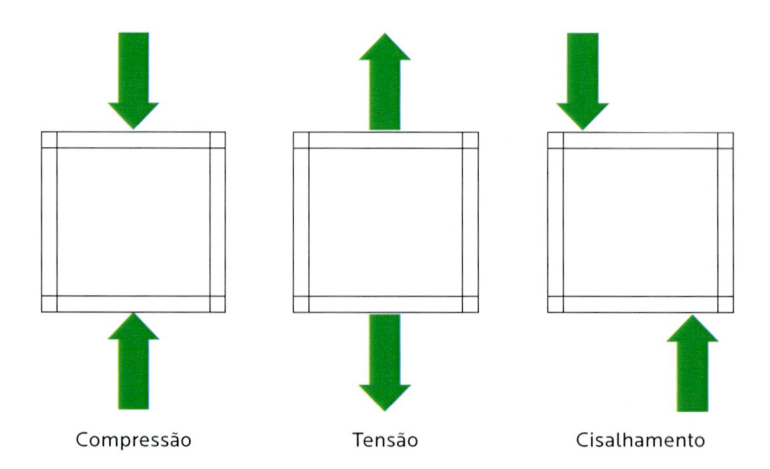

*Figura 3.5 – Tipos de forças reconhecidas em termos de seu efeito sobre a massa.*

Compressão   Tensão   Cisalhamento

**FORÇA DE TENSÃO:** Atua em direções opostas e divergentes ao longo de um mesmo eixo, tendendo a alongar a estrutura sobre a qual atua.

**FORÇA DE CISALHAMENTO:** Atua em direções opostas e paralelas em planos diferentes, tendendo a deslizar uma porção da estrutura ao longo da porção adjacente, dilacerando-a, rasgando-a.

## TENSÃO E DEFORMAÇÃO

Quando uma força é aplicada sobre um corpo, dois fenômenos são observados: a tensão e a deformação.

A tensão é a resistência interna das moléculas de um corpo que se opõe à ação de forças externas. Se um peso é suspenso por um fio, existe uma tensão ao longo desse fio, paralela ao seu longo eixo que é a resistência das moléculas.

A deformação é a alteração dimensional de um corpo submetido a forças externas. A tensão sobre um fio que suporta um peso causará neste um alongamento (a deformação), que é a razão entre o comprimento do fio alongado e o seu comprimento original, usualmente expresso em porcentagem. A propriedade de elasticidade permite que um objeto retorne à sua dimensão original quando a força é removida.

## LIMIAR DE DEFORMAÇÃO PROLIFERATIVA E DEGENERATIVA

Nos sistemas biológicos, distinguem-se os limiares de deformação proliferativa e degenerativa. Os tecidos biológicos requerem certa quantidade de função e tensão para se manterem íntegros.

Uma tensão insuficiente pode resultar em mudanças atróficas, como a atrofia muscular. Entretanto, se a tensão induzida aos tecidos do AE exceder o limiar de deformação proliferativa, induzirá mudanças proliferativas, por exemplo, aposição óssea, exostose, osteíte condensante, hipercementose, espessamento da lâmina dura e hipertrofia muscular.

Do mesmo modo, se a tensão induzida aos tecidos exceder o limiar de deformação degenerativa, induzirá mudanças degenerativas nos tecidos, por exemplo, osteoporose, reabsorção óssea, perfuração do disco articular, erosão do côndilo e desgaste prematuro da estrutura dentária.

Quando um dente ou implante dentário for submetido a contínuas e prolongadas cargas laterais no ligamento periodontal das superfícies radiculares ou na interface osso implante, por onde a tensão é concentrada, apresentará mudanças degenerativas como a reabsorção óssea ou perda da osseointegração (Figs. 3.6 e 3.7).

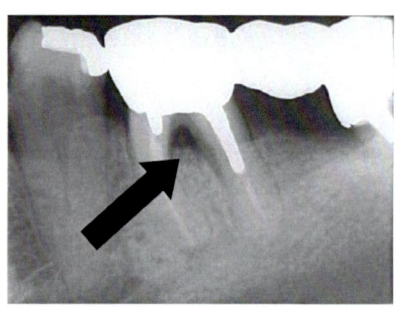

*Figura 3.6 – Processo de reabsorção óssea com associação de trauma e dificuldade de higienização por parte do paciente.*

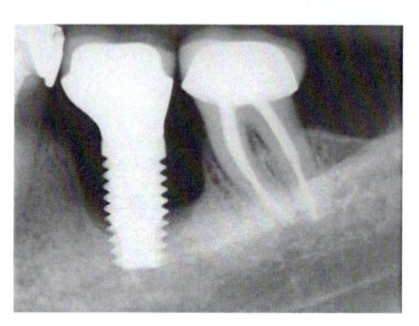

*Figura 3.7 – Processo de perda óssea com associação de trauma e dificuldade de higienização por parte do paciente. Observe as roscas expostas sem osso ao redor do implante.*

## FÍSICA DO MÚSCULO

Os elementos do esqueleto ósseo aos quais os músculos estão unidos são frequentemente sistemas de alavancas, e os músculos exercem sobre estes uma força que possibilita o movimento. Muitos desses sistemas de alavancas no corpo humano são Classe III (o fulcro e a resistência estão em extremidades opostas), pois os músculos se inserem próximos às articulações (fulcro), enquanto o trabalho é feito na extremidade mais distante dos braços das alavancas.

Esses músculos trabalham em desvantagem mecânica porque o comprimento do braço de esforço é menor que o comprimento do braço de resistência. Contudo, as vantagens compensadoras desse arranjo são a compactação do corpo e a velocidade do movimento. Uma pequena contração de um músculo próximo ao fulcro induz um movimento rápido e mais extenso na extremidade distal da alavanca.

Variações na proporção entre braço de força e de trabalho podem alterar as relações de força e velocidade do sistema. Um animal veloz como o cavalo tem membros longos (braços de trabalho longos) e músculos que atuam muito próximos das articulações entre os membros e o tronco (braços de força curtos). Já no caso de um animal de membros curtos e músculos que atuam longe do fulcro, seus membros movem-se mais lentamente, mas podem desenvolver relativamente maior resistência. Visto que os músculos só podem exercer trabalho contraindo-se, forças antagonistas devem restabelecer seu estado original.

**LEMBRETE**

Geralmente, os músculos estão arranjados em grupos antagônicos para que um puxe em direção oposta ao outro.

Alguns poucos músculos trabalham contra uma força não muscular, e seu relaxamento permite a ação oposta. O músculo adutor de um molusco pode rapidamente puxar as duas metades de sua carapaça conjuntamente contra a força de um ligamento elástico na sua articulação. O feixe superior do músculo pterigóideo lateral unido à margem anterior do menisco articular puxa-o para a frente, embora não haja nenhum músculo unido à margem posterior do disco para puxá-lo de volta.

# 4

# Distúrbios oclusais

ALFREDO JULIO FERNANDES NETO
PAULO CÉZAR SIMAMOTO JUNIOR
FLÁVIO DOMINGUES DAS NEVES

Para Pertes e Gross,[1] nenhuma discussão sobre a biomecânica da ATM seria completa sem discutir o papel da oclusão. Frequentemente os pacientes apresentam uma relação cêntrica (RC) não coincidente com a máxima intercuspidação (MI), em razão da presença de distúrbios oclusais que impedem o fechamento fisiológico da mandíbula em oclusão em relação cêntrica (ORC). Isso causa instabilidade, deslizando a mandíbula protrusiva ou lateroprotrusivamente, transportando-a a uma posição denominada máxima intercuspidação habitual (MIH), que é adquirida ou habituada.

Quando surgem alterações na conformação, na estrutura e/ou na função de uma das partes do aparelho estomatognático (AE), as demais partes inter-relacionadas experimentam alterações para absorver e dissipar as forças anormais criadas. Isso é feito conforme a capacidade de resistência ou de adaptação biológica de cada tecido envolvido, e tais alterações podem produzir compensações fisiológicas ou patologias. Um dos principais fatores etiológicos de patologia do AE são as alterações da oclusão dentária, os distúrbios oclusais, cujas sequelas patológicas consistem em alterações no periodonto de sustentação, abrasão oclusal acentuada, bruxismo e alterações do mecanismo neuromuscular e das articulações temporomandibulares (ATMs).

Os distúrbios oclusais se apresentam de quatro maneiras principais: trauma oclusal, contato oclusal prematuro ou deflectivo (cêntrico), interferência oclusal (excursivo), ausência de estabilidade oclusal e/ou de guia anterior e alteração da dimensão vertical.

**OBJETIVOS DE APRENDIZAGEM**

- Discutir o papel da oclusão e as consequências de suas alterações ao aparelho estomatognático
- Caracterizar os diferentes tipos de distúrbios dentários e suas manifestações clínicas
- Aplicar os princípios biomecânicos ao estudo dos distúrbios oclusais
- Orientar o tratamento dos distúrbios oclusais

**LEMBRETE**

A observação da RC pelo próprio paciente permite que ele compreenda os fatores não fisiológicos, como os distúrbios oclusais, que geram discrepância entre a RC e a MIH.

**ATENÇÃO**

Os distúrbios oclusais constituem um dos principais fatores etiológicos das patologias do AE, trazendo consequências como abrasão oclusal acentuada, bruxismo e alterações neuromusculares e das ATMs.

## TRAUMA DE OCLUSÃO

Decorre de forças oclusais que excedem a capacidade de adaptação do periodonto de sustentação e/ou outros componentes do AE. O trauma de oclusão pode ser primário ou secundário.

O trauma de oclusão primário provoca lesão por forças oclusais excessivas sobre um periodonto de sustentação ou de inserção íntegro ainda não comprometido por doença periodontal inflamatória (Fig. 4.1A). Nesse tipo de lesão, não ocorre perda de inserção. A lesão é reversível e geralmente pode ser corrigida pela eliminação da causa, que é a força oclusal excessiva.

Já o trauma de oclusão secundário provoca uma lesão por forças oclusais normais ou excessivas sobre um periodonto de sustentação ou de inserção já comprometido por doença periodontal inflamatória (Fig. 4.1B). Esse tipo de lesão ocorre frequentemente nos casos de periodontite avançada cujos dentes apresentam inserções bastante reduzidas.

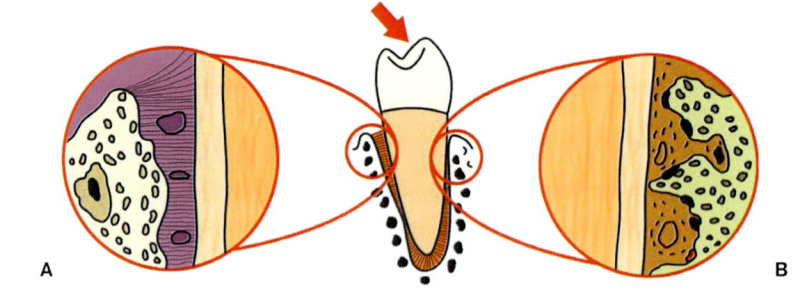

*Figura 4.1 – Trauma de oclusão. (A) Trauma primário em tecidos periodontais saudáveis. (B) Trauma secundário em tecidos periodontais comprometidos.*

## CONTATO OCLUSAL

Consiste nos contatos que ocorrem entre as superfícies oclusais dos dentes antagonistas ao final do movimento de fechamento da mandíbula. Pode ser cêntrico, prematuro ou deflectivo.

### CONTATO OCLUSAL CÊNTRICO

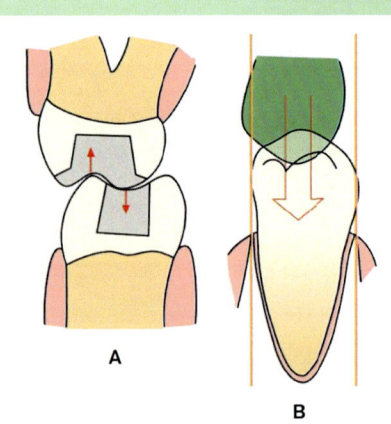

É o contato oclusal dentário fisiológico que dá estabilidade à mandíbula no fechamento em ORC. Ocorre normalmente por 4 a 10 minutos diários, principalmente durante a deglutição (Fig. 4.2).

*Figura 4.2 – (A) Duas restaurações dentárias ocluídas em que as forças oclusais se dissipam paralelas ao longo eixo médio dos dentes, não caracterizando um distúrbio oclusal. (B) Esquema ilustrando oclusão fisiológica cúspide-fossa, com direcionamento das forças oclusais no longo eixo do dente.*

## CONTATO OCLUSAL PREMATURO

É o contato oclusal dentário não fisiológico que dificulta ou impede o completo fechamento mandibular em ORC sem causar desvio. Ocorre entre a ponta de cúspide e a fossa antagonista.

## CONTATO OCLUSAL PREMATURO DEFLECTIVO

É o contato oclusal dentário não fisiológico que dificulta ou impede o completo fechamento da mandíbula, desviando-a de sua trajetória normal de fechamento em ORC e gerando um deslize em direção anterior, em direção à linha média da face ou em direção contrária à linha média da face.

### DESLIZE DA MANDÍBULA EM DIREÇÃO ANTERIOR

Acontece sempre que há contato oclusal deflectivo entre a estrutura oclusal mesial (aresta longitudinal, vertente triturante ou crista marginal) do dente superior e a estrutura oclusal distal do dente inferior (Fig. 4.3). Esse contato promove o deslize dos côndilos para anterior, em posição de protrusão em relação à fossa mandibular, causando hiperatividade muscular e relação de forças laterais entre os dentes antagonistas, o que pode comprometer a harmonia da guia anterior.

### DESLIZE DA MANDÍBULA EM DIREÇÃO À LINHA MÉDIA

Acontece sempre que há contato oclusal deflectivo entre a vertente lisa de uma cúspide funcional (palatina superior e vestibular inferior) e a vertente triturante de uma cúspide não funcional (vestibular superior e lingual inferior) (Fig. 4.4). Esse contato promove o deslize do côndilo do lado do contato para a posição de balanceio e do

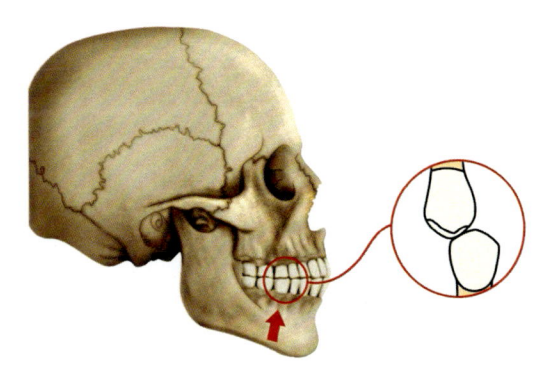

*Figura 4.3 – Desenho esquemático entre a estrutura oclusal mesial do dente superior e a estrutura oclusal distal do dente inferior. É importante lembrar que é a mandíbula que se movimenta. Contatos como este induzem movimentação para anterior.*

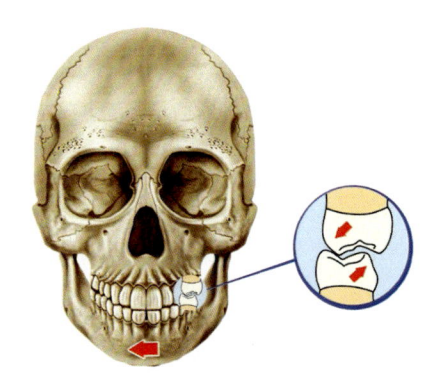

*Figura 4.4 – Desenho esquemático do contato oclusal deflectivo entre a vertente lisa de uma cúspide funcional (palatina superior) e a vertente triturante de uma cúspide não funcional (lingual inferior), causando deslize em direção à linha média.*

côndilo do lado oposto para a posição de trabalho, resultando em hiperatividade muscular e relação de forças laterais entre os dentes antagonistas, o que pode comprometer a harmonia da guia canina ou da função em grupo.

## DESLIZE DA MANDÍBULA EM DIREÇÃO CONTRÁRIA À LINHA MÉDIA

Acontece sempre que há contato oclusal deflectivo entre as vertentes triturantes de duas cúspides funcionais (palatina superior e vestibular inferior) (Fig. 4.5). Esse contato promove o deslize do côndilo do lado do contato para a posição de trabalho e do côndilo do lado oposto para a posição de balanceio, resultando em hiperatividade muscular e relação de forças laterais entre os dentes antagonistas, o que pode comprometer a harmonia da guia canina ou da função em grupo.

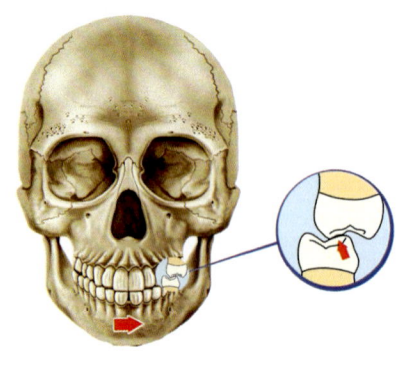

*Figura 4.5 – Desenho esquemático do contato oclusal deflectivo entre as vertentes triturantes de duas cúspides funcionais (palatina superior e vestibular inferior), causando deslize em direção contrária à linha média.*

# INTERFERÊNCIA OCLUSAL

Termo empregado para expressar o contato oclusal não fisiológico que ocorre entre as superfícies oclusais antagonistas, dificultando ou impedindo os movimentos mandibulares excursivos de protusão, trabalho e balanceio.

## INTERFERÊNCIA OCLUSAL NO MOVIMENTO MANDIBULAR EXCURSIVO DE PROTRUSÃO

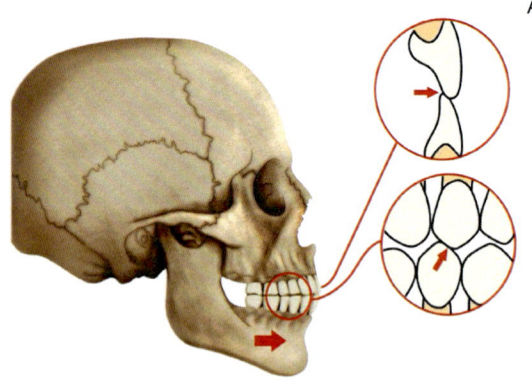

Acontece sempre que há interferência entre a estrutura oclusal mesial (aresta longitudinal, vertente triturante ou crista marginal) do dente inferior e a estrutura oclusal distal do dente superior (Fig. 4.6). Esse contato promove instabilidade condilar, hiperatividade muscular, relação de forças laterais entre os dentes antagonistas e ausência da guia anterior.

*Figura 4.6 – Desenho esquemático da interferência no movimento de protrusão, entre a estrutura oclusal mesial do dente inferior e a estrutura oclusal distal do dente superior.*

## INTERFERÊNCIA OCLUSAL NO MOVIMENTO MANDIBULAR EXCURSIVO DE TRABALHO

Acontece sempre que há interferência oclusal entre a vertente lisa de uma cúspide funcional (palatina superior e vestibular inferior) e a vertente triturante de uma cúspide não funcional (vestibular superior e lingual inferior) (Fig. 4.7). Esse contato promove instabilidade condilar, hiperatividade muscular, relação de forças laterais entre os dentes antagonistas e ausência da guia canina ou da função em grupo.

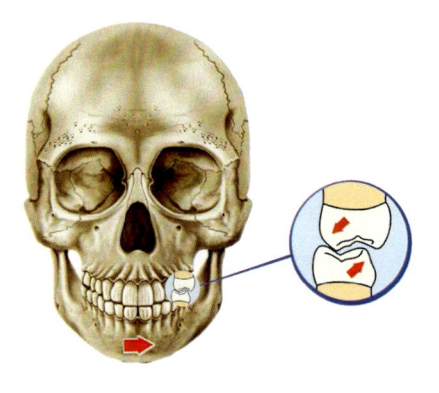

*Figura 4.7 – Desenho esquemático da interferência no movimento de trabalho, entre a vertente lisa de uma cúspide funcional e a vertente triturante de uma cúspide não funcional.*

## INTERFERÊNCIA OCLUSAL NO MOVIMENTO MANDIBULAR EXCURSIVO DE BALANCEIO

Acontece sempre que há interferência oclusal entre as vertentes triturantes de duas cúspides funcionais (palatina superior e vestibular inferior) (Fig. 4.8). Esse contato promove instabilidade condilar, hiperatividade muscular, relação de forças laterais entre os dentes antagonistas e ausência da guia canina ou da função em grupo do lado de trabalho.

Os distúrbios oclusais frequentemente são causados por migrações dentárias, restaurações dentárias com contatos oclusais não fisiológicos ou ausentes e ausência de dentes (anteriores e/ou posteriores, superiores e/ou inferiores, uni ou bilateral). As Figuras 4.9 a 4.15 apresentam ilustrações esquemáticas desses possíveis distúrbios oclusais e de suas consequências no arco dentário.

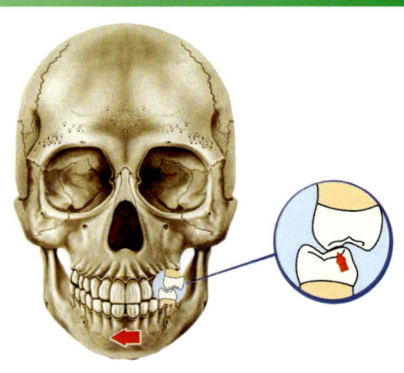

*Figura 4.8 – Desenho esquemático da interferência no movimento de balanceio, entre as vertentes triturantes de duas cúspides funcionais (palatina superior e vestibular inferior).*

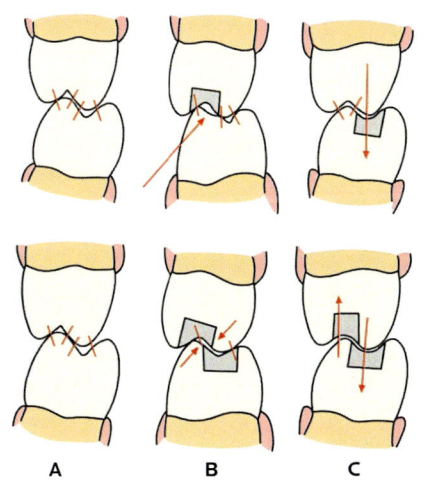

*Figura 4.9 – (A) Relacionamento oclusal estável entre dentes antagonistas íntegros. (B) Restaurações com contatos oclusais instáveis, deslizantes. (C) Restaurações com contatos oclusais estáveis.*

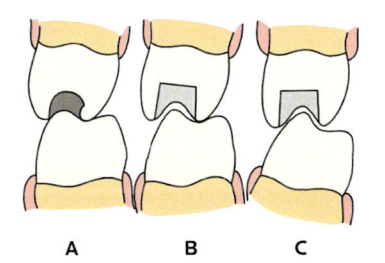

*Figura 4.10 – (A) Molar superior com lesão de cárie. (B) Restauração em contato oclusal. (C) Migração do antagonista em razão da ausência de estabilidade oclusal.*

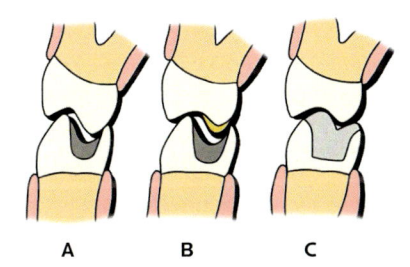

*Figura 4.11 – (A) Molar inferior com lesão de cárie e antagonista com extrusão. (B) Demarcação da extrusão a ser eliminada. (C) Extrusão eliminada e molar inferior corretamente restaurado.*

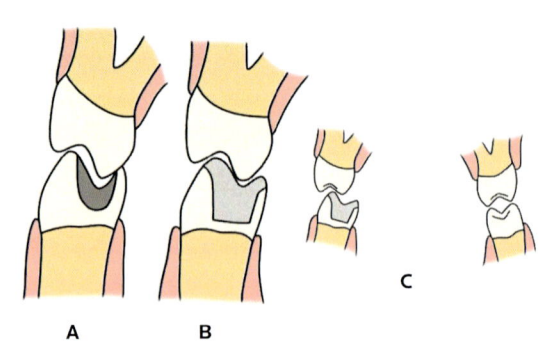

*Figura 4.12 – (A) Molar inferior com lesão de cárie e antagonista com extrusão. (B) Molar inferior restaurado sem a prévia eliminação da extrusão do superior. (C) Interferência oclusal no movimento de balanceio gerado pela restauração sem a eliminação da extrusão do antagonista, causando distúrbio oclusal interferente.*

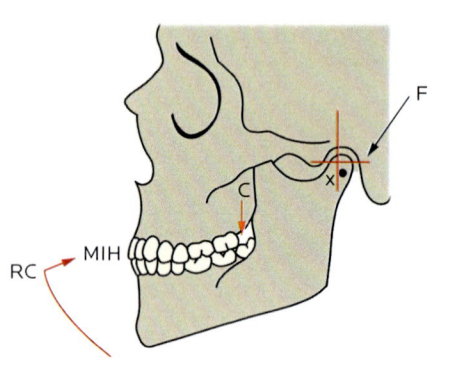

*Figura 4.13 – Terceiro molar inferior extruído, gerando um contato prematuro (C) e alterando o fulcro (F) no movimento de fechamento da mandíbula, em RC, com consequente instabilidade às ATMs e alteração da guia anterior. Observe no detalhe o côndilo deslocado em relação à posição fisiologia (x).*

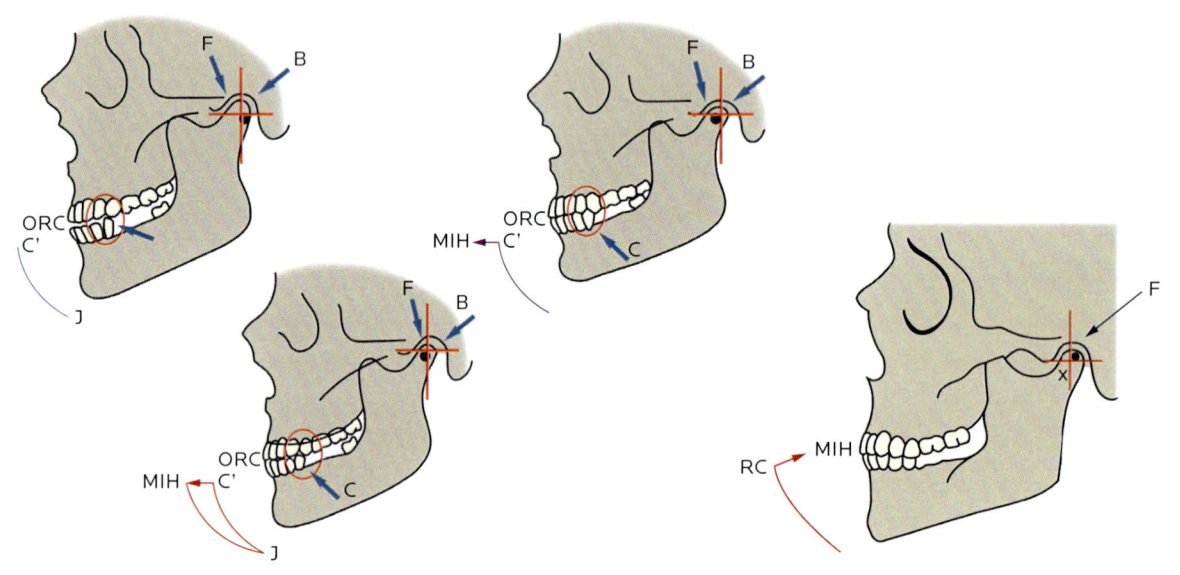

*Figura 4.14 – Nesta ilustração vê-se que, por consequência da ausência de dentes posteroinferiores e da perda da estabilidade oclusal, houve a extrusão dos antagonistas, gerando um contato deflectivo (estrutura mesial do superior versus estrutura distal do inferior) com deslize mandibular para anterior. J, posição de abertura mandibular; B, relação côndilo/fossa mandibular; F, relação côndilo/eminência articular.*

*Figura 4.15 – Nesta ilustração, vê-se como consequência da ausência de estabilidade bilateral e da tensão gerada às ATMs, dentes e periodonto remanescentes. Observe no detalhe o côndilo deslocado em relação à posição fisiologia (x). F, relação côndilo/eminência articular.*

## BIOMECÂNICA DOS DISTÚRBIOS OCLUSAIS

**LEMBRETE**

As duas condições oclusais que podem resultar em distúrbio oclusal são fulcro transverso ou arco cruzado e fulcro anteroposterior.

A aplicação dos princípios biomecânicos no estudo das tensões induzidas no AE pelos distúrbios oclusais ilustra claramente o mecanismo pelo qual mudanças patológicas ocorrem para produzir os sintomas reconhecidos pelo dentista nos distúrbios oclusais.

Nos estudos das duas condições oclusais (fulcro transverso ou arco cruzado e fulcro anteroposterior), considerando a mandíbula como um aparelho de alavanca, os músculos produzem o esforço (E), e os dentes e as ATMs funcionam como resistência (R) ou fulcro (F), dependendo das relações interoclusais e dos tecidos estudados (Fig 4.16).

As observações a seguir ilustram que as cúspides podem funcionar como resistência à tensão e também como fulcro, podendo resultar em efeitos danosos ao AE. Esses fulcros podem conceder vantagem mecânica a uma dada força muscular, ampliando-a e repassando-a aos tecidos de forma danosa por longos períodos de tempo. Para melhor analisar a tensão dessas relações interoclusais, devem-se considerar:

- a magnitude das forças;
- a direção das forças; e
- a duração de aplicação.

*Figura 4.16 – Vista sagital do esquema de alavancas aplicado ao AE. O braço de resistência anterior dos dentes (R), a força gerada pelos músculos elevadores da mandíbula resulta no esforço (E) do sistema e a ATM funcionando como fulcro (F).*

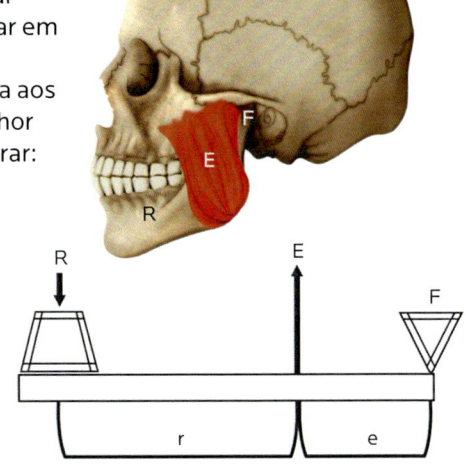

## FULCRO TRANSVERSO

O fulcro transverso é representado por uma interferência no movimento de balanceio. O termo biomecânico indica claramente o potencial distúrbio causado pelas relações interoclusais impróprias. A Figura 4.17 ilustra uma visão frontal da mandíbula em posição de trabalho para a esquerda e o côndilo direito em posição de balanceio (para baixo, para a frente e para dentro). Existe uma interferência em balanceio nos segundos molares direitos, e as cúspides do lado esquerdo estão desocluídas.

Para estudar as forças aplicadas na ATM direita, deve-se supor que o paciente esteja aplicando uma força de quantidade X sobre os músculos de fechamento no lado esquerdo e apertando os segundos molares.

Para analisar a magnitude das forças aplicadas na ATM direita (R), consideram-se os segundos molares como o fulcro (F) e a força aplicada pelos músculos de fechamento do lado esquerdo como o esforço (E). A disposição de R, F e E estabelece um aparelho de alavanca Classe I, como visto no Capítulo 3.

Quando o comprimento do braço do esforço (E-F) for igual ao comprimento do braço de resistência (F-R) multiplicado pelo mesmo valor (E ou R), teremos uma alavanca em equilíbrio (lei das alavancas). Considerando que, nesse caso em questão, a proporção entre o braço de esforço (E-F) para o braço de resistência (F-R) é de 2:1; a resistência deve ser duas vezes o valor do esforço para manter a alavanca em equilíbrio.

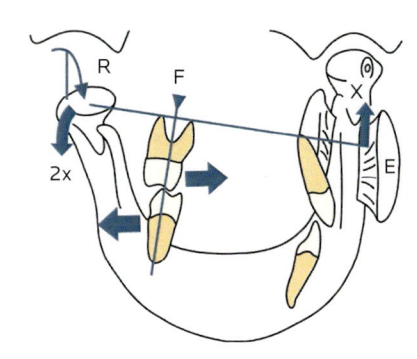

*Figura 4.17 – Fulcro transverso, tensão sobre as ATMs, visão frontal. F, fulcro; R, resistência; E, esforço.*

A aplicação da lei das alavancas ilustra que a ATM do lado direito é então comprometida por uma força muscular duas vezes maior, que a pressiona e proprioceptivamente induz uma resposta recíproca nos músculos do lado direito da cabeça para aliviar a tensão induzida. Os sintomas podem ser precipitados nos músculos recíprocos, na ATM, no periodonto ou nos dentes.

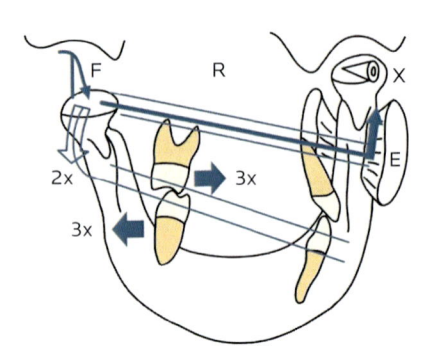

*Figura 4.18 – Fulcro transverso, tensão sobre os dentes, visão frontal. F, fulcro; R, resistência; E, esforço.*

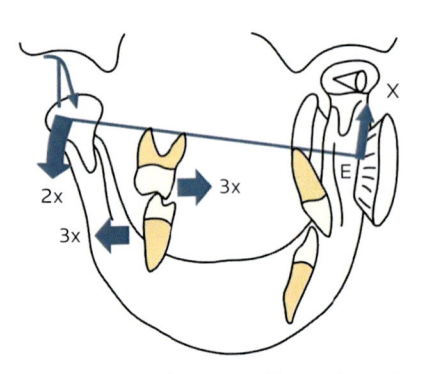

*Figura 4.19 – Carga em direção lateral aos dentes, visão frontal. E, esforço.*

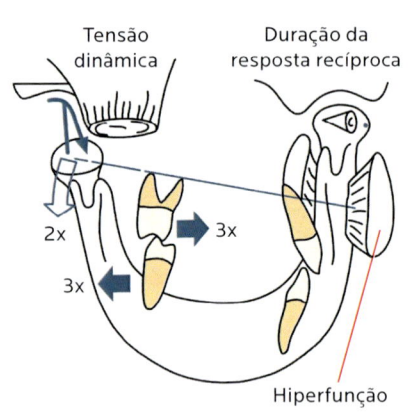

*Figura 4.20 – Tensão dinâmica, vista frontal.*

Para analisar a magnitude da força sobre os segundos molares, considere-se agora a ATM como o fulcro (F) e os segundos molares como a resistência (R) (Fig. 4.18). A disposição de E, R e F estabelece um aparelho de alavanca Classe II.

Considerando que, nesse caso em questão, a proporção entre o braço de esforço (E-F) para o braço de resistência (F-R) é de 3:1, a resistência deve ser três vezes o valor do esforço para manter a alavanca em equilíbrio. Desse modo, uma força três vezes maior incide sobre os segundos molares, induzindo tensão sobre os dentes e o periodonto ou induzindo proprioceptivamente uma resposta antagônica nos músculos que movimentam a mandíbula, prevenindo assim uma sobrecarga oclusal aos segundos molares.

Em resumo, a interferência oclusal pode introduzir na oclusão um fulcro que tem a capacidade de conceder vantagem mecânica a uma determinada força, ampliando-a de duas a três vezes. Para registrar a magnitude média das forças aplicadas nessa análise da tensão, usa-se a média de duas vezes e meia (2,5).

### Análise da tensão:
- Magnitude: 2,5 X
- Direção:
- Duração:

Essas forças tendem a deslocar o côndilo de sua cavidade e produzir carga lateral nos dentes (Fig. 4.19). Essa direção da carga é, no mínimo, duas vezes mais patogênica que a das cargas verticais sobre os dentes ou das que tendem a assentar o côndilo em sua fossa.

Para estabelecer o fator direção, multiplica-se o fator magnitude previamente estabelecido em 2,5 pelo fator 2, que representa o aumento da patogenicidade da força lateral aplicada. O produto desses dois fatores é 5.

### Análise da tensão
- Magnitude: 2,5 X
- Direção: x 2 = 5 X
- Duração:

Distúrbios oclusais podem ampliar uma força muscular dada e induzi-la sobre os tecidos do AE de maneira prejudicial, produzindo mudanças na ATM, nos dentes e/ou no periodonto. Alternadamente, as tensões nos tecidos podem proprioceptivamente programar uma resposta muscular recíproca (tensão dinâmica) para inibir a sobrecarga nos tecidos envolvidos (Fig. 4.20).

As **tensões induzidas** nos músculos para manter uma posição mandibular compensadora, adaptativa ou habituada para acomodar um distúrbio oclusal **podem levar ao apertamento dentário**. Pesquisas têm mostrado que, quando há apertamento dentário, os dentes podem ser mantidos em contato oclusal forçado por um longo período (até 4 horas) em uma única noite de sono, enquanto todos os contatos oclusais que ocorrem ao longo do dia como resultado das funções fisiológicas de mastigação, deglutição e fala totalizam aproximadamente 10 minutos.

Para refletir o maior período de tempo em que a tensão é induzida sobre os componentes do AE, multiplica-se o fator previamente estabelecido de 5 por um fator considerado de 4, que representa as funções de apertamento dentário como oponentes aos contatos oclusais intermitentes nas funções fisiológicas.

### Análise da tensão
- Magnitude: 2,5 X
- Direção: x 2 = 5 X
- Duração: x 4 = 20 X

A tensão induzida ao AE no apertamento dentário crônico pode exceder em, no mínimo, 20 vezes o produzido durante as funções fisiológicas de mastigação, deglutição e fala. Se a tensão induzida nos respectivos tecidos alcançar ou exceder esse tempo, duas características individuais do paciente (hospedeiro) devem ser consideradas:

- a suscetibilidade – tendência de sofrer influências ou contrair enfermidades;
- o limiar de tolerância – limite máximo de tolerância do indivíduo (tecidos) aos esforços a partir do qual um estímulo passa a produzir determinada resposta, podendo resultar em mudanças adaptativas e/ou proliferativas ou patológicas na ATM, nos dentes, no periodonto e nos músculos.

Os distúrbios oclusais são percebidos pelos proprioceptores (terminações nervosas sensitivas), especialmente os do periodonto, integrados ao sistema nervoso central (SNC). Esse sistema emite uma reação motora que determina uma hiperatividade dos agentes de defesa do organismo e gera disfunções ou distúrbios do AE.

Mudanças adaptativas induzidas proprioceptivamente pelas forças que tendem a deslocar o côndilo de sua fossa ou sobrecarregar os dentes podem incluir a contração crônica (tensão dinâmica) da porção superior do músculo pterigóideo lateral. Esse músculo puxa o disco articular para a frente, deslocando o côndilo para baixo e estabelecendo um suporte condilar para prevenir a sobrecarga nos dentes.

As forças que tendem a deslocar o côndilo de sua fossa podem proprioceptivamente induzir uma resposta recíproca do feixe médio do músculo temporal, que se contrai cronicamente para evitar o deslocamento do côndilo direito. Nessa situação, dois músculos potentes nos lados opostos da cabeça funcionam em tensão dinâmica, fulcrando a mandíbula sobre o segundo molar.

**Mudanças proliferativas** podem incluir aposição óssea no côndilo e/ou fossa, osteíte condensante da fossa, hipercementose, exostose do osso alveolar, espessamento da lâmina dura e do ligamento periodontal.

**Mudanças patológicas** ou degenerativas induzidas no AE pelos distúrbios oclusais são reconhecidas como distúrbios oclusais ou parafunções e podem incluir dores de cabeça crônicas, distúrbios na ATM (perfuração do menisco, osteoporose da fossa), desgaste prematuro dos dentes, fratura de cúspide, pulpites, dor facial, dor no pescoço e no ombro, espasmos musculares, reabsorção do osso alveolar, reabsorção do rebordo sob a prótese e desarranjo periodontal.

---

**LEMBRETE**

O apertamento dentário pode forçar o contato oclusal dos dentes por até 4 horas. Os demais contatos oclusais decorrentes das funções fisiológicas de mastigação, deglutição e fala totalizam não mais que 10 minutos/dia.

**ATENÇÃO**

O principal sintoma do paciente com distúrbio oclusal pode ser dor de cabeça temporal, frequentemente referida como dor de cabeça de tensão.

# TRATAMENTO DOS DISTÚRBIOS OCLUSAIS

No tratamento, os distúrbios oclusais devem ser diagnosticados, reconhecidos e removidos da oclusão. Quando isso ocorre, como ilustrado na Figura 4.21, a guia lateral esquerda entra em função. Nessa situação, uma força de fechamento aproximada de X no lado esquerdo do paciente será distribuída entre as ATMs direita e esquerda e a guia lateral esquerda. Essa força tende a assentar o côndilo direito do paciente em sua fossa, em vez de deslocá-lo.

As tensões previamente induzidas no músculo temporal direito são aliviadas à medida que sua função não é mais necessária para manter o côndilo em posição. As forças que previamente atuaram sobre o segundo molar direito do paciente e o seu periodonto são aliviadas porque não existem mais forças laterais.

Logo que a guia lateral esquerda entra em função, ela se torna a resistência da alavanca (R); a ação muscular torna-se o esforço (E); e a ATM, o fulcro (F). Assim, a resistência da alavanca é duas vezes maior, enquanto o esforço equivale à metade, assim como a força efetuada pelo músculo sobre as cúspides esquerdas. Essa disposição de R, E e F constitui uma alavanca Classe III; os músculos estão em uma desvantagem mecânica para realizar cargas acentuadas sobre os dentes anteriores.

A eliminação do fulcro do arco transverso sobre os segundos molares direitos com a interferência no balanceio, pelo estabelecimento da guia lateral esquerda, assegura uma vantagem mecânica aos dentes, e os músculos ficam em desvantagem para causar danos ao AE. O dentista pode redirecionar o grau e a direção das forças aplicadas sobre o AE por meio da mudança da localização dos contatos dentários em várias posições mandibulares. Essa redução da tensão pode interceptar o apertamento dentário, reduzindo drasticamente a duração da aplicação das forças e aliviando a tensão sobre os tecidos do AE.

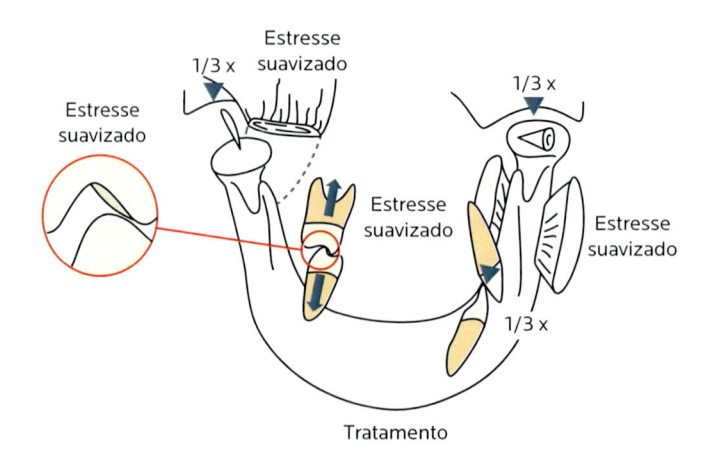

*Figura 4.21 – Tratamento das desordens oclusais com a eliminação do distúrbio oclusal – interferência nos molares.*

## FULCRO ANTEROPOSTERIOR

A Figura 4.22 ilustra uma prematuridade cêntrica sobre os segundos molares direitos. Os côndilos estão RC. Se o paciente apertar os dentes, a mandíbula será deslocada para anterior. Assim, quais serão as possíveis consequências se pressões de apertamento forem aplicadas sobre uma prematuridade cêntrica?

O músculo temporal se insere no processo coronoide, avaliando todas as ações das forças musculares que agem sobre a mandíbula (incluindo masseter, pterigóideo lateral e medial, bucinador) e representando-as por vetor de força simples. Ele será provavelmente posicionado no ponto E, área do primeiro molar.

Pesquisas mostram que as maiores forças de mordida podem ser efetuadas nessa mesma área, e essa aplicação de força poderia resultar em um efeito de fulcro ao redor da prematuridade cêntrica, tendendo a deslocar o côndilo de sua fossa. Além disso, o contato inclinado sobre o segundo molar inferior quando do fechamento mandibular tenderia a deslocar o segundo molar superior distalmente, abrindo o contato proximal mesial. Isso pode levar a impacção alimentar, cárie dental, irritação gengival, formação de bolsa, desgaste prematuro dos dentes, fratura de cúspides e pulpite.

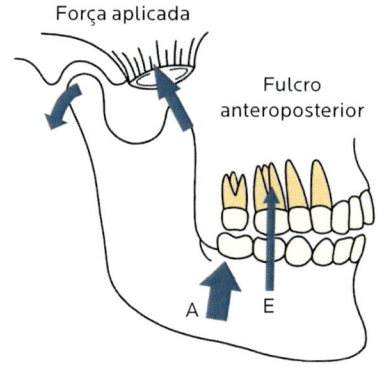

*Figura 4.22 – A, Prematuridade cêntrica sobre os segundos molares direitos. E, esforço.*

A Figura 4.23 ilustra uma prematuridade cêntrica sobre o primeiro pré-molar superior. Nessa situação, a aplicação de força muscular tende a assentar o côndilo na fossa em vez de deslocá-lo.

Supondo que existam bons contatos entre todos os dentes nesse quadrante superior, um deslocamento distal do primeiro pré-molar é resistido pelo grupo de dentes distais a ele, resultando em 13 unidades de suporte. Para deslocar o primeiro pré-molar superior distalmente, a ação de escoramento do segundo pré-molar e do primeiro e segundo molares deve ser superada. Os números dos dentes superiores apresentados na Figura 4.23 representam unidades de suporte de tensão.

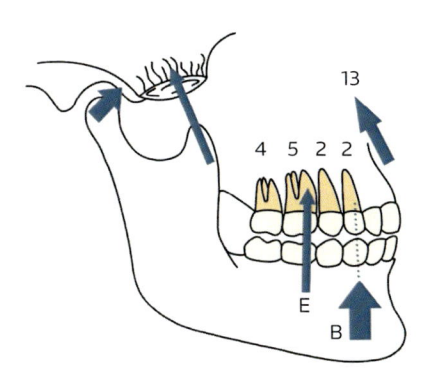

*Figura 4.23 – B, Prematuridade cêntrica sobre o primeiro pré-molar superior. E, esforço.*

Para fazer uma análise comparativa das condições apresentadas nas Figuras 4.22 e 4.23, suponha que o paciente tenha uma dada força muscular. Ao mover anteriormente a alavanca mandibular para a posição B, como ilustrado na Figura 4.23, a força aplicada torna-se menor; movendo a alavanca distalmente para a posição A, essa força torna-se maior.

Se a função muscular está produzindo uma força de quantidade x no ponto B, produzirá uma força de 2x na posição A. Essa força maior de 2x é resistida por somente quatro unidades de suporte de tensão sobre o segundo molar, enquanto uma força menor de x na posição B é resistida por 13 unidades de suporte da tensão (Fig. 4.24).

Para comparar as duas condições, um denominador comum deve ser estabelecido. Para isso, divide-se o 2x da posição A por dois, para resultar em um denominador comum 1x (Fig. 4.25).

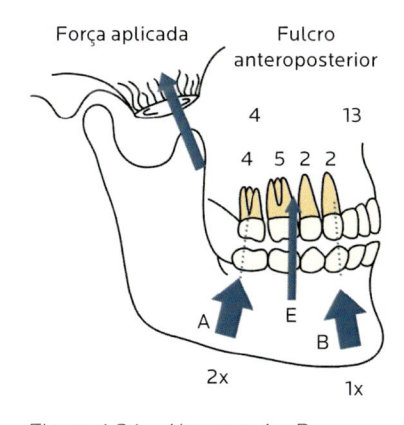

*Figura 4.24 – Alavanca A e B.*

Devem-se também dividir as quatro unidades de suporte na posição A por 2, resultando em duas unidades de suporte de tensão. Dessa

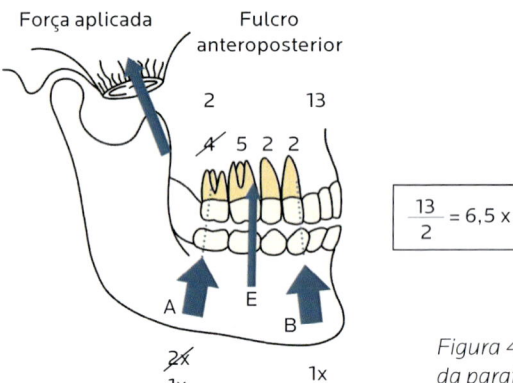

*Figura 4.25 – Potencial patogênico da parafunção.*

maneira (13 por 2), a prematuridade cêntrica sobre o segundo molar é 6,5 vezes potencialmente mais patogênica que a prematuridade sobre o primeiro pré-molar (assumindo-se que não há terceiro molar para apoiar o segundo molar).

Em razão disso, nos procedimentos de exame oclusal, o cirurgião-dentista deve não somente detectar o desvio mandibular que ocorre no fechamento em RC, mas também determinar em quais dentes ocorre o contato prematuro. As prematuridades que produzem deslocamento anterior da mandíbula são potencialmente mais patogênicas sobre os dentes posicionados mais distalmente no arco dental que as prematuridades semelhantes nos dentes posicionados mais anteriormente, supondo que exista contato entre todos os dentes no quadrante em MI.

Sabe-se que o potencial da oclusão de induzir tensão sobre os tecidos do AE induz tensões dinâmicas sobre os músculos que funcionam cronicamente para manter as ATMs em uma posição adaptativa, evitando os distúrbios oclusais. As tensões induzidas pelos distúrbios geram reflexos protetores para evitar danos ao aparelho. Portanto, se as tensões forem suficientemente intensas, podem desenvolver sintomas na musculatura e nas ATMs.

Sabe-se ainda que, quando o apertamento é induzido, as cúspides podem funcionar como fulcro. Esses fulcros têm a capacidade de conferir a uma força muscular dada uma vantagem mecânica que amplia seu efeito sobre os tecidos de maneira prejudicial por longos períodos de tempo. Tanto o fulcro anteroposterior quanto o fulcro transverso do arco podem produzir um distúrbio oclusal, gerando uma oclusão traumática.

Geralmente há mais de um sinal ou sintoma presente nos pacientes com apertamento oclusal. Os sintomas típicos desse distúrbio se manifestam no AE como dor ou desconforto periodontal, hipersensibilidade dentária, dor e/ou hipertonicidade muscular, mobilidade e/ou migração dentária patológica, dor nas ATMs e impacção alimentar, gerando desconforto gengival.

Os pacientes podem relatar esses sintomas como mudança na posição dos dentes, migração patológica do dente incisivo, mudança na mordida, reclamação de impacção alimentar ou dolorimento gengival, rangimento e apertamento noturno dos dentes, dolorimento dos

**LEMBRETE**

Nos procedimentos de exame oclusal, o cirurgião-dentista deve não somente detectar o desvio mandibular que ocorre no fechamento em RC, mas também determinar em quais dentes ocorre o contato prematuro.

**ATENÇÃO**

Em alguns pacientes com apertamento, os sintomas de distúrbio oclusal podem também se desenvolver nos dentes e no periodonto.

**LEMBRETE**

A observação da presença de sinais e sintomas de distúrbios oclusais durante a anamnese e o exame do paciente fornece importantes meios para se chegar a um diagnóstico.

dentes e músculos ao acordar, irregularidade do movimento e travamento da ATM. Todos esses sintomas indicam que problemas relacionados à oclusal podem estar presentes.

Os sinais do trauma oclusal são mobilidade dental, padrões atípicos de desgaste dental, migração patológica dos dentes, hipertonicidade dos músculos da mastigação, formação de abscesso periodontais, ulceração gengival e mudanças na ATM.

Uma série completa de radiografias periapicais da boca fornece meios para a análise dos tecidos duros do periodonto. O trauma oclusal compromete mais que uma área ou um dente. Os sinais radiográficos do distúrbio oclusal envolvem mais comumente a lâmina dura e o espaço da membrana periodontal, mas podem também envolver hipercementose, densidade maior do osso alveolar, calcificação pulpar e fratura dental.

Após um diagnóstico desses distúrbios, o exame das características da oclusão do paciente ajudará na definição do tratamento apropriado, não esquecendo dos já comentados objetivos da reabilitação oral.

## RESUMINDO

A Tabela 4.1 apresenta uma comparação das características dos pacientes em função e em disfunção. A partir desses dados, e considerando o limiar de tolerância e a suscetibilidade dos pacientes, as disfunções temporomandibulares (DTMs) geradas ao AE se manifestam em distintos grupos de pacientes, como é apresentado no Quadro 4.1.

TABELA 4.1 – **Esquema comparativo das características dos pacientes em função (fisiologia) e em disfunção ou parafunção (não fisiológico)**

| Fator | Função | Parafunção |
| --- | --- | --- |
| Duração dos contatos dentários | Curtos e intermitentes | Prolongados |
| Duração dos contatos dentários em 24 h | De 4 a 10 min | 4h |
| Magnitude da força aplicada | 9 a 18 kg/pol$^2$ | Acima de 165 kg/pol$^2$ |
| Direção da força aplicada | Vertical (aceitável) | Horizontal/lateral (injuriante) |
| Alavanca | Classe III (às vezes Classe II) | Classe II ou I |
| Contração muscular | Isotônica | Isométrica |
| Influência ou proteção proprioceptiva | Arco adaptável; o reflexo condicionado evita a interferência dentária. | Arco esquelético; mecanismo de proteção neuromuscular ausente |
| Posição de fechamento mandibular | Oclusão em relação cêntrica | Excêntrica |
| Efeito patológico | Nenhum ou mínimo | Ocorrem mudanças patológicas variáveis de acordo com cada paciente. |

**QUADRO 4.1** – **Classificação dos pacientes de acordo com a disfunção**

| | |
|---|---|
| Grupo I | Disfunção neuromuscular (distúrbio mandibular) (ver Cap. 5) |
| Grupo II | Disfunção temporomandibular (distúrbios temporomandibulares) (ver Cap. 6) |
| Grupo III | Disfunção dentária (lesões não cariosa das estruturas dentária) (ver Cap. 7) |
| Grupo IV | Disfunção periodontal (mobilidade dental ou migração patológica dos dentes) |
| Grupo V | Ausência de disfunção (acomodação) |

## CURIOSIDADES

O Quadro 4.2 apresenta algumas das terminologias usadas ao longo da história por vários autores para se referirem aos distúrbios funcionais do AE.

**QUADRO 4.2** – **Terminologias usadas na descrição dos distúrbios funcionais do AE**

| Cronologia | Terminologia |
|---|---|
| 1934 | "Síndrome de Costen", Costen, J. B. |
| 1959 | "Síndrome da disfunção da articulação temporomandibular", Shore N. A. |
| 1959 | "Síndrome da dor-disfunção temporomandibular", Schwartz, L. |
| 1964 | "Síndrome da disfunção com dor", Voss, R. |
| 1969 | "Síndrome da dor-disfunção miofacial", Laskin, O. M. |
| 1971 | "Distúrbios funcionais da articulação temporomandibular", Ramfjord, S. P., Ash, M. M. |
| 1971 | "Distúrbios oclusomandibulares", Gerber, A. |
| 1971 | "Mioartropatia da articulação temporomandibular", Graber, G. |
| 1980 | "Distúrbios craniomandibulares", McNeill, C. |
| 1982 | "Distúrbios temporomandibulares", Bell, W. Z. |
| 1992 | "Distúrbios temporomandibulares", Laskin, D., ADA. 1983. Okeson, J. P. |

# 5

# Distúrbios neuromusculares

*ALFREDO JULIO FERNANDES NETO*
*PAULO CÉZAR SIMAMOTO JUNIOR*
*FLÁVIO DOMINGUES DAS NEVES*

Na presença de distúrbios oclusais, os pacientes suscetíveis a distúrbios neuromuscular (DNM), também denominada de síndrome da dor-disfunção miofascial, apresentarão distúrbio mandibular.

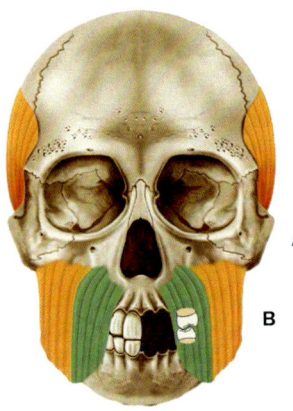

### OBJETIVOS DE APRENDIZAGEM

- Caracterizar a síndrome da dor-disfunção miofascial
- Identificar os diferentes distúrbios musculares
- Conhecer a fisiopatologia neuromuscular
- Orientar o diagnóstico das disfunções neuromusculares

*Figura 5.1 – Representação esquemática de como um distúrbio oclusal pode envolver todos os músculos do aparelho estomatognático (AE). (A) Côndilo não posicionado na fossa mandibular. (B) Musculatura sob estresse.*

## SÍNDROME DA DOR--DISFUNÇÃO MIOFASCIAL

A síndrome da dor-disfunção miofascial (SDDM) abrange uma variedade de problemas, entre eles os distúrbios das articulações temporomandibulares (ATMs), sejam intra ou extra-articulares. Segundo Mikhail e Rosen,[1] a SDDM é conhecida como o denominador comum dos distúrbios temporomandibulares.

### LEMBRETE

A síndrome da dor miofascial é a causa mais comum de dor musculoesquelética. Acomete músculos, tecido conectivo e fáscias, principalmente na região cervical, cintura escapular e lombar.[2]

## HISTÓRICO

Em 1918, Prentiss[3] reconheceu que a perda dos molares e pré-molares promovia movimentos condilares distais que resultavam em pressão direta na tuba auditiva, nas estruturas adjacentes e no nervo auriculotemporal. O autor concluiu que o colapso vertical da oclusão era responsável pela síndrome da disfunção articular, o que resultou na teoria do deslocamento mecânico.

Wright,[4] em 1920, afirmou que a retrusão do côndilo poderia causar reabsorção da membrana timpânica, constrição dos canais e irritação das estruturas timpânicas (artéria timpânica e nervo corda do tímpano), causando perda parcial ou total da audição. Em 1921 e 1925, Brown[5] e McCrane,[6] respectivamente, reforçaram a teoria segundo a qual a perda da audição era resultado do deslocamento posterior dos côndilos comprimindo a tuba auditiva.

Em 1934, Costen,[7] otorrinolaringologista norte-americano, publicou uma teoria segundo a qual a perda dentária posterior causaria sobre fechamento mandibular, resultando em pressão dos côndilos sobre as estruturas retrocondilares. Essa pressão, principalmente sobre os vasos e nervos auriculotemporais e o meato acústico externo, resultaria em sintomas como diminuição da audição, zumbidos, dor dentro e ao redor da região auricular e tonturas. Tais sintomas são identificados como síndrome de Costen. Em 1936, Costen[8] acrescentou os seguintes sintomas à síndrome original: herpes, glossodinia, neuralgia glossofaríngea e trismo.

Com relação aos sintomas do tímpano, Sicher[9] acreditava que os nervos timpânicos estavam protegidos pelas fissuras pterigotimpânicas, sendo a fratura dos ossos adjacentes a única maneira de irritar tais nervos, motivo que levou o autor a questionar a síndrome de Costen.

A teoria proposta por Costen, embora apoiada por muitos autores, foi então contestada por outros. Zimmerman,[10] em 1951, escreveu: "É evidente que, do ponto de vista anatômico e funcional, apenas um grupo de sintomas da síndrome da sobremordida de Costen têm uma base de fatos aceitáveis: neuralgia trigeminal e occipital. Todos os outros sintomas são questionáveis".

Schwartz[11] considerou as anormalidades oclusais apenas como fatores contribuintes ao desenvolvimento da síndrome da dor--disfunção. Ele percebeu que tanto as predisposições psicológicas quanto as fisiológicas eram mais importantes que os fatores precipitadores por si só. De acordo com seu estudo, a síndrome da dor-disfunção miofascial aparece primeiramente em pacientes com predisposição, em razão de seu temperamento, como resultado de estiramentos musculares (súbitos ou prolongados) ou mudanças proprioceptivas, seguidos de rápidas ou extensas mudanças na oclusão.

Em 1969, Laskin[12] propôs a revisão da síndrome da dor-disfunção da ATM de Schwartz:

Embora os fatores mecânicos relacionados à oclusão possam algumas vezes causar essa condição por produzirem superextensão ou supercontração muscular, nossas investigações indicam que a fadiga muscular é a causa mais frequentemente encontrada de tal espasmo. Essa fadiga aparece predominantemente relacionada a hábitos orais psicologicamente motivados, persistentes e aliviadores de tensão. Assim, temos a síndrome da dor-disfunção da ATM considerada essencialmente como doença funcional psicofisiológica com mudanças orgânicas, a qual pode ser notada secundariamente nos dentes e articulações. Para salientar o papel desempenhado pelos músculos, é sugerido o termo "síndrome da dor-disfunção miofascial" como mais apropriado para descrever a condição.

Laskin[12] acreditava que o espasmo dos músculos mastigatórios seria o fator responsável pelos sinais e sintomas da síndrome da dor-disfunção. Já segundo Weinberg,[13] o problema não é decidir qual fator único causou o sintoma, mas entender a inter-relação dos muitos fatores que atuam simultaneamente.

Para Mikhail e Rosen,[1] os espasmos musculares podem ser iniciados de três maneiras: sobre-extensão, sobrecontração e fadiga muscular. Restaurações dentárias e próteses fixas ou removíveis que interferem no espaço intermaxilar são exemplos de alguns fatores que podem causar uma sobre-extensão muscular. A sobrecontração, por sua vez, pode ser causada por fatores como uma sobremordida advinda de uma perda dentária bilateral.

Ramfjord e Ash[14] notaram que discrepâncias oclusais associadas a fatores psicológicos podem originar ações musculares anormais, e o fator-chave da adaptação do indivíduo aos distúrbios oclusais é determinado pelo seu estado psicológico. Pode-se observar, após este breve histórico, o quão complexo é o assunto.

**LEMBRETE**

A síndrome da dor-disfunção miofascial tem uma etiologia multifatorial, e o profissional precisa estar atento a suas características.

## DISTÚRBIOS MUSCULARES

De acordo com Bell,[15] "dores de origem muscular são as mais frequentes causa de desconforto na cabeça e no pescoço". Como a dor de dente é a causa mais constante das dores orais, o autor afirmou que "uma boa regra a ser seguida no diagnóstico das dores na face e na boca é, inicialmente, considerar que a dor é dental até que se prove o contrário e então, muscular até que se prove o contrário".

As dores musculares frequentemente causam contração e inatividade muscular. Além disso, são de difícil localização pelo paciente, pois o local e a fonte da dor podem ser diferentes. A dor muscular pode ser classificada, em relação à duração, em aguda e crônica. A dor aguda pode ser dividida em contratura, mioespasmo e miosite.

A dor crônica é conhecida como aquela que persiste após a passagem do tempo normal de cicatrização. A Associação Internacional de Estudo da Dor (IASP) reconhece o prazo de 3 meses como o mais conveniente ponto de diferenciação entre dor aguda e crônica, associada aos pontos-gatilho (*trigger points*). Okeson[16] divide os ditúrbios musculares nos seguintes grupos, detalhados a seguir:

- contratura muscular protetora;
- mioespasmo (espasmo muscular);
- miosite;
- dor miofascial de pontos álgicos.

## CONTRATURA MUSCULAR PROTETORA

Frost[17] definiu esse tipo de contratura como um reflexo protetor pelo qual os músculos esqueléticos se tornam hipertônicos e dolorosos quando contraídos. Para Bell,[15] essa é uma condição hipertônica involuntária induzida pelo sistema nervoso central (SNC). Neste segundo caso, de acordo com Okeson,[18] todos os músculos são mantidos em um estado de moderada contração, que persiste sem fadiga em razão de alternados movimentos de contração e relaxamento das fibras musculares, mantendo o comprimento muscular inalterado e resistindo a qualquer alongamento súbito.

McNeill[19] e Pertes e Gross[20] relataram que, após a anamnese, observa-se um evento de alteração das estruturas do aparelho mastigatório, como lesão causada por injeção anestésica ou abertura ampla decorrente de tratamento dental prolongado. A contratura muscular é a resposta imediata a impulsos alterados e, dessa forma, está intimamente relacionada ao evento que a causou. Sua duração normalmente é de poucos dias, podendo evoluir para o mioespasmo.

Arlen[21] e Shafer e colaboradores[22] relataram a associação entre o espasmo da musculatura mastigatória e estruturas próximas, causando espasmos dos músculos tensores do véu palatino e do tímpano. Tais espasmos ocorrem pela proximidade anatomofuncional e pela inervação, causando sensação de "enchimento" em um ou em ambos os ouvidos, vertigem, desequilíbrio oclusal e artrite degenerativa. Okeson[16] sugeriu como tratamento a remoção dos fatores etiológicos e a utilização de terapia de suporte, instruindo o paciente a restringir o uso da mandíbula dentro do limite indolor, consumir dieta pastosa, usar analgésico por curto período e fazer terapia de relaxamento muscular simples.

### MIOESPASMO (ESPASMO MUSCULAR)

Bell[15] definiu o mioespasmo como contrações musculares involuntárias induzidas pelo SNC. Já Okeson[16] acrescentou que ele se diferencia da contratura pelo fato de o SNC recrutar unidades motoras para contrações contínuas. Geralmente aparece em uma destas formas: contratura muscular não tratada em tempo hábil, aumento do nível de estresse emocional (levando a hiperatividade muscular) e qualquer forma de dor constante e profunda (que, por meio dos efeitos excitatórios centrais, causa espasmo nos músculos faciais e do pescoço).

Para Okeson,[18] McNeill,[19] Pertes e Gross,[20] e Kraus,[23] o espasmo muscular é o distúrbio agudo de um músculo ou grupo de músculos manifestado por meio de contração muscular tônica repentina involuntária, causando dor e limitação na amplitude dos movimentos. Tal distúrbio é conhecido como trismo agudo e caracteriza-se por uma contração muscular contínua (fasciculação), apresentando tremores na superfície muscular.

Na anamnese, é comum a queixa de mialgia decorrente de algum evento que alterou a estrutura e teve como consequência contratura muscular idêntica à citada, só que perpetuada por mais tempo. A dor se caracteriza pelo aumento em função, podendo diminuir e até desaparecer quando o músculo estiver em repouso. Devido ao encurtamento do músculo, o alongamento completo não pode ser facilmente alcançado, gerando limitação na abertura bucal.

Okeson[16] sugere que o tratamento deve ser direcionado ao SNC no sentido de diminuir os impulsos, pois não há nada de errado com o tecido muscular propriamente dito. Deve-se então restringir o movimento mandibular aos sintomas indolores, estimular os proprioceptores pelo uso normal (evitando a sobrecarga muscular), manter os dentes separados com uso de aparelho oclusal (no caso de bruxismo noturno) e utilizar analgésicos, injeções anestésicas ou procedimentos para relaxamento muscular. Como terapia de suporte, pode ser utilizada fisioterapia com calor e *spray* anestésico de vapor gelado, calor úmido sobre o músculo em espasmo (pode ajudar a relaxar e aumentar o fluxo sanguíneo), massagem suave, estimulação eletrogalvânica e ultrassom.

## *MIOSITE*

McNeill[19] e Pertes e Gross[20] definiram a miosite como uma inflamação muscular resultante de causa local, por traumas externos provocados por acidentes automobilísticos, domésticos ou esportivos, por tensão muscular prolongada e por infecções provenientes de abscessos dentários.

Okeson[16] a definiu como uma inflamação local dos tecidos musculares, que pode ser resultado de mioespasmo prolongado, com características de duração de algumas semanas, e apresentando-se de forma constante, o que geraria inflamação nas estruturas adjacentes ou infecção disseminada.

Na miosite, os músculos ficam extremamente dolorosos à palpação, de forma prolongada. Assim, o tratamento começa com a consciência de que há um problema local definitivo dentro do próprio músculo, não induzido pelo SNC. Por esse motivo, a miosite leva mais tempo para ocorrer e mais tempo para ser tratada. Deve-se fazer restrição dos movimentos mandibulares aos limites indolores, evitar sobrecargas e utilizar como alimentação a forma pastosa ou líquida.

**PROCEDIMENTO:** Para manter os dentes separados, a utilização de placa para relaxamento muscular é indicada, assim como

**LEMBRETE**

A miosite leva a mialgia mesmo quando o músculo está em repouso, o que resulta na exacerbação da dor quando em função.

**ATENÇÃO**

Em casos de miosite, como o músculo está inflamado, devem-se evitar injeções analgésicas ou anestésicas, para que a agulha não traumatize as estruturas locais.

medicação anti-inflamatória não esteroide por 3 semanas. Pode-se utilizar como terapia de suporte exercício isométrico para aumento da força muscular, após serem resolvidos os sintomas agudos. Alongamento passivo também é útil. Aparelhos como ultrassom e utilização de calor úmido são recomendáveis.

## DOR MIOFASCIAL DE PONTOS ÁLGICOS – (TRIGGER-POINTS OU PONTOS-GATILHO)

**Pontos-gatilho**
Pontos específicos de sensibilidade em uma musculatura tensa, na presença de contração muscular local, em resposta a estímulo mecânico na região.

Embora a fisiopatologia não esteja bem esclarecida, para Reeves e colaboradores,[24] os pontos-gatilho miofasciais podem ser caracterizados clinicamente como pontos específicos de sensibilidade em uma musculatura tensa, na presença de contração muscular local, em resposta a estímulo mecânico na região.

Segundo Okeson,[16] para a caracterização desse tipo de dor miofascial, são necessários os seguintes requisitos:

- presença de uma fonte de dor profunda constante (podendo criar pontos álgicos não somente na fonte, mas também a distância);
- aumento do nível de estresse emocional (que pode iniciar ou ativar os pontos-gatilho);
- sobrecarga muscular (com um estiramento súbito como o que ocorre durante um acidente automobilístico ou a fratura de um osso, induzindo a pontos de dor).

Esse autor relata ainda uma categoria espontânea, em que qualquer fator pode iniciar a dor miofascial com ponto álgico (p. ex., deficiência de vitamina B).

Solberg[25] definiu esse tipo de dor como proveniente de áreas hipersensíveis nos tecidos musculares, as quais tendem a refletir a dor e o espasmo a distância por meio de efeitos excitatórios centrais, sendo considerado um dos fatores contribuintes para a dor na região da cabeça e do pescoço.

Na anamnese há o relato de sintomas associados aos efeitos excitatórios centrais, e não à origem da dor (p. ex., dor de cabeça decorrente de uma lesão sofrida em acidente de carro). A palpação muscular revela a localização de pontos álgicos dentro dos músculos envolvidos. Aplicando pressão nesses pontos, ocorre a exacerbação da dor no lado refletido.

**LEMBRETE**
A utilização de modalidades fisioterapêuticas como ultrassom e estimulação eletrogalvânica pode ser efetiva na eliminação dos pontos-gatilho.

O tratamento consiste em alongamento do ponto álgico, por meio do uso de *spray* anestésico de vapor gelado na camada superficial do tecido muscular afetado e do alongamento do músculo. O ultrassom atua produzindo calor e relaxando localmente o músculo, e a estimulação eletrogalvânica pulsa ritmicamente os músculos a níveis de fadiga, relaxando-os.

Injeções analgésicas nos pontos álgicos eliminam imediatamente uma dor reflexa. Como suporte terapêutico, devem-se ministrar suplementos vitamínicos. Além disso, exercícios regulares e postura adequada deverão ser recomendados.

Autores como Kraus[23] e Pertes e Gross[20] sugerem manobras como exercícios, injeções, *spray* congelante e estiramento muscular, estimulação nervosa elétrica e transcutânea (TENS), *biofeedback*, correção postural, terapêutica medicamentosa e controle dos fatores perpetuadores do distúrbio muscular.

Pacientes com espasmo muscular apresentam como queixa principal dor nos músculos elevadores, resultando em espasmo e no consequente aumento da pressão interarticular. Caso haja associação com hiperatividade do feixe superior do músculo pterigóideo lateral, isso poderá ainda levar a distúrbio no disco articular. De maneira semelhante, pacientes com interferência no disco articular, além da dor, podem ter contratura muscular na tentativa de prevenir os movimentos dolorosos. Se essa contratura for prolongada, pode resultar em espasmo. Nesse caso, o distúrbio de interferência do disco ocasiona o distúrbio muscular, o que demonstra haver relação entre os vários distúrbios mandibulares levados a diagnósticos e tratamentos muito difíceis.

> **ATENÇÃO**
>
> O tratamento inicial deve ser o mais conservador possível, não invasivo e reversível. Após serem tentadas todas as terapias sem nenhum resultado de melhora para o paciente, a intervenção cirúrgica pode ser considerada.

## FISIOPATOLOGIA NEUROMUSCULAR

É o colapso da fisiologia nervosa e muscular que promove alteração no metabolismo dos tecidos. Com a alteração no metabolismo dos músculos, ocorrerá na contração muscular isométrica o aumento da tonicidade das fibras musculares, levando à compressão dos vasos e promovendo imigração sanguínea. Da mesma forma, a drenagem linfática deficiente permite grande acúmulo de toxinas e ácido lático que gera inflamação muscular local (miosite), manifestada por meio de estímulo doloroso (mialgia) e da integração ao SNC. Nas miosites, observam-se circulação sanguínea deficiente, difícil eliminação de toxinas e hipertonicidade (espasmo muscular, espasticidade).

> **Hipertonicidade muscular**
>
> Decorre da superprodução de impulsos motores que mantêm as fibras musculares praticamente em contração constante. Manifesta-se pela contração sustentada, geralmente inconsciente, de todas as fibras do músculo, podendo levar a fadiga e dor.

## DISTÚRBIO NEUROMUSCULAR

O distúrbio neuromuscular (DNM) consiste no colapso do AE, do qual participam distúrbios oclusais, fatores psíquicos ou emocionais, SNC e hipertonicidade muscular. Todos esses aspectos determinam a formação do círculo vicioso patogênico no núcleo mesencefálico do nervo trigêmeo, gerando reações motoras específicas conduzidas pelos neurônios eferentes até o órgão executor. Com a repetição constante dessa situação, sinapses entre os neurônios aferentes e eferentes (o córtex cerebral não participa mais) ocorrem de forma automática e inconsciente no nível do núcleo mesencefálico do nervo trigêmeo (Fig. 5.2).

> **LEMBRETE**
>
> O círculo vicioso patogênico que se forma no núcleo mesencefálico do nervo trigêmeo decorre de estímulos específicos captados pelos proprioceptores do ligamento periodontal, que são conduzidos pelos neurônios aferentes até a integração no SNC.

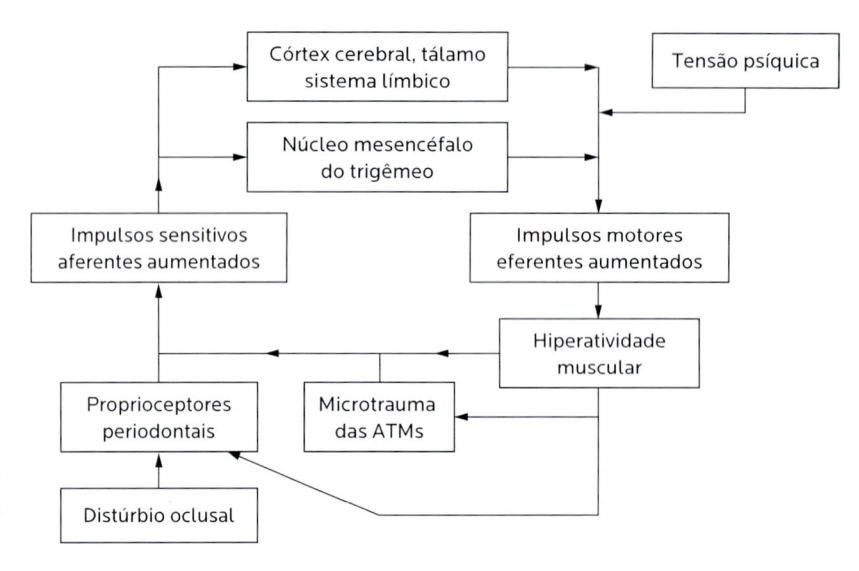

*Figura 5.2 – Representação esquemática do círculo vicioso patogênico.*

*Figura 5.3 – (A) Representação esquemática de contato prematuro deflectivo no fechamento mandibular, entre a aresta longitudinal distal da cúspide vestibulodistal do dente 46 e a aresta longitudinal mesial da cúspide vestibulodistal do dente 16, que provocará deslize mandibular para anterior. (B) Representação esquemática do deslize mandibular para anterior e o comprometimento muscular.*

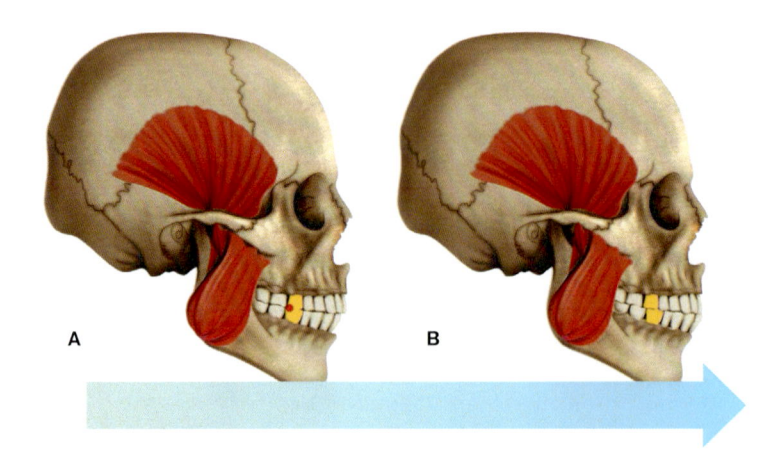

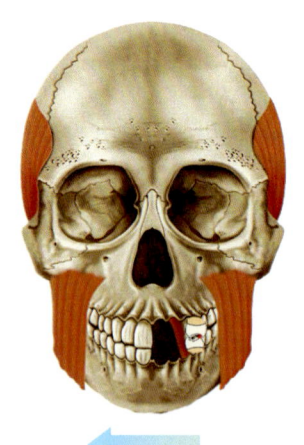

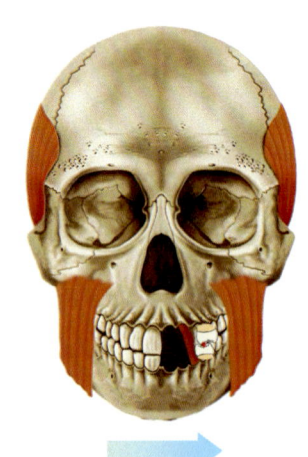

*Figura 5.4 – Representação esquemática de contato prematuro deflectivo no fechamento mandibular, entre a vertente triturante de uma cúspide funcional e a vertente lisa de uma cúspide não funcional, provocando deslize mandibular em direção à linha média.*

*Figura 5.5 – Representação esquemática de contato prematuro deflectivo no fechamento mandibular, entre a vertente triturante de uma cúspide funcional e a vertente triturante de outra cúspide funcional, provocando deslize mandibular em direção contrária à linha média.*

# DIAGNÓSTICO DIFERENCIAL

O diagnóstico diferencial das disfunções neuromusculares relacionadas aos distúrbios oclusais é estabelecido em três etapas consecutivas, detalhadas a seguir:

- reposicionamento mandibular;
- palpação muscular;
- uso do *front-plateau*.

## REPOSICIONAMENTO MANDIBULAR

O reposicionamento mandibular em relação cêntrica (RC), por meio da manipulação mandibular, é a primeira etapa do diagnóstico diferencial do distúrbio neuromuscular. Só haverá conforto neuromuscular quando a mandíbula estiver estável em oclusão em relação cêntrica (ORC), ou seja, quando coincidir a oclusão dos dentes posteriores antagônicos, máxima intercuspidação (MI) com a estabilidade dos côndilos na fossa mandibular do osso temporal (RC). Na presença de algum distúrbio oclusal, haverá desestabilização dos côndilos, bastando para tanto reposicioná-los para detectar os possíveis distúrbios oclusais e seus efeitos.

Para facilitar o reposicionamento mandibular, deve-se confeccionar o dispositivo denominado JIG, descrito por Vitor O. Lúcia, que tem como funções inibir os contatos dentários posteriores e promover o relaxamento dos músculos da mastigação. Outros dispositivos, tais como rolo de algodão, dispositivo *leaf gage* de Long Jr. e outros podem ser utilizados com o mesmo fim, porém o JIG oferece maior segurança.

### CONFECÇÃO DO JIG

Material e instrumental utilizado: lâmina de papel alumínio, vaselina, resina acrílica ativada quimicamente (RAAQ), pedra montada ou broca para desgastar a RAAQ, frasco Dappen, fita marcadora para ajuste, pinça de Miller e lápis ou lapiseira de ponta fina.

### TÉCNICA DE CONFECÇÃO

Adapta-se a lâmina de papel alumínio sobre os incisivos centrais superiores a fim de isolar os espaços interdentais do contato com a resina (Fig. 5.6). Manipula-se o pó e o líquido da RAAQ em pote Dappen. Durante sua fase plástica, a resina é modelada em forma de cilindro e adaptada sobre o papel alumínio. A seguir, ela é posicionada sobre os dentes estendendo de vestibular para palatina dos incisivos, apresentando na face palatina forma de cunha.

Quando a resina começar a aquecer pela exotermia de presa, deve-se removê-la da boca do paciente e deixar que conclua a polimerização em água fria. Após a presa final, deve-se lavá-la, secá-la e remover o papel alumínio, reposicionando-a sobre os dentes para conferir

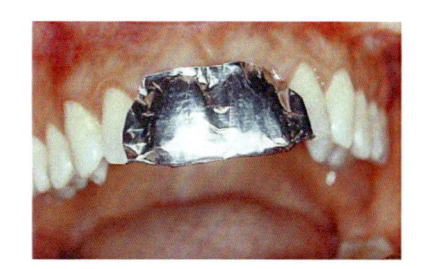

*Figura 5.6 – Lâmina de papel alumínio sobre os incisivos superiores.*

exatidão e retenção. Caso isso não ocorra, é necessário repetir o procedimento. Em seguida, solicita-se ao paciente que feche a boca e verifique se há somente um incisivo inferior em contato com o vértice da cunha palatina do JIG, proporcionando desoclusão máxima de 1 mm entre os dentes posteriores (Figs. 5.7 e 5.8).

Caso isso não ocorra, utilize a pedra montada ou a broca de aço para eliminar o excesso de resina, de forma que o JIG apresente em sua face palatina dois planos inclinados (um para a direita e outro para a esquerda), formando um vértice (inclinado de incisal para palatina) (Fig. 5.9).

Nesse vértice ocorre o contato do incisivo inferior, promovendo a desoclusão mínima (1 mm) entre os dentes posteriores (Fig. 5.10).

O paciente deve usar o JIG por aproximadamente 5 minutos. Após esse tempo, ocorre a perda da memória proprioceptiva dos dentes interferentes, promovendo o relaxamento muscular e facilitando a manipulação mandibular.

## MANIPULAÇÃO MANDIBULAR

Existem duas técnicas de manipulação mandibular para obtenção da RC: técnica frontal de Ramfjord e técnica bilateral de Dawson. O importante não é a técnica empregada, mas a precisão obtida, que poderá ser confirmada pela reprodução da manipulação e da marcação repetitiva do ponto de contato do incisivo inferior sobre o JIG (com uma fita marcadora para ajuste) ou pela reprodução de qualquer outro contato de referência.

Qualquer que seja a técnica de manipulação utilizada, esta deverá ser executada com delicadeza, para estimular o relaxamento neuromuscular, e com firmeza, para verificar a manutenção do conjunto côndilo-disco na posição obtida. O paciente deve estar sentado com o encosto da cadeira bem inclinado (posição supina), e o mento deve estar dirigido para cima, o que evita a protrusão da mandíbula.

## TÉCNICA FRONTAL DE RAMFJORD

Entre as posições de referência mandibular, a posição de retrusão (por se tratar de uma posição bordejante) é estável e reproduzível e, portanto, mais fácil de ser registrada que as posições intrabordejantes.

> **ATENÇÃO**
>
> Após o uso, o JIG deve ser mantido em recipiente úmido, para ser novamente utilizado durante a montagem dos modelos de estudo do paciente em articulador semiajustável (ASA), com o objetivo de realizar a análise oclusal funcional.

> **LEMBRETE**
>
> As duas técnicas empregadas para a obtenção da RC são a técnica frontal de Ramfjord e a técnica bilateral de Dawson.

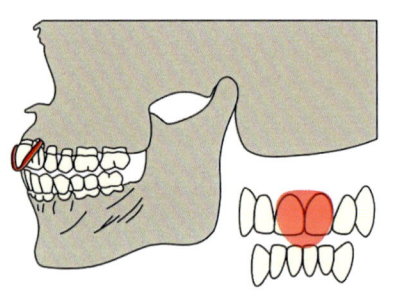

*Figura 5.7 – Oclusão no JIG com desoclusão dos dentes posteriores de aproximadamente 1 mm.*

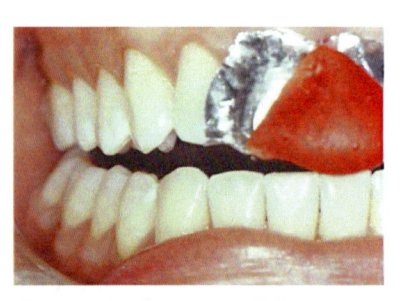

*Figura 5.8 – Oclusão no JIG com desoclusão dos dentes posteriores de aproximadamente 1 mm.*

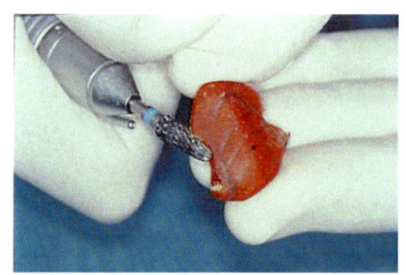

*Figura 5.9 – Desgaste dos excessos para formar os planos inclinados.*

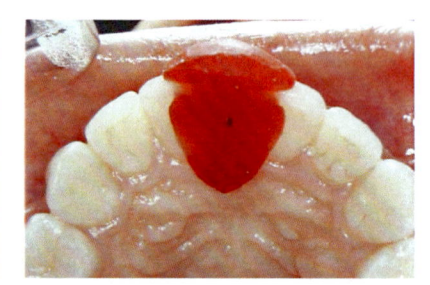

*Figura 5.10 – "JIG" concluído. Observar o vértice onde ocorrerá o contato.*

Após o posicionamento do paciente na cadeira, com o uso de JIG ou outro dispositivo de escolha, apoia-se o dedo polegar frontal e cervicalmente na face vestibular anterior da mandíbula, na região de gengiva inserida, e o dedo indicador sob o mento. Em seguida, orienta-se o paciente a deixar a mandíbula "relaxada" e, a partir da abertura mínima, colocar a língua contra a porção posterior do palato duro (simulando a deglutição), guiando a mandíbula no arco de fechamento repetidas vezes, até que os côndilos se assentem na posição de RC (Fig. 5.11).

## TÉCNICA BILATERAL DE DAWSON

Após o posicionamento do paciente (na cadeira em supino), com o uso de JIG ou outro dispositivo de escolha, sua cabeça é estabilizada firmemente entre o antebraço e a caixa torácica do operador, trabalhando na posição de "11 horas" (Fig. 5.12).

O operador então apoia os quatro dedos de cada mão sob a borda inferior da mandíbula, ficando os dedos mínimos exatamente sobre o ângulo da mandíbula e os polegares na sínfise mandibular, como se fossem erguer a cabeça do paciente. Nenhuma pressão é aplicada nesse momento. A posição da mão deve ser confortável para ambos, paciente e operador.

Em seguida, com manipulação suave, a mandíbula é levada a fazer lentamente um movimento de dobradiça (abertura e fechamento). Em geral, se nenhuma pressão for aplicada, a mandíbula desliza automaticamente até a RC (Fig. 5.13).

Os músculos contraídos são estirados pela pressão e respondem com maior contração muscular (reação reflexa de estiramento). Deve-se, portanto, trabalhar com movimentos lentos de abertura e fechamento, pois qualquer pressão ou movimento rápido pode estimular os músculos posicionadores a contraírem-se, o que tornará extremamente difícil posicionar os côndilos em RC.

No ato de manipulação da mandíbula, um arco de abertura de 1 a 2 mm é suficiente, e não deve haver contato dos dentes. Se o paciente resistir à manipulação suave, segurando a mandíbula em protrusão, o operador deve posicionar as mãos delicadamente e pedir ao paciente

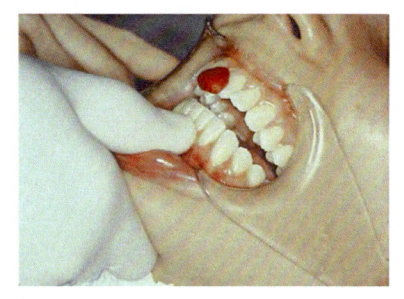

*Figura 5.11 – Representação esquemática da manipulação mandibular frontal (plano sagital).*

**LEMBRETE**

O propósito principal da manipulação mandibular bilateral é desativar os músculos e deixar os côndilos irem para o local em que fisiologicamente devem estar: estáveis e assentados em suas fossas.

**LEMBRETE**

Ao sentir a mandíbula basculando livremente e os côndilos parecendo estar completamente assentados em suas fossas, a mandíbula estará em RC. A posição de RC deve sempre ser verificada pela sua reprodutividade.

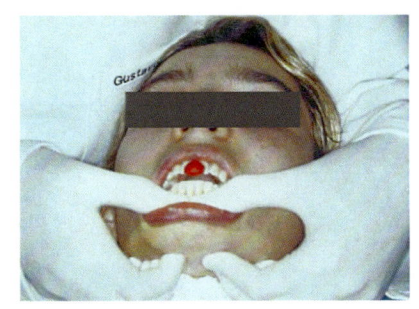

*Figura 5.12 – Manipulação mandibular bilateral (plano frontal).*

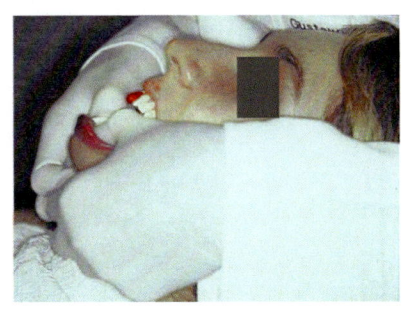

*Figura 5.13 – Representação esquemática da manipulação mandibular bilateral (plano sagital).*

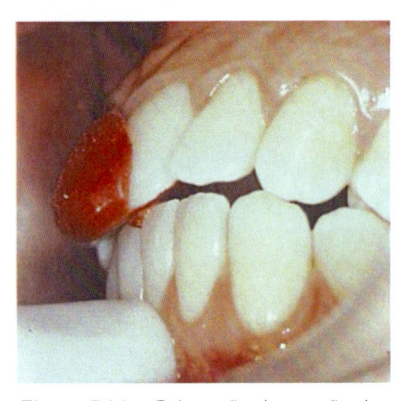

*Figura 5.14 – Colocação da porção de resina acrílica pela técnica do pincel, exatamente sobre a marca deixada pelo contato. Fechar a mandibular sobre a marca.*

para abrir e fechar a boca. No ponto em que a ação de fechamento começar a ocorrer, a mandíbula em geral se retrui automaticamente.

Depois de obtida a posição de RC, coloca-se uma porção de resina acrílica pela técnica do pincel exatamente sobre a marca deixada pelo contato (Fig. 5.14) e manipula-se a mandíbula para fechar sobre a marca, fazendo uma endentação na face palatina do JIG de resina que garantirá a exatidão do registro em RC.

A seguir, remova o JIG e observe se há ou não presença de contato prematuro que impeça o correto e estável fechamento da mandíbula em ORC ou contato deflectivo, que desliza a mandíbula de seu fechamento estável em ORC. Se forem observados esses contatos ou qualquer outro distúrbio oclusal, deve-se dar prosseguimento ao exame do paciente com a palpação dos possíveis músculos alterados por esses distúrbios.

## PALPAÇÃO MUSCULAR

**LEMBRETE**

Para observar todos os dados oferecidos pela palpação muscular, é fundamental que o examinador tenha pleno conhecimento sobre a origem, a inserção, a trajetória e as funções dos músculos.

A palpação dos músculos do AE é a segunda etapa do diagnóstico diferencial do distúrbio neuromuscular. Nela são localizados os músculos em disfunção, o que permitirá apontar e distinguir o desconforto provocado aos pacientes por distúrbios oclusais de outros, como arterite temporal, nevralgia do trigêmeo, neoplasias e outros.

Deve ser feita uma criteriosa palpação nas ATMs (Figs. 5.15 e 5.16) e na origem, na trajetória e na inserção de todos os músculos do AE: temporal (Fig. 5.17), masseter (Figs. 5.18 e 5.19), pterigóideo medial (Fig. 5.20), pterigóideo lateral (Fig. 5.21), esternocleidomastóideo (Fig. 5.22), supra-hióideo e infra-hióideo.

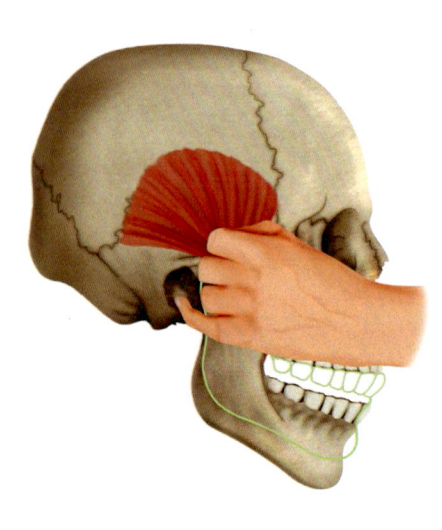

*Figura 5.15 – Representação esquemática da palpação da ATM por meio do meato acústico externo.*

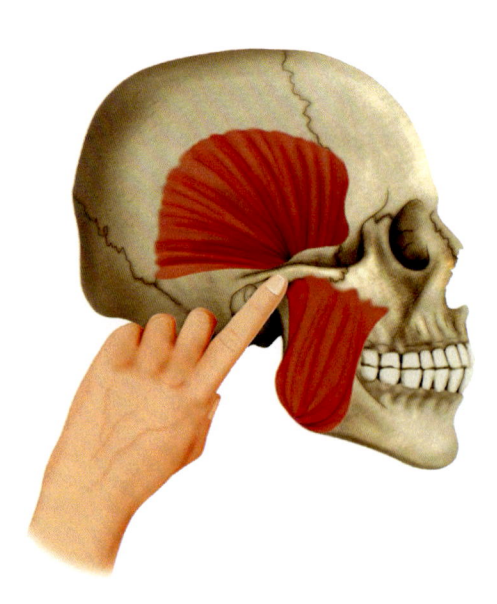

*Figura 5.16 – Representação esquemática da palpação externa da ATM.*

Oclusão | 73

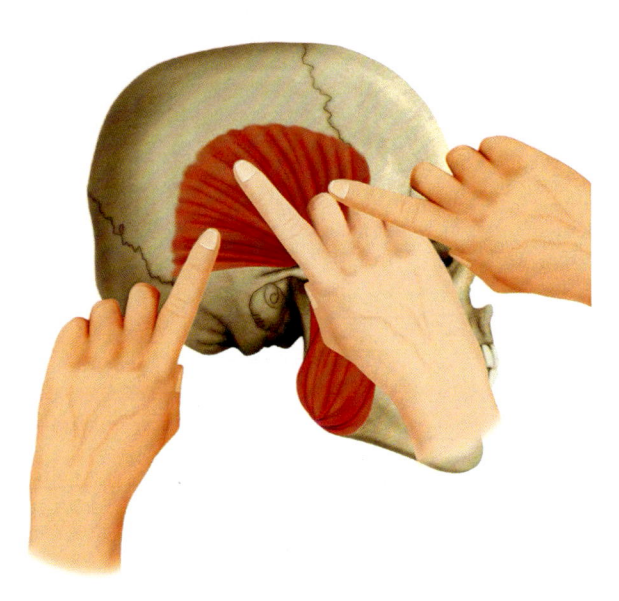

*Figura 5.17 – Representação esquemática da palpação do músculo temporal.*

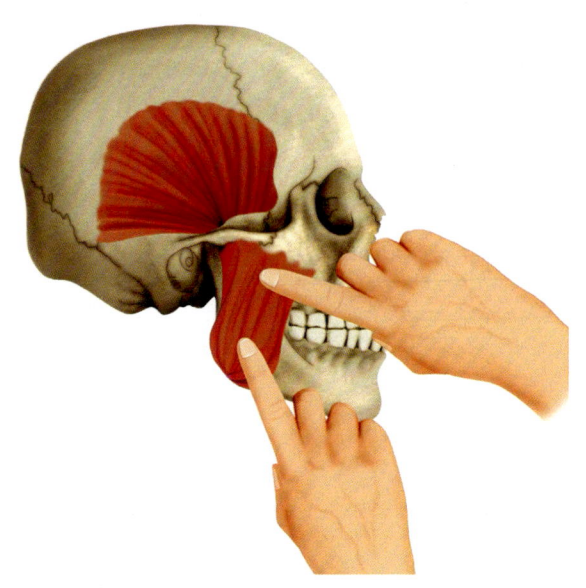

*Figura 5.18 – Representação esquemática da palpação externa do músculo masseter.*

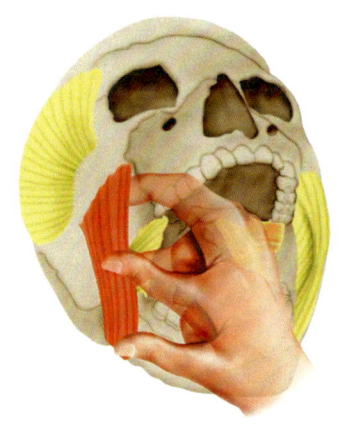

*Figura 5.19 – Representação esquemática das palpações interna e externa do músculo masseter.*

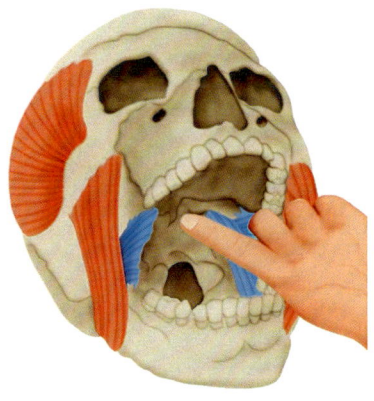

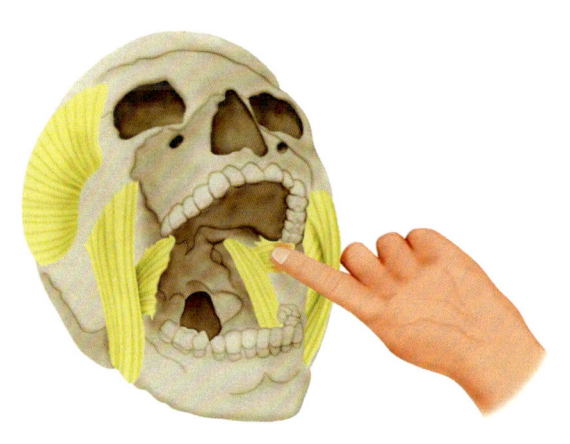

*Figura 5.20 – Representação esquemática da palpação do pterigóideo medial.*

*Figura 5.21 – Representação esquemática da palpação do pterigóideo lateral.*

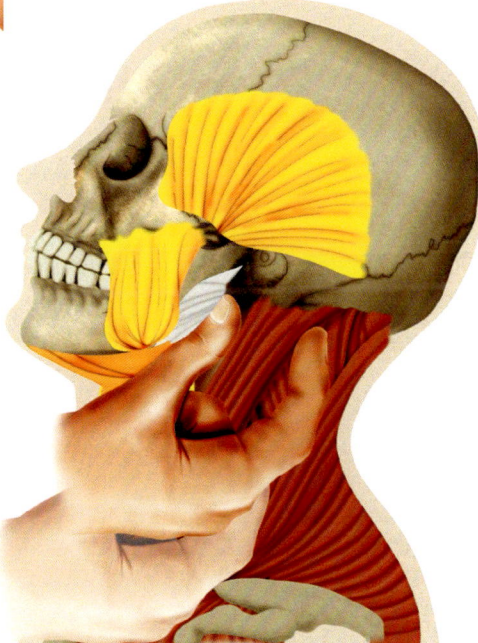

*Figura 5.22 – Representação esquemática das palpações do estenocleidomastóideo (movimento de pinça).*

## FRONT-PLATEAU (PLACA DE DIAGNÓSTICO)

**LEMBRETE**

Após o reposicionamento mandibular em RC e a constatação da presença de distúrbios oclusais e distúrbios musculares, pode-se supor que os distúrbios neuromusculares são decorrentes de distúrbios oclusais.

O uso do *front-plateau*, ou placa de mordida anterior, é a terceira etapa do diagnóstico diferencial do distúrbio neuromuscular. Como os distúrbios oclusais estão sempre relacionados à oclusão dos dentes posteriores, o *front-plateau* tem como função desocluí-los, eliminando provisoriamente esses distúrbios e promovendo, assim, alívio da sintomatologia dolorosa dos músculos envolvidos.

### CONFECÇÃO DO FRONT-PLATEAU

#### MATERIAL E INSTRUMENTAL UTILIZADOS

Lâmina de papel alumínio, vaselina, RAAQ, palito de madeira, pedra montada ou broca para desgastar resina, frasco Dappen, lápis ou lapiseira de ponta fina e pontas de borracha abrasiva para polimento.

#### TÉCNICA DE CONFECÇÃO

Adapta-se a lâmina de papel alumínio revestindo os dentes anterossuperiores de distal do canino direito a distal do canino esquerdo, a fim de isolar os espaços interdentais do contato com a resina (Fig. 5.23).

Manipula-se o pó e o líquido da RAAQ em pote Dappen. Durante sua fase plástica, a resina é modelada em forma de cilindro e adaptada sobre o papel alumínio, para ser posicionada sobre a face incisal dos dentes. Em seguida, ela é estendida de vestibular para palatina, deixando um volume maior de resina por palatina, sobre a qual deverá contatar os dentes inferiores. A resina deve ficar bem justaposta aos dentes, "abraçando-os" de vestibular para palatina.

A mandíbula deve, então, ser elevada lentamente para contatar os dentes anteroinferiores sobre a resina, até observar a desoclusão de 1 mm dos dentes posteriores. Essa desoclusão pode ser seguramente obtida colocando-se palito de madeira, lâmina de matriz de aço para amálgama ou duas lâminas de chumbo do filme radiográfico dobradas entre os dentes posteriores antagônicos, sempre pressionando a resina contra as faces vestibular e palatina dos dentes para manter o "abraçamento" (Figs. 5.24 e 5.25).

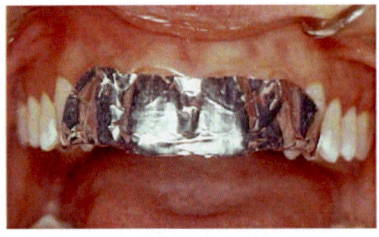

*Figura 5.23 – Lâmina de papel alumínio posicionada sobre os dentes anteriores (canino a canino).*

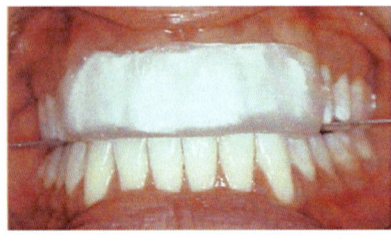

*Figura 5.24 – Resina adaptada sobre o papel alumínio. Observe a desoclusão dos dentes posteriores com o uso de anteparos de 1 mm de espessura.*

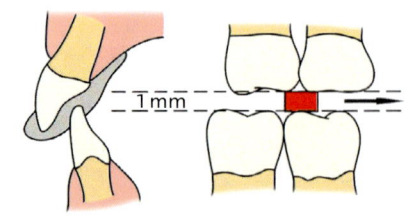

*Figura 5.25 – Representação esquemática da confecção do front-plateau (resina posicionada sobre os incisivos e caninos superiores e palito de madeira entre os dentes posteriores para posterior desoclusão) (vista sagital).*

Quando a resina começar a aquecer pela exotermia de presa, deve-se removê-la da boca do paciente e deixar que conclua a polimerização em água fria. Após a presa final, deve-se lavá-la, secá-la, remover o papel alumínio e delimitar com um lápis as endentações dos seis dentes anteroinferiores impressas na resina.

Com pedra ou broca diamantada para desgastar resina, eliminam-se os excessos de maneira que o *front-plateau* apresente na sua face palatina dois planos: um paralelo à fase incisal dos dentes anteriores inferiores (Figs. 5.26 e 5.27) e outro inclinado paralelo à fase palatina dos dentes superiores, sobre a qual estes contatarão sem formar depressão (Figs. 5.28 e 5.29).

A superfície de contato deve guiar os incisivos inferiores levemente para baixo durante o movimento de protrusão e os caninos nos movimentos de lateralidade, sem travamento (Fig. 5.30). O espaço interoclusal deve ser suficiente para evitar qualquer contato dos dentes posteriores em RC e nos movimentos excursivos da mandíbula, pois os côndilos devem estar livres para assentarem-se em RC sem qualquer interferência dos dentes posteriores.

O *front-plateau* deve ser ajustado (Fig. 5.31) na boca e mantido em posição pelo atrito friccional sobre as bordas incisais.

O tempo de uso do *front-plateau* pelo paciente deve ser de 24 horas intercaladas, ou seja, 24 horas de uso efetivo (removendo-o somente para a alimentação e recolocando-o em seguida), e 24 horas sem uso,

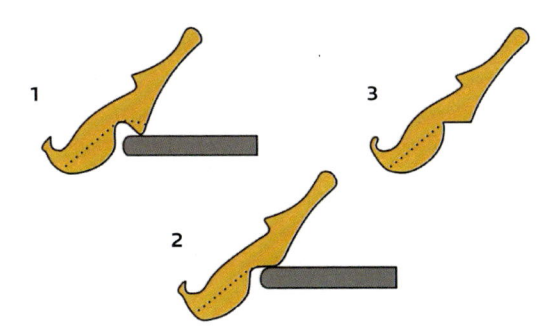

*Figura 5.26 – Representação esquemática do desgaste do plano incisal do* front-plateau *(paralelo à face incisal dos incisivos) (vista sagital).*

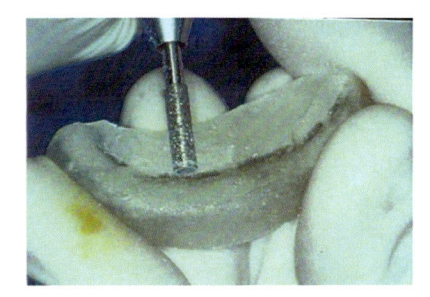

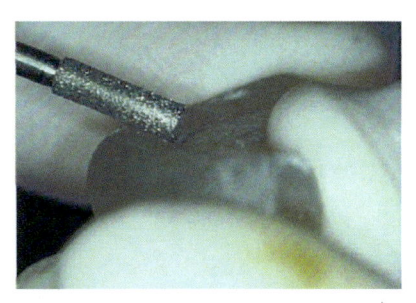

*Figura 5.27 – Desgaste do plano palatino do* front-plateau *(paralelo à face palatina dos incisivos superiores) (vista sagital).*

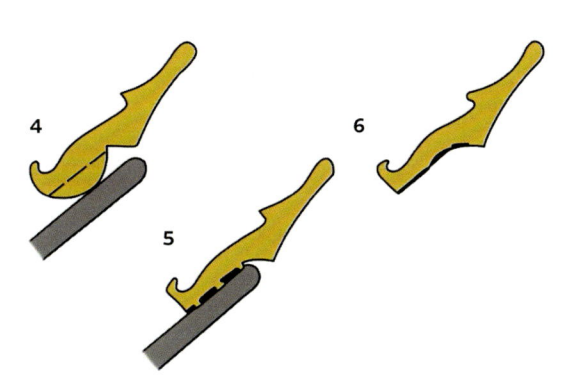

*Figura 5.28 – Representação esquemática do desgaste do plano palatino do* front-plateau *(paralelo à face palatina dos incisivos superiores) (vista sagital).*

*Figura 5.29 – Desgaste do plano palatino do* front-plateau *(paralelo à face palatina dos incisivos superiores) (vista sagital).*

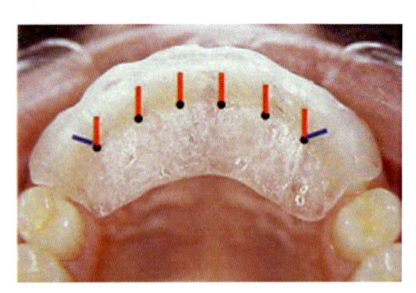

*Figura 5.30 – Contatos que devem ser obtidos após o ajuste: contato em PMI; contatos em protrusão; contatos em lateralidade.*

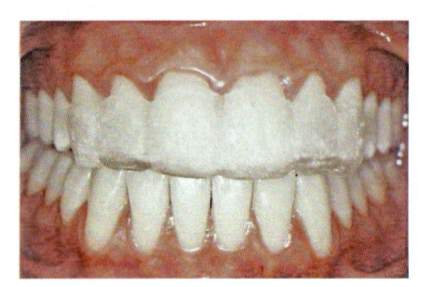

*Figura 5.31 – Front-plateau instalado na boca do paciente.*

repetindo-se a sequência de uso e desuso. Quando esse processo é feito apropriadamente, o *front-plateau* alivia, significativamente e em pouco tempo, o espasmo muscular. Algumas horas é o tempo máximo requerido para eliminar qualquer espasmo muscular relacionado a distúrbios oclusais.

Quando o uso do *front-plateau* resulta no desaparecimento da sintomatologia dolorosa (e quando sua remoção implica o retorno da sintomatologia), conclui-se que o distúrbio oclusal, fator causador da dor, foi removido provisoriamente. Sem estímulo proprioceptivo para os músculos, os côndilos ficam livres para se posicionarem em RC, fisiologicamente suportados pelo osso e pelos ligamentos.

Os músculos podem, então, relaxar e se livrar da espasticidade, assegurando a indicação de procedimentos eficazes para a remoção dos possíveis distúrbios oclusais presentes. Há várias condutas terapêuticas para a remoção desses distúrbios, incluindo ajuste oclusal, placa oclusal, ortodontia, ortopedia, cirurgia ortognática e odontologia restauradora.

**TRATAMENTO:** O ajuste oclusal pela técnica do desgaste seletivo ou do acréscimo, por meio de técnicas restauradoras, é o tratamento dado à maioria de pacientes desse grupo.

# 6

# Distúrbios temporomandibulares

ALFREDO JULIO FERNANDES NETO
PAULO CÉZAR SIMAMOTO JUNIOR
MAIOLINO THOMAZ FONSECA OLIVEIRA
DARCENY ZANETTA-BARBOSA
FLÁVIO DOMINGUES DAS NEVES

A articulação temporomandibular (ATM) é uma estrutura craniofacial altamente especializada, formada pelos ossos temporal e mandibular, que está sujeita a distúrbios de origem neurológica e musculoesquelética. Dificilmente os sinais e sintomas relacionados à ATM se apresentam de forma isolada.

Na presença de distúrbios oclusais, os pacientes suscetíveis a distúrbios temporomandibular (DTM) podem apresentar problemas clínicos envolvendo a musculatura mastigatória, as ATMs e/ou estruturas associadas. Os sinais e sintomas mais frequentes são:

- dor nas ATMs, na cabeça, nos ouvidos, na face (músculos mastigatórios), e no pescoço;
- alteração dos mecanismos mandibulares;
- limitação e descoordenação dos movimentos mandibulares;
- ruídos articulares (estalos, crepitação).

**OBJETIVOS DE APRENDIZAGEM**

- Conhecer a estrutura da articulação temporomandibular
- Identificar os diferentes fatores etiológicos associados aos distúrbios temporomandibulares
- Compreender os diferentes distúrbios temporomandibulares e suas manifestações clínicas

**LEMBRETE**

A identificação apropriada dos sintomas e o estabelecimento de um diagnóstico preciso são passos essenciais para o sucesso do tratamento dos distúrbios temporomandibulares.

## FATORES ETIOLÓGICOS

A ATM é uma articulação complexa formada por um osso móvel e um osso rígido da base do crânio, interpostos por um disco articular fibroso com baixa nutrição. Essa articulação é extremamente solicitada mecânica e biologicamente, em decorrência das funções fisiológicas e da alta atividade que exerce no aparelho estomatognático (AE). Dessa forma, traumas, lesões ou problemas de formação da ATM podem resultar em processos degenerativos e perda de função para os pacientes acometidos.

Assim, para melhor compreender e planejar o tratamento dos distúrbios temporomandibulares, deve-se primeiramente determinar os fatores etiológicos que podem estar associados à sua origem, tais como sexo, estrutura esquelética, nutrição, postura, oclusão, limiar de dor, alterações emocionais e comportamentais, histórico de trauma, distúrbios do sono e bruxismo.

Pertes e Gross[1] ressaltam a importância desses fatores na etiologia da DTM e suas consequências para o tratamento das disfunções. Esses autores agruparam didaticamente as três principais categorias de fatores etiológicos da seguinte forma:

- fatores predisponentes: predispõem o paciente ao risco de DTM ou de desenvolvimento da dor orofacial (Fig. 6.1);
- fatores determinantes: causam o início do distúrbio (Fig. 6.2);
- fatores perpetuantes: interferem no tratamento e no controle do distúrbio (Fig. 6.2).

**ATENÇÃO**

Alguns fatores, como o bruxismo, incluem-se em mais de uma categoria, podendo ser classificados como determinantes e perpetuantes. Tais fatores não são necessariamente etiológicos, pois podem ser o resultado da disfunção, e não sua causa.

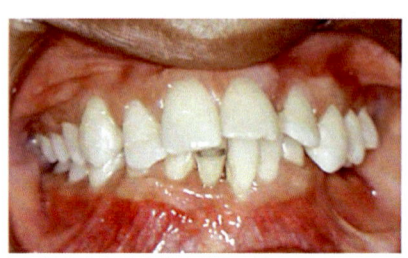

*Figura 6.1 – Paciente com sinais e sintomas predisponentes a DTM, apresentando sinais clínicos de graves alterações oclusais, tanto estáticas quanto dinâmicas.*

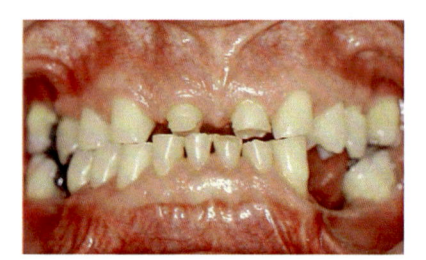

*Figura 6.2 – Paciente com bruxismo em estágio avançado de alteração das superfícies dentárias, que pode ser classificado em duas categorias, determinante e perpetuante.*

## FATORES PREDISPONENTES

Incluem fatores biomecânicos, genéticos e psicológicos. As condições sistêmicas, como os distúrbios reumáticos, hormonais, infecciosos, nutricionais e metabólicos, podem influenciar no aparelho mastigatório e promover o aparecimento da DTM. Fatores predisponentes biomecânicos incluem lesões, malformação esquelética, desequilíbrios posturais e alterações associadas à oclusão.

Tradicionalmente, fatores oclusais como discrepância entre a máxima intercuspidação (MI) e a relação cêntrica (RC) ou presença de interferência nos movimentos excêntricos foram considerados como fatores primários na etiologia da DTM. Porém, as evidências científicas que sustentam a relação entre a maloclusão e as DTMs são inconclusivas. Muitos clínicos associam a presença de certas condições oclusais, como mordida aberta anterior ou mordida cruzada unilateral, com os sinais e sintomas relacionados à DTM.

A mordida aberta anterior tem etiologia multifatorial, pois pode ser de origem genética ou causada por hábitos de sucção digital, podendo causar mudanças degenerativas na ATM e mialgia mastigatória. A significância da mordida cruzada não é clara, mas talvez a idade seja um fator importante (Fig. 6.3). Como a mordida cruzada em um paciente jovem produz o deslocamento da mandíbula para o lado da mordida cruzada, ela deve ser corrigida para reduzir as demandas adaptativas do AE. Quando a mesma condição existe no adulto, o problema pode não ser tão importante, porque a adaptação esquelética já ocorreu.

Outro aspecto relacionado à ocorrência de DTMs, particularmente com deslocamentos do disco articular associados ou não à reabsorção condilar, é a maloclusão de Classe II, com ângulo do plano oclusal aumentado e rotação horária da mandíbula. Essa condição leva a uma retroposição mandibular e predispõe ao deslocamento anterior do disco articular, particularmente em pacientes jovens do sexo feminino, podendo, entretanto, estar presente em qualquer faixa etária e gênero.

Okeson[2] relata que a perda do suporte dentário posterior pode ser um fator significativo no aumento da carga sobre a ATM (Fig. 6.4), o que possivelmente levaria a mudanças degenerativas na superfície articular.

**LEMBRETE**

A ausência de cinco ou mais dentes posteriores aumenta a probabilidade de desenvolver disfunção e seus sintomas.

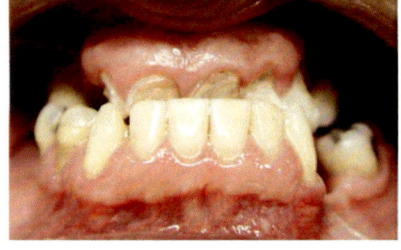

*Figura 6.3 – Paciente com ausência de suporte posterior, mordida cruzada anterior e posterior, com severa alteração de dimensão vertical de oclusão (DVO).*

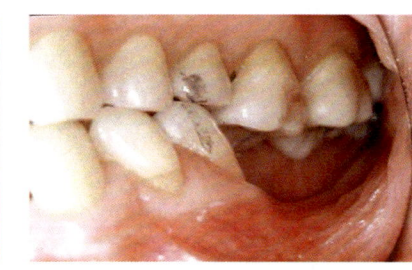

*Figura 6.4 – Paciente com ausência de suporte posterior associado à extrusão molares superiores, com alteração da curva de Spee.*

## FATORES DETERMINANTES

Os fatores que determinam a DTM geralmente se incluem em duas categorias: macrotraumas e microtraumas.

O macrotrauma pode ser definido como uma força súbita na articulação, de origem extrínseca ou intrínseca, capaz de causar nela danos estruturais. Um exemplo clássico de macrotrauma extrínseco seria o impacto direto ocorrido durante um acidente automobilístico ou esportivo, que pode causar fratura condilar ou mesmo um processo inflamatório crônico da ATM. Durante o parto de recém-nascidos, a utilização de fórceps também pode causar macrotrauma na região das ATMs, promovendo alterações de forma e anquilose.

Em relação aos fatores intrínsecos mais comuns, temos a mastigação de alimentos mais duros, o bocejo e longos período de boca aberta (para tratamentos odontológicos ou entubação para anestesia geral), que podem também precipitar a DTM.

O microtrauma é o resultado de sobrecargas que podem causar mudanças adaptativas e degenerativas na ATM, bem como produzir disfunção dolorosa dos músculos mastigadores. Interferência oclusal, contato prematuro e hábitos parafuncionais bucais, como o apertamento dentário ou rangimento (bruxismo) e o ato de roer unhas

**ATENÇÃO**

A anamnese deve ser criteriosa, incluindo a avaliação das ATMs. O atendimento odontológico de pacientes com história prévia de distúrbio articular deve prever uma maior duração, a fim de prevenir qualquer dano adicional às ATMS.

(ornicofagia), podem gerar disfunções, em especial quando associados a problema oclusal. Em razão de sua grande frequência na população, o bruxismo, em particular, merece especial atenção (ver Cap. 7).

## FATORES PERPETUANTES

Parafunção, fatores hormonais e psicossociais associados a qualquer fator determinante ou predisponente podem sustentar a disfunção ou complicar o seu controle.

# CLASSIFICAÇÃO DOS DISTÚRBIOS TEMPOROMANDIBULARES

Um grande problema correlacionado ao estudo dos DTMs é a diversidade de termos encontrada na literatura. Dessa maneira, para facilitar e organizar todas as condições correlacionadas aos distúrbios temporomandibulares, utilizaremos a classificação sugerida pela American Academy of Orofacial Pain (AAOP), a qual se integra a um índice já existente de diagnóstico médico usado pela International Headache Society, que tem recebido boa aceitação (Quadro 6.1).[3]

### QUADRO 6.1 – Classificação dos DTMs

**I. DISTÚRBIOS DA ATM (intracapsulares)**

| **Desvios na forma:**<br>Defeitos na superfície articular<br>Afinamento e perfuração do disco | **Deslocamento do complexo disco-côndilo:**<br>Hipermobilidade<br>Deslocamento | **Doença degenerativa:**<br>Osteoartrose<br>Osteoartrite<br>Poliartrite |
|---|---|---|
| **Deslocamentos do disco:**<br>Deslocamento do disco com redução<br>Deslocamento do disco sem redução | **Condições inflamatórias:**<br>Capsulite e sinovite<br>Retrodiscite | **Anquilose:**<br>Fibrosa<br>Óssea |

**II. DISTÚRBIOS DOS MÚSCULOS MASTIGATÓRIOS (extra capsular):**
*Capítulo 05 – Distúrbios neuromusculares*

| **Aguda:**<br>Miosite<br>Contratura reflexa do músculo<br>Espasmo muscular | **Crônica:**<br>Dor miofascial<br>Contração muscular<br>Hipertrofia<br>Mialgia secundária a doenças sistêmicas |
|---|---|

**III. DISTÚRBIOS CONGÊNITOS E DE DESENVOLVIMENTO**

| Hiperplasia condilar<br>Hipoplasia condilar | Aplasia<br>Condilólise | Neoplasma<br>Fratura |
|---|---|---|

*Fonte: Benoliel e colaboradores.[3]*

Neste capítulo, concentraremos o debate a respeito dos distúrbios da ATM intracapsulares; os distúrbios neuromusculares são abordados no Capítulo 5.

## DESVIOS NA FORMA

Para Okeson e de Leeuw,[4] alguns distúrbios de interferência do disco resultam de problemas entre as superfícies articulares das ATMs. Uma articulação sadia apresenta superfícies articulares estáveis e polidas que, quando lubrificadas com fluido sinovial, se movem quase sem fricção. No entanto, se essas superfícies se tornam alteradas, o movimento mandibular é comprometido. Um dos sinais clínicos característico de qualquer problema intracapsular é a alteração de movimento, que pode ser observada na forma de desvio em abertura. A dor pode se manifestar com diferentes níveis de intensidade.

## DEFEITOS NA SUPERFÍCIE ARTICULAR

A maioria dos defeitos na superfície articular, que requerem tratamento, se localizam na superfície condilar. Os defeitos que acometem a superfície condilar podem estar associados a distúrbios hormonais, artrite reumatoide, artrose e degeneração condilar idiopática, o que pode causar alteração dos movimentos mandibulares e frequentes queixas álgicas.

Essas irregularidades na superfície articular podem ser causadas por trauma à mandíbula quando os dentes apresentam maloclusão, inflamação, anormalidades estruturais ou condições de desenvolvimento, tais como remodelamento fisiológico relacionado a forças adversas. Pode, ainda, haver correlação com outros distúrbios, como anquilose fibrosa (Fig. 6.5).

Interferências no movimento podem variar com mudanças na pressão passiva interarticular que, por sua vez, variam com o nível da tensão emocional. Dessa forma, quando a tensão emocional é elevada, a pressão interarticular pode ser excessiva, de modo que qualquer interferência no movimento seja percebida.

Para Pertes e Gross,[1] o paciente com defeito da superfície articular deve ser encorajado a desenvolver trajetória de movimento mandibular que evite a interferência, para permitir que ocorra uma adaptação no local comprometido. Essa tentativa deve ser acompanhada por um esforço consciente para reduzir a força de mastigação e eliminar hábitos abusivos. Mastigar do lado comprometido também pode ser útil, por diminuir a pressão intra-articular.

## AFINAMENTO E PERFURAÇÃO DO DISCO

No apertamento dentário, a sobrecarga na ATM pode resultar no afinamento da parte central do disco. Eventualmente, a pressão contínua pode causar a perfuração no corpo médio do disco, gerando um orifício circular com as bordas fragmentadas. Ocorre mais provavelmente em indivíduos idosos, como resultado de anos de desgaste. A perfuração do disco pode levar a mudanças degenerativas nas superfícies articulares.

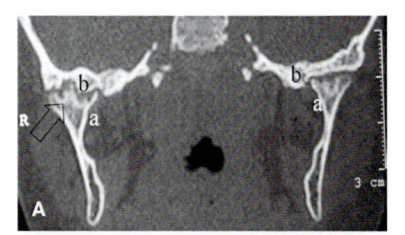

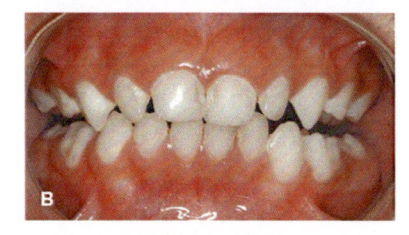

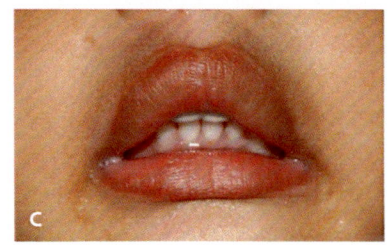

*Figura 6.5 – (A) Tomografia computadorizada da ATM direita (R) e esquerda de paciente pediátrico com histórico de trauma frontal na região de mento. a) Cabeça do côndilo. Observe que a estrutura se apresenta irregular (seta). b) Fossa mandibular, também com alteração de forma. As estruturas da ATM fisiologicamente são lisas e deslizantes. (B) Paciente com severa limitação de abertura em decorrência de defeitos na superfície articular. (C) Vista extraoral frontal do paciente tentando sua abertura máxima.*

A ruptura do disco pode manifestar-se clinicamente por si só, como alteração na oclusão, quando os dentes estão em MI. A oclusão varia com base na presença ou ausência de fragmento de disco entre as superfícies articulares. Em razão da incapacidade de regeneração do disco, sua perfuração frequentemente requer intervenção cirúrgica, caso o paciente não consiga tolerar os sintomas.

**DIAGNÓSTICO:** Qualquer diagnóstico de afinamento ou perfuração do disco deve ser confirmado por imagens, preferencialmente de ressonância magnética.

## DESLOCAMENTO DO DISCO

O deslocamento do disco se refere a um desarranjo interno caracterizado por um relacionamento anormal entre côndilo, disco articular e fossa glenóidea. O alongamento de seus ligamentos e a deformação ou afinamento de sua banda posterior permite seu deslocamento anterior ou anteromedial. Em uma articulação saudável, a banda posterior do disco termina no ápice do côndilo, quando os dentes estão em oclusão (ver Cap. 1).

O disco articular tem a função de acompanhar a cabeça do côndilo durante o movimento mandibular, facilitando o movimento e protegendo as estruturas associadas. No entanto, se no momento do fechamento o disco apresenta a frente da cabeça do côndilo, ele perde toda a sua função protetora e estabilizadora da ATM. Além disso, devido ao posicionamento anterior do disco, o tecido retrodiscal ou zona bilaminar se interpõe entre as superfícies articulares, o qual é altamente inervado e responsável pelas frequentes queixas álgicas. Essa condição recebe o nome de deslocamento de disco articular e pode ser dividida em duas situações clínicas:

**DESLOCAMENTO DO DISCO COM REDUÇÃO (DDCR):** O disco retorna à sua função no movimento de translação do côndilo/abertura, retornando à posição anteriorizada ao côndilo no final do movimento.

**DESLOCAMENTO DO DISCO SEM REDUÇÃO (DDSR):** O disco se mantém durante todo o movimento mandibular em posição anterior ao côndilo.

As possíveis causas do deslocamento do disco articular são apresentadas no Quadro 6.2.

**QUADRO 6.2 – Possíveis causas do deslocamento do disco articular**

- Pressão excessiva na ATM, que pode eliminar o líquido sinovial e facilitar a aderência do disco à fossa, especialmente após períodos de inatividade ou apertamento.
- Distensão e alongamento gradual dos ligamentos discais quando o disco está fixado na fossa, possibilitando o deslocamento.
- Processo de afinamento do bordo posterior do disco, facilitando seu deslocamento para anterior.

A característica clínica mais comum dos deslocamentos de disco consiste na identificação, na análise frontal do movimento de abertura da boca, da existência ou não de desvio da mandíbula ao final do movimento. Caso seja encontrado, o desvio deve ser mais bem estudado no intuito de prover um diagnóstico mais preciso (Fig. 6.6) associado a exames complementares como ressonância magnética (RM) ou artografia.

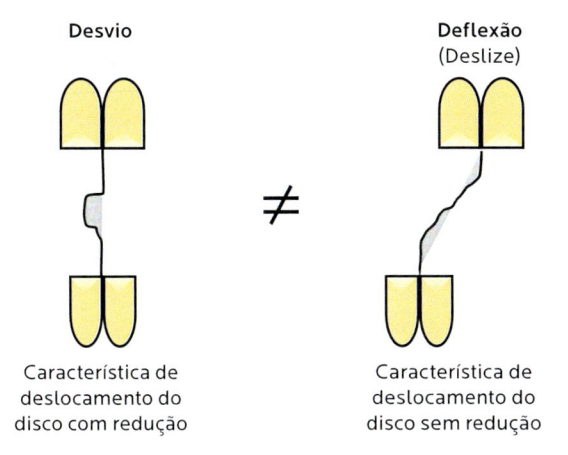

**LEMBRETE**

É importante que o clínico investigue alterações dos movimentos mandibulares, desvios durante a abertura bucal e ruídos articulares, a fim de obter um diagnóstico precoce, estabelecer um tratamento adequado e prevenir agravos.

Desvio — Característica de deslocamento do disco com redução ≠ Deflexão (Deslize) — Característica de deslocamento do disco sem redução

*Figura 6.6 – Indícios ou sinais clínicos são utilizados como meio de diagnóstico direto para a formulação de hipóteses de diagnóstico. Desvios da mandíbula em abertura de boca, associados a outros fatores como estalido, crepitação e dor, são característicos de alterações nas articulações.*

## DESLOCAMENTOS DO DISCO ARTICULAR

### DESLOCAMENTO DO DISCO COM REDUÇÃO (DDCR)

Em uma articulação normal, o disco articular encontra-se interposto entre as superfícies do côndilo mandibular e da fossa glenóidea. No entanto, em algumas situações de anormalidade, o disco não se encontra entre as superfícies articulares, mas sim anterior a elas. No deslocamento anterior do disco com redução, durante a abertura de boca, o côndilo desliza para anterior. Durante esse movimento, o disco, que está anteriorizado, se interpõe entre as superfícies e torna a assumir a sua posição anterior no momento do fechamento. Essa separação entre côndilo e disco gera o efeito sonoro conhecido como estalido, tanto na abertura quanto no fechamento.

Clinicamente, sinais e sintomas de DTM devem ser acompanhados regularmente para controle e manutenção da ATM. Para Pertes e Gross,[1] nem todos os casos de deslocamento de disco com redução requerem tratamento, desde que haja uma devida adaptação por parte do paciente e os sinais e sintomas se mantenham estáveis. Contudo, a presença de dor espontânea ou à palpação sugere ausência de resposta adaptativa. Esse fato serve de alerta para o profissional analisar possíveis fatores dentro da sua área de atuação que possam estar colaborando como fatores etiológicos para o estabelecimento da doença.

As causas odontológicas mais comuns foram bastante exploradas neste capítulo e se referem a parafunção (excesso de carga no conjunto côndilo-disco e fossa mandibular), ausência de suporte dentário (reposicionamento do côndilo) e interferência oclusal (sobrecarga da ATM). Dessa forma, o tratamento desses fatores etiológicos também é odontológico. As modalidades de tratamento são discutidas de forma mais aprofundada nos Capítulos 8, 9 e 10.

## DESLOCAMENTO DO DISCO SEM REDUÇÃO (DDSR)

Cirurgicamente, redução significa repor no devido lugar ossos luxados ou fraturados. Dessa maneira, ao contrário do que ocorre no DDCR, no DDSR o disco não retorna à sua posição fisiológica sobre a cabeça do côndilo e abaixo da fossa articular em momento algum do movimento de abertura e fechamento da boca. Nessa disfunção, o disco articular se mantém anteriorizado ao côndilo, isto é, todo o deslocamento do côndilo se dá sobre o tecido conjuntivo dos ligamentos retrodiscais. Isso resulta em um movimento incompleto, limitado, alterado e responsável, em determinados casos, por intensas queixas álgicas pela compressão do tecido retrodiscal (Fig. 6.6).

Conhecendo as funções do disco, a natureza dos tecidos retrodiscais e a importância e potência dos movimentos de translação do côndilo, podemos concluir que o DDSR é altamente degenerativo e agressivo para o AE. Além dos movimentos alterados (deflexão para o lado da lesão, abertura limitada), o quadro clínico se completa com sinais sonoros de crepitação.

Determinados casos de DDSR podem evoluir com queixas álgicas intensas e limitação severa da abertura bucal, oferecendo limitações fisiopsicossociais ao paciente. O tratamento cirúrgico desse tipo de distúrbio pode ser indicado após as abordagens clínicas conservadoras e a confirmação do diagnóstico pela RM. A cirurgia é a discopexia, que consiste no reposicionamento do disco na sua posição interarticular e na estabilização por meio de miniâncoras de titânio.

## DESLOCAMENTO DO COMPLEXO DISCO-CÔNDILO (LUXAÇÃO E SUBLUXAÇÃO DA MANDÍBULA)

**LEMBRETE**

Idade, dentição, causa e duração do deslocamento e função dos músculos da mastigação são fatores que contribuem significativamente para o mecanismo de controle e deslocamento da ATM.

A cápsula articular é a estrutura mais importante que estabiliza a articulação, sendo reforçada pelos ligamentos laterais. No entanto, o deslocamento da cabeça do côndilo para fora da fossa mandibular pode ser influenciado pela ação inadequada dos ligamentos articulares, da morfologia do côndilo, da fossa mandibular, da eminência articular e do arco zigomático. Esses fatores são determinados principalmente pelo tipo e pela direção de deslocamento do côndilo em relação à fossa mandibular.

O deslocamento do complexo disco/côndilo é caracterizado pelo movimento da cabeça do côndilo a partir da sua posição normal na fossa articular, localizada na parte timpânica do osso temporal, até a eminência articular (ver Cap. 1).

A luxação ocorre quanto o côndilo ultrapassa a eminência articular. Pode ser parcial (subluxação) ou completa (luxação), bilateral ou unilateral, aguda, crônica recorrente ou crônica. Além disso, pode ser anteromedial, superior, com deslocamento medial lateral ou posterior e com causa espontânea ou induzida por trauma, abertura de entubação oro ou nasotraqueal, procedimentos odontológicos traumáticos e prolongados, endoscopia, abertura excessiva da boca ao bocejar, rir, vomitar e também durante crises epiléticas.

- Para Lowery e colaboradores,[5] as luxações anteriores são mais comuns e levam ao deslocamento do côndilo anteriormente à eminência articular do osso temporal. Luxações anteriores são geralmente secundárias a uma interrupção na sequência normal da ação muscular quando a boca fecha após uma abertura extrema. Os músculos masseter e temporal elevam a mandíbula antes do relaxamento do músculo pterigóideo lateral, resultando no deslocamento do côndilo que ainda está anterior à fossa mandibular na região da eminência óssea. Assim, espasmo dos músculos masseter, temporal e pterigóideos mediais causam trismo e impedem o côndilo de retornar para a fossa mandibular.

- Luxações posteriores são extremamente raras e ocorrem normalmente em reação a um golpe direto na região do mento. O côndilo é empurrado em direção posterior à região do mastoide e pode comprometer o canal auditivo externo. Deslocamentos superiores, também conhecidos como deslocamentos centrais, podem ocorrer a partir de um golpe direto com a boca parcialmente aberta, resultando em fratura da fossa mandibular. Esse tipo de luxação pode evoluir para quadros de lesão do nervo facial, hematomas intracranianos, contusão cerebral e danos ao oitavo nervo craniano, resultando em surdez.

- O deslocamento lateral está geralmente associado a fraturas de mandíbula. Na luxação aguda, o côndilo migra lateralmente e superiormente e muitas vezes pode ser palpado no espaço temporal, redutível pela manobra de Hipócrates, com condução forçada da mandíbula em direção posteroinferior à eminência articular. Depois de 2 semanas, espasmos e encurtamento dos músculos temporal e masseter tornam difícil uma redução manual, o que leva ao início do deslocamento prolongado e crônico. Além disso, a eminência articular alongada pode impedir o deslizamento para trás da cabeça do côndilo, para a posição normal na fossa mandibular. Nesse caso, o deslocamento crônico prolongado gera uma nova pseudoarticulação, ocasionando dificuldade em fechar a boca e padrão de oclusão alterado com prognatismo da mandíbula e mordida cruzada anterior.

Em determinados casos, a consolidação fibrosa e óssea pós-trauma, com posicionamento anterior do côndilo em relação à eminência articular, pode progredir para um quadro de anquilose e oclusão alterada. Luxações crônicas por deslocamentos recorrentes com abertura de boca sem esforço ou trauma são geralmente espontâneas e autorredutíveis, dependendo do grau de alteração da morfologia da ATM e das estruturas associadas.

Quando a eminência articular é longa, o deslocamento não será facilmente autorredutível. Ele ocorre comumente em pacientes com hipoplasia da eminência, fossa estreita, cápsula frouxa, doenças do colágeno, côndilo pequeno, síndromes de hipermobilidade, distonias oromandibulares e uso de neurolépticos.

**SAIBA MAIS**

Os componentes estruturais alterados na luxação incluem cápsula frouxa, ligamentos fracos, côndilo pequeno e atrófico, eminência articular atrófica, eminência articular alongada, arcos zigomáticos hipoplásicos e pequenos, fossa glenoide rasa.

**LEMBRETE**

Abordagens conservadoras devem ser esgotadas e utilizadas adequadamente antes da adoção de técnicas cirúrgicas, que devem ser feitas somente após análise aprofundada e planejamento.

O tratamento de escolha é a redução manual do deslocamento, trazendo o côndilo para uma posição fisiológica na fossa mandibular. Além disso, a frequência da luxação recidivante e a autorredutibilidade podem ser inversamente relacionadas à altura da eminência articular. Para Shakya e colaboradores,[6] os métodos mais complexos e invasivos de tratamento não são necessariamente as melhores opções.

Akinbami[7] conclui que a indicação do tratamento cirúrgico deve ser baseada no tipo de deslocamento, no mecanismo, na etiopatogênese, nos fatores predisponentes, na morfologia óssea, na idade do paciente e na capacitação da equipe médico-odontológica. O tratamento cirúrgico de escolha para as luxações recorrentes é a eminectomia, que consiste na remoção cirúrgica da eminência articular, facilitando a excursão condilar e evitando a sua luxação anterior (Fig. 6.7).

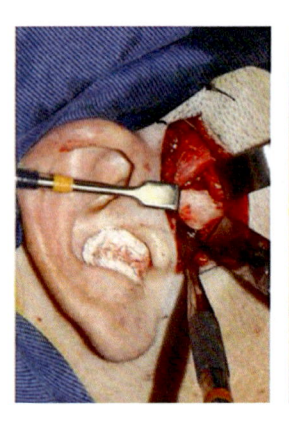

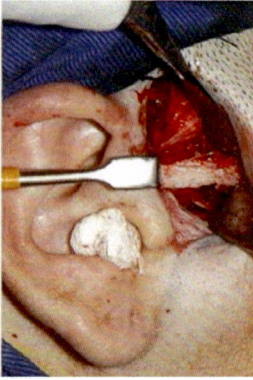

*Figura 6.7 – Técnica cirúrgica de eminectomia para tratamento da luxação condilar recorrente.*

## DISTÚRBIOS INFLAMATÓRIOS

A sobrecarga da articulação causada por bruxismo, mastigação excessivamente pesada, trauma, pressão ou infecção pode causar resposta inflamatória na cápsula fibrosa, na membrana sinovial e nos tecidos retrodiscais.

Dor contínua, mesmo em repouso, aumentada pelo uso funcional da ATM, é o principal sintoma dos distúrbios inflamatórios. Como a dor é contínua, efeitos excitatórios secundários centrais, tais como dor referida, contratura muscular, hiperalgesia (resposta exagerada a estímulos nocivos) e alodinia (resposta dolorosa a estímulos leves sobre a área afetada) são frequentemente parte do conjunto de sintomas. Os distúrbios inflamatórios da ATM podem ser classificados como capsulite, sinovite e retrodiscite.

### *CAPSULITE E SINOVITE*

Capsulite é a inflamação da camada externa de fibras da cápsula articular. Já a sinovite é a inflamação do revestimento sinovial interno. Esses distúrbios possuem basicamente as mesmas características clínicas e são geralmente considerados uma única entidade clínica. Ambas as condições podem ocorrer secundariamente a um trauma que comprime a ATM após a abertura de boca prolongada ou a repentina extensão ou a pressão dos ligamentos capsulares ou discais.

O principal sintoma é dor em repouso, intensificada durante a função ou quando a articulação é pressionada. Como consequência secundária da dor, o movimento pode estar limitado.

O tratamento depende, em grande parte, da etiologia. Se um macrotrauma for o fator iniciador e não será repetido, indica-se, então, a limitação funcional da mandíbula, analgésicos leves (não esteroides) e calor úmido ou ultrassom na articulação. Quando a inflamação estiver relacionada a microtrauma crônico ou ocorrer secundariamente como deslocamento do disco, terapia mais definitiva pode ser indicada (ver Cap. 8).

**LEMBRETE**

Exames radiográficos complementares para diagnósticos em região de processo agudo inflamatório não são indicados, pois ainda não existe alteração óssea.

## RETRODISCITE

É o processo inflamatório dos tecidos retrodiscais. Esses tecidos são altamente vascularizados e inervados e, portanto, são incapazes de tolerar forças excessivas. Se houver alteração brusca ou crônica do côndilo na fossa mandibular, provavelmente ocorrerá um processo inflamatório que causa dor constante, frequentemente aumentada por hábitos parafuncionais (apertamento). Quando há edema, o côndilo pode ser forçado anteriormente, resultando em uma maloclusão repentina, vista clinicamente como desoclusão dos dentes posteriores do lado da inflamação, e, no contato prematuro dos dentes anteriores, no lado oposto.

**TRATAMENTO:** O tratamento da retrodiscite consiste na indicação de um anti-inflamatório não esteroide (observar se há alguma contraindicação ao uso desses medicamentos) associada a dieta pastosa, compressa quente no local e repouso (carga controlada).

Como na capsulite e na sinovite, o **trauma** é o fator etiológico mais comum na retrodiscite. Fatos mais comumente reportados são traumas no mento provenientes de acidentes e quedas. Contudo, microtraumas podem promover o afilamento da banda posterior do disco associado ao alongamento dos ligamentos, o que dá mais liberdade aos côndilos e facilita o trauma nos tecidos.

## DOENÇAS DEGENERATIVAS

As doenças degenerativas são um processo destrutivo pelo qual as superfícies articulares ósseas do côndilo e da fossa se tornam alteradas. Em algumas classificações, essas entidades clínicas têm sido categorizadas sob a denominação de artrites. Doenças degenerativas incluem três tipos de distúrbios localizados: osteoartrose, osteoartrite e poliartrite, que são causadas por uma condição generalizada sistêmica de artrite.

A ATM se adapta a demandas funcionais por meio de processos de remodelamento articular progressivo que mantêm o equilíbrio entre a forma e a função. Entretanto, se ocorrer sobrecarga das estruturas articulares, a capacidade reparativa da articulação pode ser excedida, e as superfícies articulares tornam-se incapazes de se adaptarem. Essa doença é considerada uma resposta da estrutura ao aumento da carga na articulação (Figs. 6.8 e 6.9).

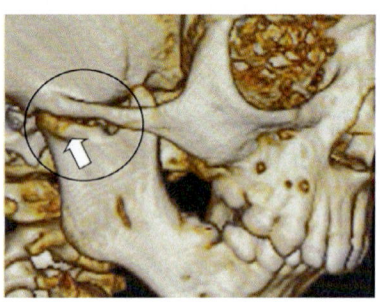

*Figura 6.8 – Reconstrução em tomografia computadorizada 3D. Observe a alteração da superfície da cabeça do côndilo em decorrência de história de trauma (seta). Radiograficamente as superfícies aparecem erodidas e aplainadas.*

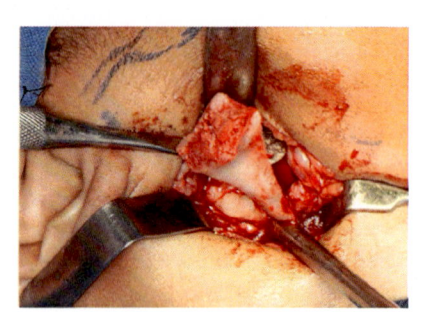

*Figura 6.9 – Vista da superfície alterada da cabeça do côndilo. Observe a irregularidade na sua forma, que fisiologicamente deveria ser lisa e arredondada.*

## OSTEOARTROSE

A osteoartrose (OA) é uma das doenças musculoesqueléticas mais prevalentes e é causada por um desequilíbrio na homeostasia do condrócito. Apesar de o condrócito ser considerado o elemento-chave na manutenção da homeostasia da cartilagem, outras estruturas como o osso subcondral e a membrana sinovial também estão envolvidas no desenvolvimento e na progressão da OA. De fato, a OA é considerada um exemplo da falência global das estruturas articulares.

O osso subcondral é o tecido subarticular mineralizado que se estende desde a união entre a cartilagem calcificada e a não calcificada até o início da medula óssea. Suas funções principais consistem em dar suporte à cartilagem articular suprajacente, distribuir a carga mecânica na diáfise cortical subjacente, absorver a tensão contínua dos impactos mecânicos e alimentar as camadas profundas da cartilagem. Enquanto uma carga média ou sobrecarga articular pode levar a remodelação óssea, a pressão excessiva sobre a ATM pode gerar degeneração do tecido fibroso articular que recobre o côndilo.

Para Castañeda-Sanz e colaboradores,[8] há até pouco tempo ainda se considerava mínima a participação da membrana sinovial na OA, secundária e apenas nas fases tardias. Porém, existe sinovite nos estágios precoces da OA. De fato, a participação da membrana sinovial na OA pode ser de extrema importância no processo de cronicidade e na perpetuação da lesão articular, já que a membrana sinovial ativada sintetiza e liberta múltiplos mediadores de inflamação, como proteases, citocinas pró-inflamatórias, mediadores lipídicos e radicais livres que modulam o metabolismo condrocitário com claro predomínio dos fenômenos catabólicos.

As OAs são caracterizadas pela ausência de dor e falta de pontos sensíveis na articulação quando palpada. A mandíbula pode ter limitação de abertura bucal com deflexão para o lado comprometido secundariamente às mudanças articulares. Geralmente há crepitação causada pelas mudanças nas superfícies articulares durante a abertura e o fechamento bucal, sendo mais provável estar presente em estágios mais avançados da doença.

## OSTEOARTRITE OU ARTRITE INFLAMATÓRIA

Embora semelhante à osteoartrose em vários aspectos, a osteoartrite difere significativamente pela existência de inflamação secundária na ATM. Alguns pacientes podem desenvolver resposta inflamatória à sobrecarga da ATM por razões que não são prontamente aparentes.

A maioria dos casos de osteoartrite tem início gradual e é autolimitante. O processo degenerativo, até mesmo na ausência de terapia definitiva da ATM, geralmente desaparece em um período de 3 anos. A dor desaparece, um grau aceitável de mobilidade retorna, e os ruídos parecem diminuir. Entretanto, alguma alteração estrutural óssea no côndilo ou na fossa permanece. Essa condição estabelecida é algumas vezes referida como osteoartrose, em virtude do desaparecimento do componente inflamatório e da dor.

O sintoma característico da osteoartrite na ATM é a dor localizada e constante. Nos estágios iniciais, a dor é relatada como exacerbada após alimentação ou função e aliviada no repouso. Posteriormente, pode haver dor após o repouso, rigidez articular ao acordar e crepitação. Frio e tempo úmido frequentemente aumentam a dor. A dor pode causar limitação no grau de movimento, incluindo deflexão para o mesmo lado e alguma restrição no movimento para o lado oposto.

**EXAME:** O exame radiográfico costuma evidenciar alterações de forma nos estágios tardios da osteoartrite e podem incluir achatamento do côndilo, osteófitos, formação cística e diminuição do espaço da articulação.

A **farmacoterapia** é um tratamento adjunto importante. Analgésicos ou anti-inflamatórios não esteroides podem ser prescritos para controlar a dor e a inflamação articular, e relaxantes musculares ou agentes ansiolíticos são sugeridos aos pacientes com hiperatividade muscular. Pelo fato de a sobrecarga mecânica da articulação ser a causa principal da osteoartrite, é recomendado o uso de placa estabilizadora durante o maior número de horas possível. Se houver deslocamento do disco e, se isso for um fator contribuinte significativo, a terapia de reposicionamento pode ser considerada. Se a dor for resistente ao tratamento e intolerável, a intervenção cirúrgica pode ser necessária.

## POLIARTRITE

Os distúrbios poliartríticos são sistêmicos e podem também afetar a ATM. Frequentemente apresentam características clínicas que lembram a osteoartrite, por isso, o diagnóstico diferencial é extremamente importante para uma melhor indicação de tratamento. São encontradas mudanças degenerativas na cartilagem articular e no osso adjacente, associadas a inflamação dos tecidos capsular e sinovial. Incluídos na categoria de poliartrite, há vários distúrbios com diferentes etiologias, tais como artrite reumatoide, artrite reumatoide juvenil, artrite infecciosa, doença de Lyme e distúrbios metabólicos, como hiperuricemia. Caracteristicamente, as doenças reumáticas

**SAIBA MAIS**

Mialgia e espasmos dos músculos mastigatórios comumente acompanham a osteoartrite e representam a tentativa dos músculos de evitar a mobilidade da articulação dolorosa.

inflamatórias envolvem ambos os lados do corpo. Isso se aplica também à ATM, e mais articulações são afetadas pela doença.

No estágio agudo, ocorrem dor e sensibilidade à palpação lateral da ATM. O tecido sobre a articulação pode exibir outros sinais de inflamação, tais como edema, rubor, calor e função limitada. A crepitação pode também ser evidente. Os sintomas podem ser ampliados com atividade parafuncional, mastigação abusiva e eventualmente atividade normal. Quando a artrite reumatoide afeta as ATMs, mudanças degenerativas severas nos côndilos podem permitir que o processo condilar remanescente se mova superiormente dentro da fossa, resultando em contato oclusal somente nos últimos molares (mordida aberta anterior).

> **ATENÇÃO**
> Caso o envolvimento da ATM seja secundário, é importante que o distúrbio sistêmico seja primeiramente identificado e tratado pelo profissional.

## ANQUILOSE

A anquilose da ATM é uma séria e incapacitante condição com limitação de expressão, dificuldade de mastigação, cárie rampante, higiene oral deficiente, distúrbios de crescimento, comprometimento das vias aérea resultando em incapacidade física e psicológica. Essa condição pode ser classificada por uma combinação de localização (intra-articular ou extra-articular), tipo de tecido envolvido (ósseo, fibroso ou fibro-ósseo); extensão e de fusão (com completa ou incompleta). A anquilose é mais comumente associada a trauma (31 a 98%) e infecção local, como otite média aguda (10 a 49%).

Para Chidzonga,[9] a idade de início para a maioria dos casos antecede os 10 anos de idade. A correção cirúrgica deve ser realizada o mais precocemente possível, uma vez que a nutricão é completamente afetada pela limitação de abertura da boca. Além disso, o comprometimento da capacidade de higiene oral oferece sérios riscos de desenvolvimento de processos infecciosos na cavidade bucal. Segundo esse autor, a incidência da doença está em declínio na Europa e na América do Norte, como resultado de um melhor manejo nos casos de fraturas de côndilo e da utilização de antibióticos, que reduz a persistência e a recorrência de processos inflamatórios.

O tratamento cirúrgico da anquilose pode ser realizado a partir de diferentes técnicas, variando de acordo com a severidade e o tipo apresentados. Artroplastia simples, artroplastia interposicional, ressecção do bloco anquilótico e reconstrução com enxerto ósseo constituem opções de tratamento. Outra técnica recentemente utilizada para o tratamento da anquilose da ATM é a utilização de osteotomia vertical para a ressecção do côndilo e da borda posterior do ramo ascendente, a regularização da cabeça do côndilo e o reposicionamento e a fixação das estruturas ósseas osteotomizadas (Fig. 6.10).

### ANQUILOSE FIBROSA

Entre os tipos de anquilose, a fibrosa é a mais comum. Sua etiologia está associada ao trauma na região anterior do mento, com compressão severa no sentido posterior do côndilo, ou a infecções otológicas recorrentes, como a otite média aguda. Normalmente, resulta de uma união fibrótica entre superfícies deslizantes. A hemorragia ocorrida dentro da articulação, também chamada de hemartrose, pode criar uma matriz para o desenvolvimento da fibrose.

Radiograficamente se percebe uma alteração de forma na cabeça do côndilo (Fig. 6. 11). Um fato que diferencia essa condição da anquilose óssea é que ainda se observam espaços entre o côndilo e a fossa. Clinicamente se observam hipomovimentação de abertura da mandíbula, deflecção para o lado comprometido e restrição no lado oposto. A anquilose fibrosa não está associada a dor ou a alteração repentina de oclusão. Em pacientes ainda em estágio de desenvolvimento ósseo (crianças e adolescentes), podem ser encontradas alterações faciais (Fig. 6.12). Por ser uma doença degenerativa em estágio avançado, o tratamento cirúrgico está indicado seguido de fisioterapia intensa.

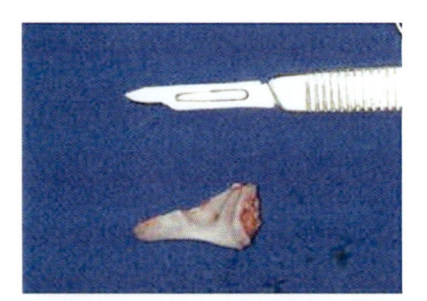

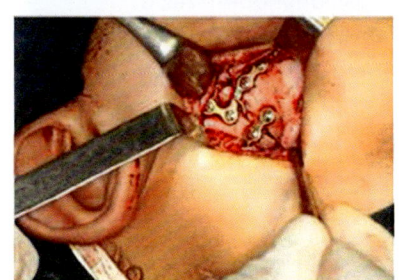

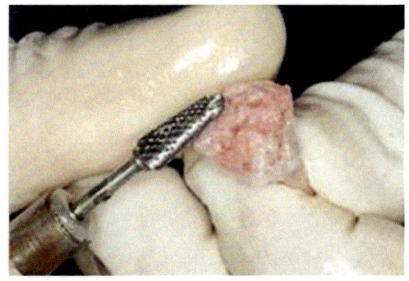

Figura 6.10 – Remoção do côndilo e do bordo posterior do ramo mandibular, remoção do tecido fibroanquilótico, reposicionamento do côndilo e fixação com miniplacas e parafusos.

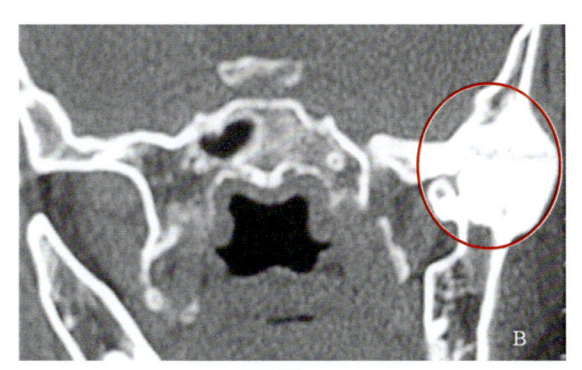

Figura 6.11 – (A) Tomografia computadorizada mostra que o lado direito da ATM está saudável. (B) Anquilose óssea (seta) identificada no lado esquerdo. Não há espaços vazios entre o côndilo e a fossa mandibular.

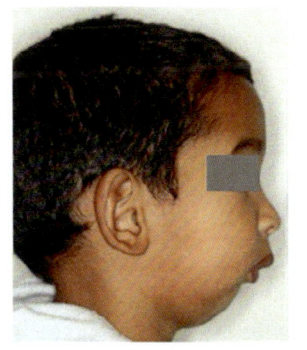

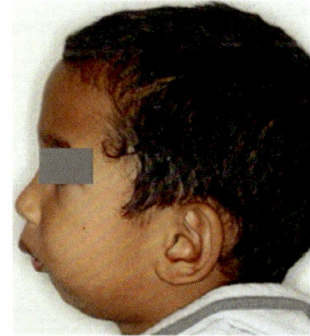

Figura 6.12 – Vista lateral de paciente pediátrico diagnosticado com anquilose fibrosa. Observe as alterações de desenvolvimento mandibular. Este paciente apresenta histórico de trauma na região de mento e abertura de boca severamente comprometida.

## ANQUILOSE ÓSSEA

**SAIBA MAIS**

Singh e colaboradores[10] relataram sucesso clínico em reconstruções de ATM anquilosadas utilizando gordura facial com osso da região superior da clavícula, associado a intensa fisioterapia pós-operatória.

A anquilose óssea é mais comumente associada a infecção prévia, casos de fratura de côndilo com histórico de complicação e inflamação crônica. Seus sinais clínicos são muito próximos aos encontrados na anquilose fibrosa. A correção do problema articular envolve método invasivo com remoção da união óssea e formação de uma nova superfície articular.

A imagem radiográfica característica na maioria dos casos de anquilose óssea apresenta diminuição ou obliteração completa do espaço articular, com fusão do côndilo para a fossa mandibular e alongamento do processo coronoide. Nos casos de anquilose fibrosa, o espaço articular é reduzido em tamanho, mas ainda se observam as margens ósseas do côndilo e da fossa.

Tanto nos casos de anquilose fibrosa quanto nos de óssea, a fisioterapia é fator fundamental na recuperação de pacientes reabilitados cirurgicamente, já que a recidiva de tecido fibroso na região operada é elevada. São indicados exercícios simples que, uma vez iniciados no ambiente ambulatorial, são facilmente reproduzíveis pelo paciente. Os exercícios de abertura levemente forçada, associados à contrarresistência, são os mais indicados no início da terapia (Fig. 6.13).

**LEMBRETE**

A fisioterapia deve ser repetida 10 vezes, três vezes ao dia. A força produzida pelo próprio paciente é moderada e não deve produzir dor.

Para Okeson,[11] os exercícios de contrarresistência são feitos instruindo o paciente a colocar uma força contrária ao movimento de abertura. No caso ilustrado na Figura 6.13, é o profissional quem faz a contrarresidência, por se tratar de paciente pediátrico. Contudo, em pacientes adultos, a prática do autoalongamento é importante para o sucesso do tratamento.

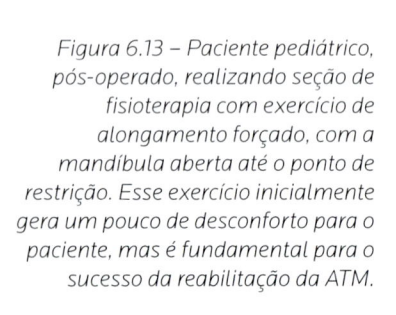

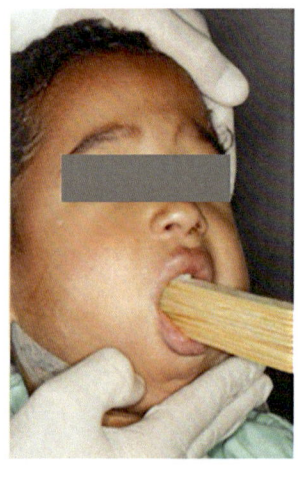

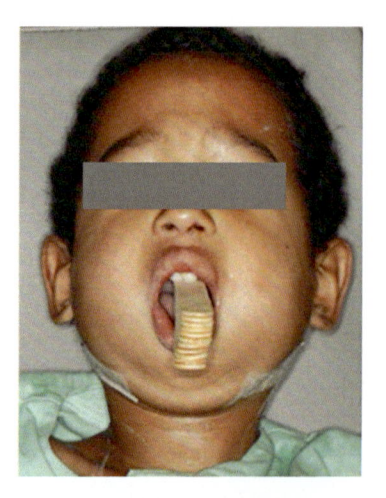

*Figura 6.13 – Paciente pediátrico, pós-operado, realizando seção de fisioterapia com exercício de alongamento forçado, com a mandíbula aberta até o ponto de restrição. Esse exercício inicialmente gera um pouco de desconforto para o paciente, mas é fundamental para o sucesso da reabilitação da ATM.*

# CONSIDERAÇÕES FINAIS

Como visto, os distúrbios da ATM têm uma etiologia variada que é, contudo, concentrada em alguns pontos bastante comuns nos consultórios odontológicos, aqui divididos em macrotrauma e microtrauma, associados a fatores ambientais e emocionais.

Uma vez gerados os distúrbios, o paciente pode evoluir para um quadro clínico mais severo (com resultados de tratamento menos previsíveis) ou pode, como é relatado na literatura, gerar adaptação ao desarranjo sem maiores consequências ao AE.

Casos graves de alteração de forma e função do disco articular, da cabeça do côndilo, da eminência articular, dos ligamentos, dos músculos e dos tecidos associados geram problemas de dor crônica. Nesses casos, a abordagem terapêutica volta-se mais para os sintomas do que para a origem do problema. Dessa maneira, a melhor forma ainda disponível de se tratar DTM é o bom diagnóstico e uma intervenção precoce ao sinal dos primeiros indícios de disfunção.

Para Okeson e de Leeuw,[4] os distúrbios da ATM frequentemente seguem uma trajetória de eventos progressivos, interdependentes, desde os sinais iniciais até um quadro degenerativo.

# 7

# Disfunções dentárias:
## bruxismo, abfração e perimólise

ALFREDO JULIO FERNANDES NETO
PAULO VINICIUS SOARES
PAULO CÉZAR SIMAMOTO JUNIOR
FLÁVIO DOMINGUES DAS NEVES

**OBJETIVOS DE APRENDIZAGEM**

- Conhecer os mecanismos associados às disfunções dentárias
- Compreender as propriedades mecânicas da estrutura dentária
- Caracterizar o bruxismo e os aspectos relacionados a seu diagnóstico e tratamento

**Lesões cervicais não cariosas (LCNCs)**

Processos de destruição que afetam os elementos dentais e não estão relacionados à doença cárie.

A redução de estrutura dental é o principal fator modulador da diminuição da resistência à fratura do elemento dental. Essa perda de estrutura pode ocorrer na região intracoronária, extracoronária e radicular. Este capítulo descreve a perda de estrutura por desgaste, degradação química e por lesões cervicais. A literatura tem descrito frequentemente diferentes formas de destruição que afetam os elementos dentais e não têm a doença cárie como fator etiológico. Tais processos desencadeiam perda das estruturas dentárias principalmente no terço cervical coronário e radicular[1-3] e são denominados de lesões cervicais não cariosas (LCNCs).

As LCNCs **são clinicamente rotineiras e cada vez mais comuns na prática odontológica.** Sua incidência tem aumentado em concomitância com o aumento da expectativa de vida das pessoas e com a diminuição da perda parcial ou total dos dentes.[4] Outro dado importante é que as LCNCs possuem etiologia multifatorial, apresentando fatores principais, fatores modificadores e moduladores do crescimento. A associação de diferentes fatores de uma patogenia é definida como mecanismo formador. No caso das LCNCs, essa associação é dinâmica, pois, para seu correto diagnóstico, é fundamental o conhecimento do real mecanismo patodinâmico formador e modulador da lesão.

Diversos estudos têm classificado esses tipos de lesão em categorias como erosão,[5,6] abrasão, atrição, corrosão e abfração.[7-9] No entanto, tais classificações consideram fatores mecânicos e químicos ácido-dependentes, mas desconsideram outros importantes fatores formadores e moduladores, como os fatores bioquímicos, eletroquímicos, enzimáticos e os efeitos piezoelétricos da dentina.

Nesse contexto, Grippo e colaboradores[10] publicaram em 2012 uma revisão da literatura abordando uma nova classificação para as

LCNCs considerando os últimos 20 anos de estudo. Essa classificação aborda o mecanismo patodinâmico associando os fatores formadores e moduladores das LCNCs (Fig. 7.1). Os três mecanismos principais dessa nova classificação são fricção, tensão e biocorrosão, os quais são influenciados por fatores moduladores (Quadro 7.1). Neste capítulo, serão enfatizados os conceitos, os aspectos etiológicos, os fatores moduladores e as características clínicas das LCNCs.

> **LEMBRETE**
>
> Os três mecanismos principais das lesões cervicais não cariosas são fricção (desgaste), tensão (abfração) e biocorrosão (química, bioquímica e eletroquímica).

**TENSÃO (Abfração)**
1. **ENDÓGENOS**
   a. Parafunção
   b. Deglutição
2. **EXÓGENOS**
   a. Mastigação
   b. Hábitos
   c. Ocupações
   d. Próteses odontológicas
3. **TIPOS DE TENSÃO**
   a. Estática
   b. Fadiga (cíclica)

**FRICÇÃO (Desgaste)**
1. **ENDÓGENOS (atrição)**
   a. Parafunção
   b. Deglutição
2. **ENDÓGENOS (abrasão)**
   a. Mastigação
   b. Ação da língua
3. **EXÓGENOS (abrasão)**
   a. Higiene dental
   b. Hábitos
   c. Ocupações
   d. Próteses odontológicas
4. **EROSÃO (movimento de líquidos)**

**BIOCORROSÃO (Químico, bioquímico e eletroquímico)**
1. **ENDÓGENOS (ácido)**
   a. Placa (cárie)
   b. Fluido crevicular gengival
   c. Gástrico
2. **EXÓGENOS (ácido)**
   a. Dieta
   b. Ocupações
   c. Fatores diversos
3. **PROTEÓLISE**
   a. Ação enzimática (cárie)
   b. Protease (pepsina e tripsina)
   c. Fluido crevicular gengival
4. **ELETROQUÍMICA**
   a. Efeito piezoelétrico da dentina

MULTI-FATORIAL / ASSOCIAÇÃO

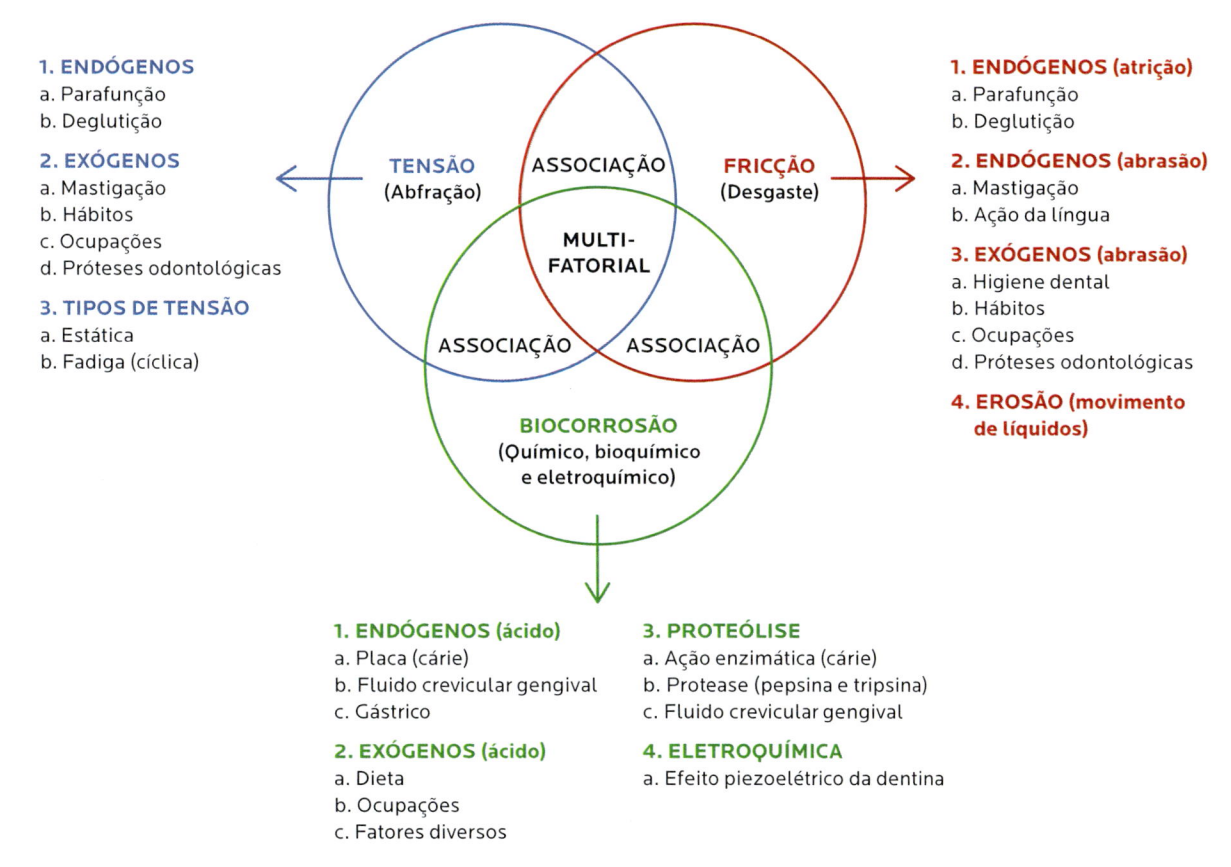

*Figura 7.1 – Mecanismos patodinâmicos das LCNCs – Associação dos fatores etiológicos.*
*Fonte: Grippo e colaboradores.[10]*

# MECANISMO DA FRICÇÃO

O mecanismo da fricção está relacionado ao desgaste das estruturas (Fig. 7.1). Como fator endógeno e exógeno desse mecanismo destaca-se o processo de **abrasão**. O desgaste da estrutura do dente pode ocorrer por forças mecânicas secundárias à ação de agentes exógenos, como abrasão por escova de dente,[3,7,11] hábitos ocupacionais, aparelhos e próteses odontológicas.[10] Nesse processo, o tamanho e a dureza das partículas abrasivas da pasta de dente, a pressão exercida e a frequência da escovação são o interesse primário.[3,12]

O desgaste dentário também pode estar relacionado à ação de fatores endógenos, como o processo de mastigação e a ação mecânica da língua. Outros itens frequentemente associados à abrasão dental incluem lápis, palito, ponta do cachimbo e grampo. Mascar fumo, morder linha e usar fio dental inadequadamente também podem causar uma abrasão clinicamente significativa.[13]

O mecanismo da fricção também pode ser modulado por fatores endógenos associados à atrição. É o desgaste resultante do contato entre dentes realizado por meio de movimentos funcionais ou parafuncionais, incluindo mastigação e bruxismo.[7]

Facetas de desgaste oclusal e incisal,[3,5,11,14] geralmente são pequenas, lisas, com bordas definidas e brilhantes, planas em etapas primárias e côncavas em etapas secundárias. Normalmente ocorrem de modo sincrônico em ambas as arcadas, nas superfícies antagônicas da parafunção. Quando associado ao processo de envelhecimento, esse fenômeno pode ser mais fisiológico do que patológico.

A atrição dental pode ser classificada em uma escala de quatro pontos com vários graus de desgaste, como mostram o Quadro 7.2 e a Figura 7.2.

> **ATENÇÃO**
>
> A destruição decorrente da fricção pode ser acelerada por deficiência na formação do esmalte (fluorose, hipoplasia ou dentinogênese imperfeita), contatos prematuros, oclusão topo a topo, abrasivos intraorais, erosão e hábitos de ranger os dentes.[13]

## QUADRO 7.1 – Fatores moduladores dos mecanismos das LCNCs

**1. SALIVA**
a. Efeito tamponante
b. Composição
c. Fluidez
d. pH
e. Viscosidade

**2. DENTE**
a. Composição
b. Forma
c. Estrutura
d. Mobilidade
e. Remineralização
f. Forma do arco dental

**3. POSIÇÃO – PROEMINÊNCIA/DEFICIÊNCIA**
a. Vestibular
b. Palatina
c. Oclusal

**4. HÁBITOS NOCIVOS**

**5. DIETA**
a. Composição
b. Frequência
c. Bebidas ácidas

**6. CONDIÇÕES SISTÊMICAS DE SAÚDE**

**7. APLICAÇÃO DE FORÇA**
a. Magnitude
b. Direção
c. Frequência
d. Local
e. Duração

## QUADRO 7.2 – Escala da atrição dental

- Grau 0 – Sem nenhum desgaste;
- Grau 1 – Desgaste mínimo nas pontas das cúspides ou superfícies oclusais;
- Grau 2 – Aplainamento de cúspides ou superfícies incisais;
- Grau 3 – Perda total de contorno e exposição dentinária quando identificável

*Fonte: Pergamalian e colaboradores.*[15]

De acordo com Grippo e colaboradores,[10] o processo de erosão também é um fator etiológico presente no mecanismo de desgaste da estrutura dental (ver Fig. 7.1). Nesse caso, a erosão não é vinculada a agentes químicos, mas provocada por fluxos e movimentações de líquidos. O hábito de bochechar um agente no estado líquido pode colaborar com o desgaste de estrutura dental previamente enfraquecida.

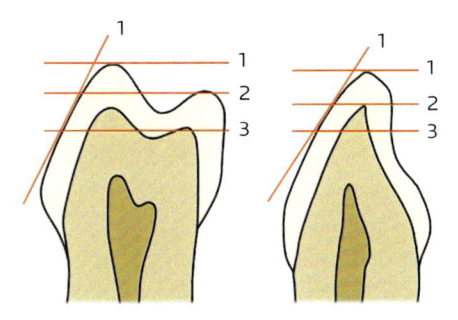

*Figura 7.2 – Escala de atrição dental.*
*Fonte: Pergamalian e colaboradores.[15]*

## MECANISMO DA BIOCORROSÃO

O termo "erosão" tem sido associado equivocadamente à ação de ácidos de origem não bacteriana. A tribologia, ciência que estuda a interação de lubrificação, fricção e desgaste, distingue os seguintes tipos:[16]

- desgaste abrasivo (fricção);
- desgaste adesivo (tração);
- desgaste decorrente de fadiga (falhas subcríticas);
- desgaste cisalhante (arrastar);
- desgaste erosivo (associado ao movimento e ao fluxo de líquidos);
- desgaste corrosivo (associado ao processo de dissolução).

A definição de erosão dental não associada ao movimento de fluidos é falha, uma vez que não envolve os processos de degradação molecular dos tecidos. Portanto, o termo biocorrosão é mais adequado para definição das LCNCs causadas por degradação química, bioquímica e eletroquímica de origem endógena e/ou exógena.[10]

Como fatores exógenos desse mecanismo, destacam-se os ácidos vinculados à dieta e os fatores ocupacionais. Já como fatores endógenos destaca-se a ação de ácidos originados da placa bacteriana, do fluido crevicular gengival e do ácido clorídrico de origem gástrica. Fatores relacionados à proteólise, como ação de enzimas oriundas da placa bacteriana, proteases (pepsina e tripsina) e fluido crevicular, bem como fatores eletroquímicos, como o efeito piezoelétrico na dentina, também devem ser considerados, pois estão associados ao mecanismo de biocorrosão.

As causas endógenas de biocorrosão costumam produzir um padrão único de perda de esmalte. O fluido gengival é ácido e pode ser corrosivo quando em contato com os dentes na região cervical.[3,10] Em dentes que suportam excesso de carga oclusal, tal processo é causado pela toxicidade dos produtos residuais do metabolismo periodontal, que não são eliminados pela corrente sanguínea em razão das tensões a que está sendo submetido no colo dentário, em forma de exudato ácido[17] (Fig. 7.3).

A biocorrosão secundária às secreções gástricas é denominada perimólise. Ela pode resultar de hérnia do hiato, esofagite, obstipação, úlcera péptica e duodenal, gravidez, regurgitação da má digestão e vômito crônico, como o visto em associação com a bulimia[13,18] (Figs. 7.4 e 7.5).

**SAIBA MAIS**

A perimólise é uma manifestação clínica comum em pacientes com anorexia nervosa, fruto da associação de regurgitação gástrica com movimentos habituais da língua sobre a superfície palatina dos incisivos superiores. A anorexia é mais frequente na puberdade (de 12 a 20 anos) e mais comum em mulheres (relação de 20 para 1).[19]

Nos pacientes com hábito de vômito, o ácido estomacal é projetado sobre a superfície da língua e entra em contato com a face palatina dos incisivos, caninos e pré-molares superiores. Nesses casos, a erosão comumente ocorre apenas após 2 anos de regurgitação.[20] A superfície oclusal dos dentes posteriores e a superfície lingual dos inferiores podem ser envolvidas em casos extremos.[10,21,22]

Tem sido relatado que qualquer substância alimentar que possua um valor de pH crítico menor do que 5,5 pode vir a corroer e desmineralizar os dentes. Isso pode ocorrer como resultado do consumo de alimentos e/ou bebidas altamente ácidos aquecidos, tais como manga e outras frutas cítricas, refrigerantes carbonatados e balas ácidas ou azedas. Enxaguatórios bucais ácidos também podem ser corrosivos. Refrigerantes carbonatados acidulados podem ser o maior componente de muitas dietas, principalmente entre adolescentes e crianças.[23]

O potencial corrosivo de qualquer bebida ácida não depende exclusivamente do valor de seu pH, mas também é fortemente influenciado por sua capacidade de tamponamento, pelas propriedades de quelação do ácido e pela frequência e duração da ingestão. Após diagnosticarem um caso de perimólise em uma adolescente, Boksman e colaboradores,[24] em 1986, encontraram como causa mais provável a ingestão diária de 700 mL de refrigerante tipo "cola".

Tabletes mastigáveis de vitamina C, tabletes de aspirina, aspirina em pó e a droga anfetamina Ecstasy têm sido associados à biocorrosão da superfície oclusal dos dentes posteriores. A aplicação tópica de

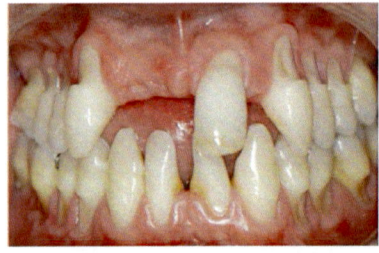

*Figura 7.3 – Caso clínico de LCNCs múltiplas. O mecanismo de fricção está associado ao mecanismo de tensão e biocorrosão.*

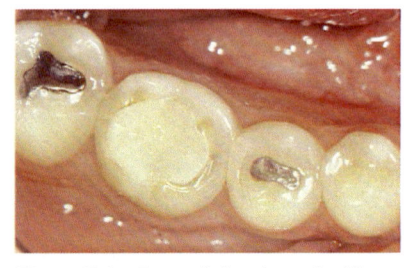

*Figura 7.4 – Caso clínico de perimólise em dentes posteriores.*

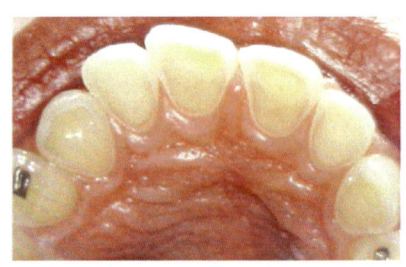

*Figura 7.5 – Vista oclusal comum de casos clínicos de perimólise em dentes anteriores.*

cocaína na mucosa oral tem sido associada à biocorrosão na face vestibular dos dentes anterossuperiores e primeiro pré-molar. Abuso de álcool também tem sido associado à alta incidência de biocorrosão, em razão da regurgitação crônica e do vômito que se originam da gastrite associada ao abuso desse tipo de substância.[8]

O bruxismo, quando combinado a regurgitação nervosa de conteúdos estomacais ácidos ou de vômitos habituais, pode dar origem à erosão adamantina e ao desgaste incisivo e palatino extremamente rápido.[25] O tratamento dessa condição deve ser realizado associando clínicas médica e odontológica. O bruxismo será abordado com mais detalhes mais adiante neste capítulo.

**SAIBA MAIS**

A biocorrosão dos dentes por causa ocupacional pode ocorrer durante exposição a gases industriais que contêm ácido hidroclorídrico ou sulfúrico, assim como o ácido usado na galvanização e na manufatura de baterias, munições e refrigerantes.[8]

## MECANISMO DA TENSÃO

O mecanismo de tensão está associado à formação de LCNC com características de abfração (ver Fig. 7.1). A palavra abfração (*ab,* distância; *factio,* quebra) define a perda patológica de tecido duro em decorrência de concentrações de tensões originadas pela aplicação de carregamentos biomecânicos. Esses carregamentos causam flexão dentária e a consequente fadiga do esmalte e da dentina em um local distante do ponto da carga oclusal.[14]

Essas lesões apresentam-se na forma de cunha nas regiões cervicais dos dentes e aventam a hipótese de que seu fator etiológico primário seja a sobrecarga oclusal. No entanto, como mostrado na Tabela 7.1, fatores como geometria dental, local e inclinação do carregamento também podem estar associados na formação desse tipo de lesão.

As lesões por abfração podem comprometer dentes subsequentes de um hemiarco ou um único elemento dentário, com boa qualidade de inserção periodontal. Sabe-se que o fator mais significativo no tratamento dessas lesões é a remoção da sobrecarga oclusal, antes do procedimento restaurador. No entanto, como demonstrado na Tabela 7.1, a remoção de outros fatores moduladores associados também é fundamental para a proteção da estrutura dental e a longevidade da restauração.

A teoria proposta por Lee e Eakle[7] em 1984 sugere como possível etiologia forças laterais (carga biomecânica) que podem criar tensão elástica de flexão e deformação da estrutura dental, desarranjando os cristais de hidroxiapatita do esmalte e permitindo que pequenas moléculas, como as de água, penetrem e tornem esses cristais mais suscetíveis ao ataque químico e à posterior deterioração mecânica (Fig. 7.6). Esse mecanismo foi validado em diversos estudos que associaram ensaios laboratoriais que mensuram deformação e métodos computacionais capazes de mensurar a distribuição de tensões.

Com o tempo, as microfraturas do esmalte e da dentina expostas pela concentração de tensão e deformação plástica se propagam perpendicularmente ao longo eixo dos dentes sob pressão, resultando em um defeito geralmente em forma de cunha[3,26] (Fig. 7.7).

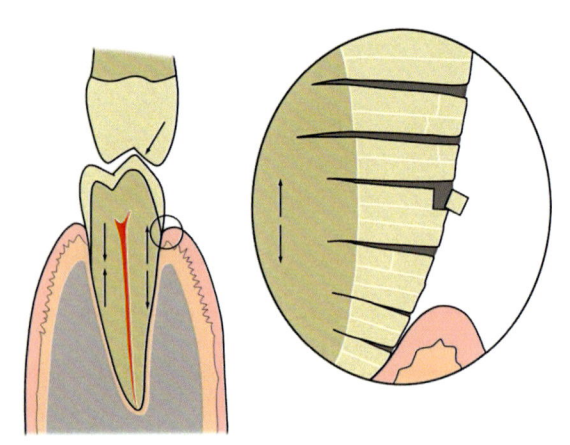

*Figura 7.6 – Desenho esquemático da teoria de Lee e Eakle.*

*Fonte: Lee e Eakle.⁷*

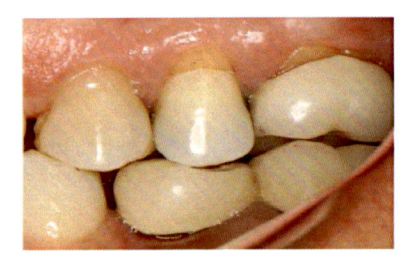

*Figura 7.8 – Vista vestibular de lesões de abfração nos elementos 25 e 26. Observe a presença de facetas de desgaste que associam o mecanismo de fricção.*

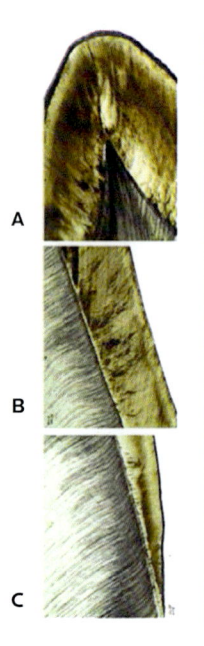

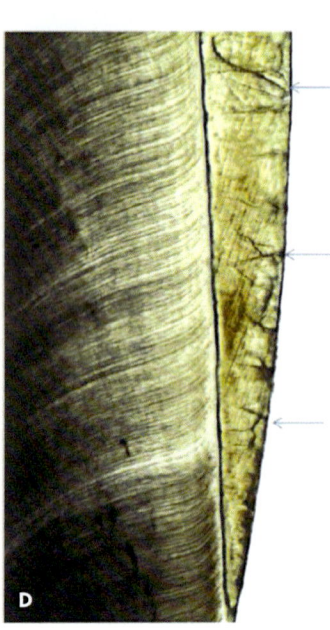

*Figura 7.7 – Padrão de distribuição dos túbulos dentinários e prismas do esmalte. (A) Terço oclusal – direção longitudinal, paralela ao longo eixo do dente. (B) Terço médio – direção oblíqua, inclinada ao longo eixo do dente. (C) Terço cervical – perpendicular ao longo eixo do dente. Observe a espessura reduzida de esmalte nessa região. (D) Setas indicando trincas no esmalte que acompanham a direção principal dos prismas. Imagens obtidas em microscópio óptico do acervo de Histologia/ICBIM-UFU.*

Observações de lesões cervicais cuneiformes podem indicar que tensões oclusais sobre o dente iniciaram essas lesões (Fig. 7.8). Estudos têm mostrado que uma carga excêntrica aplicada sobre a superfície oclusal do dente gera tensões que são concentradas nas regiões cervicais[27-30] (Fig. 7.8).

As superfícies mais acometidas nos dentes com abfração são as cervicais vestibulares. Na grande maioria dos casos, os dentes mais atingidos são os pré-molares superiores e inferiores,[2,31,32] seguidos pelos caninos[2] e pelos incisivos superiores, embora estes últimos raramente sejam relatados na literatura.[2,33]

# PROPRIEDADES MECÂNICAS DA ESTRUTURA DENTAL E CONSIDERAÇÕES BIOMECÂNICAS

As propriedades mecânicas da estrutura dental têm sido extensivamente mensuradas e variam consideravelmente entre os indivíduos, de dente para dente no mesmo indivíduo e entre indivíduos.[34] Porém, certas características físicas podem ser generalizadas.

Quando uma carga é aplicada a uma estrutura, há a formação de diversos eventos físico-mecânicos, dentre os quais se destaca a concentração e/ou dissipação de tensões no seu interior, que pode provocar microdeslocamentos, deformações elásticas e plásticas na estrutura. Quando isso ocorre dentro do limite elástico, normalmente a integridade ultraestrutural do corpo não é afetada.[35] Esse comportamento varia de acordo com a rigidez da estrutura, propriedade determinada pelo módulo de elasticidade. A rigidez é modulada pela composição e pela organização morfológica e molecular da estrutura.

O esmalte possui alto módulo de elasticidade quando comparado à dentina, sendo, portanto, uma estrutura rígida capaz de favorecer concentração de tensões no seu interior, apresentando baixos níveis de deformação. Contudo, quando a dentina está sujeita à aplicação de carregamento, apresenta maiores índices de deformação, favorecendo uma maior dissipação das tensões no seu interior. Esse comportamento decorre de seu baixo módulo de elasticidade quando comparada ao esmalte.

Embora apresente alta dureza superficial, o esmalte é também friável e frágil, com baixa tolerância a deformações plásticas. A habilidade para suportar tensão depende significativamente da magnitude e da direção das tensões relacionadas à orientação dos prismas de esmalte.[34] O carregamento aplicado em altas intensidades, em locais e inclinações que favoreçam a flexão dental, pode promover concentrações de tensões de tração e/ou compressão na região cervical do dente (Fig. 7.9).

Caso a qualidade do periodonto de sustentação não permita a mobilidade dental, essas tensões acumuladas podem favorecer problemas como deformação plástica da estrutura de esmalte/dentina cervical, microfraturas dos prismas, propagação das fraturas em direção aos túbulos dentinários, infiltração de líquidos, exposição de dentina e formação de LCNC característica de abfração. A exposição dessas estruturas fragilizadas ao meio oral favorece a associação de outros mecanismos descritos anteriormente, que contribuem para a evolução da LCNC.

O aparelho estomatognático (AE) direciona três tipos de tensão sobre o dente durante a função: compressiva, de tração e de

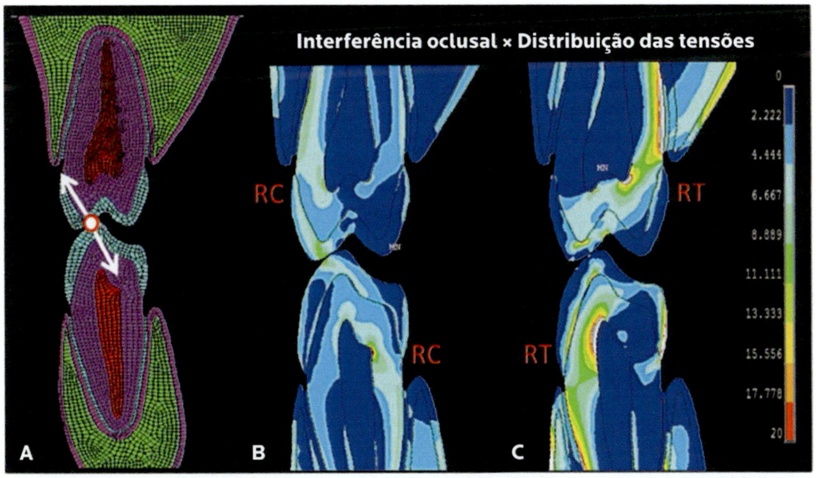

**SAIBA MAIS**

O esmalte é constituído de três componentes: mineral, que compreende o prisma de esmalte, matriz orgânica e água.

*Figura 7.9 – Distribuição de tensões pelo método de elementos finitos. (A) Simulação de interferência oclusal entre a vertente triturante da cúspide vestibular do pré-molar superior e a vertente lisa do pré-molar inferior. (B) Regiões de tensões de compressão enfatizadas na região cervical (RC). Observe a prevalência de tensões compressivas na região cervical do PM superior. (C) Critério de tensão máxima enfatizando tensões de tração na face vestibular do PM Inferior, nas regiões de tensões de tração (RT).*

*Fonte: Naves e colaboradores.[36]*

cisalhamento. A tensão compressiva é a resistência contra compressão. A tensão de tração é a resistência contra estiramento ou alongamento, e a de cisalhamento representa a resistência contra torção ou deslizamento.[7]

De acordo com Lee e Eakle,[7] a severidade da lesão é relacionada também com o número de tensões envolvidas. As forças envolvidas são variáveis e a morfologia da LCNC é orientada pela direção, magnitude, frequência, duração e localização da força de origem. Durante a função de mastigação fisiológica, forças são direcionadas no longo eixo do dente com maior quantidade de tensão localizada na junção cemento-esmalte.[7] Quando existem problemas de maloclusão, forças laterais são produzidas (tensões compressivas e/ou de tração), podendo causar deformação plástica nessa região[7] (Fig. 7.10).

A direção da força e a orientação dos prismas de esmalte representam um importante papel na habilidade do esmalte em sustentar tensões[7,37]. A ação de mastigar compreende aproximadamente 9 minutos durante as 24 horas do dia.[38]

As sequelas no envolvimento do esmalte incluem linhas finas de fratura, estrias e lesões cuneiformes.[38] Já as sequelas do envolvimento da dentina incluem uma lesão profunda na cervical em forma de V, completamente circundada pelo dente, ou várias chanfraduras na junção dentina-esmalte.[10,38] Uma invaginação da ponta da cúspide (abfração oclusal) pode ocorrer nas depressões em molares e pré-molares como resultado da invaginação dos prismas de esmalte na superfície oclusal.[38]

A localização da lesão é determinada pela direção da força lateral que produz a tensão. O tamanho da lesão é determinado pela magnitude e pela frequência da tensão produzida.[7] A relação entre as lesões de abfração e a morfologia e a anatomia do dente na junção dentina-esmalte (espessura do esmalte e dentina) também foram examinadas[6,7,37].

A presença da lesão cervical com morfologia de cunha é fator concentrador de tensão. Pode-se observar na Figura 7.11 a distribuição de tensões na lesão pelo critério de máxima tensão principal. Durante um carregamento direcionado ao longo eixo do dente, há concentração de tensões de compressão na região do fundo da lesão e de tensões de tração na região do ângulo da lesão próximo ao esmalte superficial. Quando a direção da força muda, o dente flexiona e o padrão de tensão modifica-se continuamente, na mesma área de tração para compressão e de compressão para tração. Dessa forma, a compressão e a tração que ocorrem de forma dinâmica e cíclica podem levar a estrutura dental ao limite da resistência e ao consequente rompimento microestrutural de esmalte e dentina, favorecendo a progressão da lesão ao longo do tempo.[1,26,39,40]

Observa-se na Figura 7.12 que a maior profundidade de lesão cervical promove maiores níveis de deformação da estrutura dental. Esse achado vem ao encontro da literatura, uma vez que Palamara e colaboradores[41] também afirmam que, onde há perda de substrato

> **ATENÇÃO**
>
> O dente canino atua sobre os movimentos laterais na dentição, exercendo função protetora para o relacionamento dos dentes posteriores. Se os caninos são ausentes, forças laterais são transmitidas para o dente posterior, caracterizando um fator etiológico de futuras lesões de abfração.

Figura 7.10 – Distribuição de tensões pelo método de elementos finitos-3D. (A) Simulação de contato oclusal distribuído nas vertentes trituradoras das cúspides palatina e vestibular. Observe que, mesmo em situações de distribuição homogênea do carregamento, as tensões se acumulam no centro da lesão. Essa é uma justificativa para sempre restaurá-las após o ajuste oclusal. (B) Tensões de tração e compressão enfatizadas pela simulação de contato prematuro sobrecarregando a cúspide vestibular. Máximas tensões concentradas no centro da LCNC

Fonte: Pereira e colaboradores.[30]

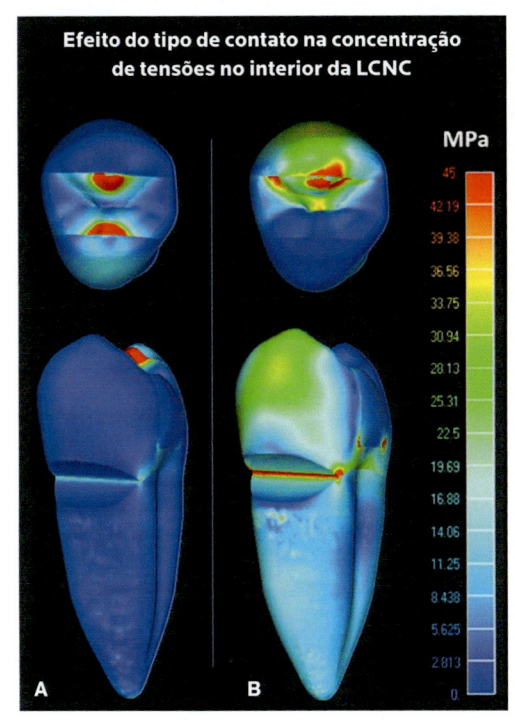

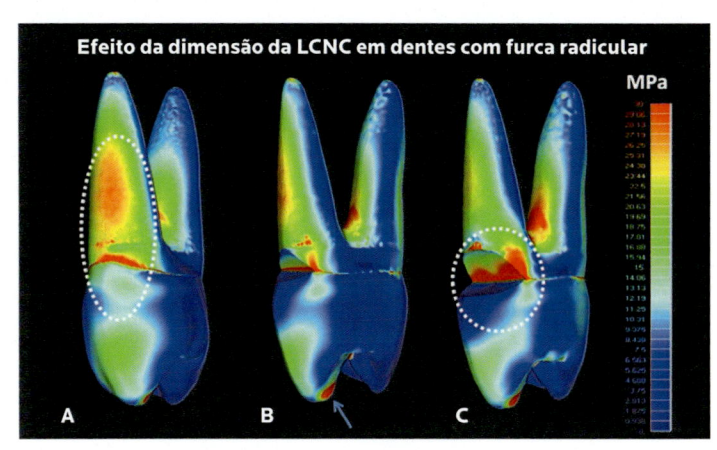

Figura 7.11 – Distribuição de tensões pelo método de elementos finitos-3D em dentes bifurcados. (A) Dente hígido com sobrecarga da cúspide vestibular – concentração de tensões na região cervical e no periodonto de suporte. (B) Contato único oblíquo (simulando interferência oclusal). Observe as tensões concentradas na base da lesão e na furca cervical. (C) O aumento da dimensão da LCNC favoreceu uma maior concentração de tensões nessa região e na furca cervical.

Fonte: Souza e colaboradores.[29]

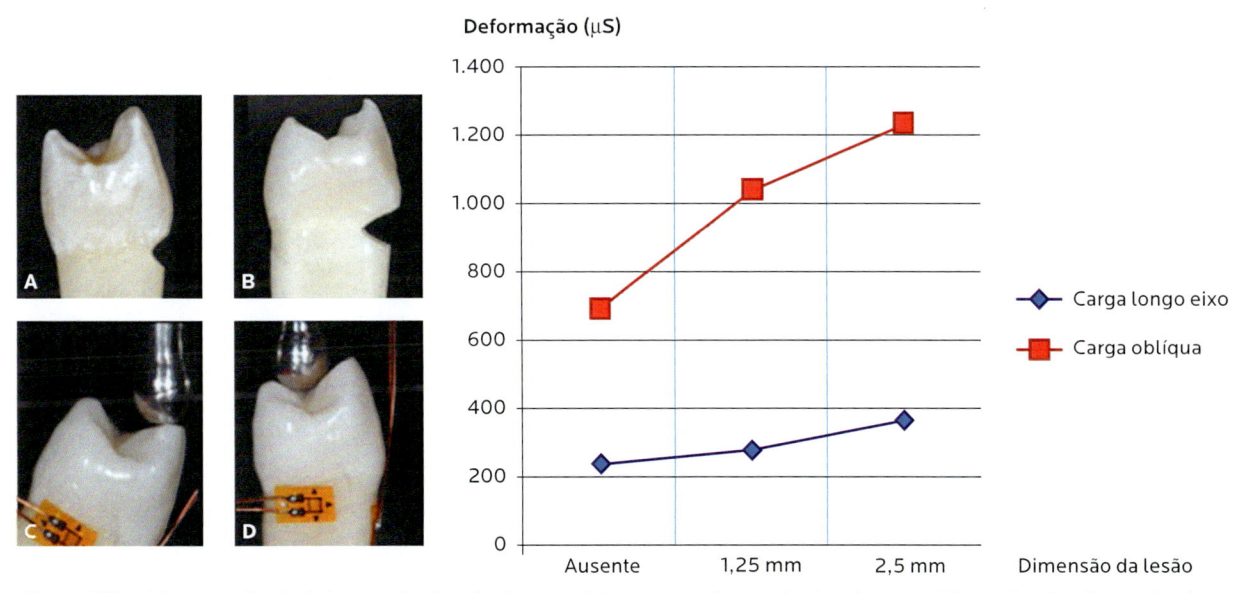

Figura 7.12 – Mensuração da deformação da estrutura dental por meio do ensaio de extensometria, variando o tamanho da LCNC e o tipo de carregamento. (A) Simulação de lesão rasa de 1,25 mm. (B) Simulação de lesão profunda 2,5 mm. (C) Simulação laboratorial de interferência oclusal por meio de carregamento oblíquo. (D) Carregamento oclusal ou axial, distribuído ao longo eixo do dente. Observe no gráfico que o aumento da profundidade da lesão e o carregamento oblíquo (flexivo) favorecem o aumento da deformação da estrutura dental. Altos níveis de deformação influenciam no aumento e na propagação da LCNC.

Fonte: Souza e colaboradores.[29]

dental, há maior concentração de tensões e deformação na área adjacente da LCNC e ao redor da junção cemento-esmalte, acelerando o processo de perda de estrutura dental. Adicionalmente, Kuroe e colaboradores[42] concluíram em seus estudos que a morfologia e a dimensão da lesão determinam a severidade da concentração de tensões.

A restauração da lesão com resina composta direta é necessária para evitar concentração de tensão e altos valores de deformação nessa região. A presença da lesão cervical não restaurada torna o padrão de tensão-deformação ainda mais crítico, de modo que as tensões geradas se direcionem para a lesão, principalmente para seu fundo base. Assim, a restauração dessas lesões melhora o comportamento biomecânico, tanto a distribuição das tensões quanto os níveis de deformação, consequentemente melhorando o prognóstico das lesões e longevidade da restauração.[32,43] Contudo, mesmo quando a lesão está restaurada, na presença de carregamento oblíquo ou flexivo, essa restauração estará comprometida ao longo do tempo. Portanto, é necessário realizar ajuste oclusal nessa situação (Fig. 7.13).

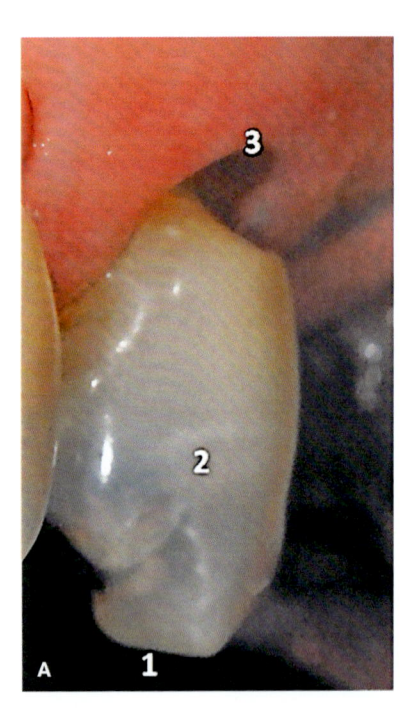

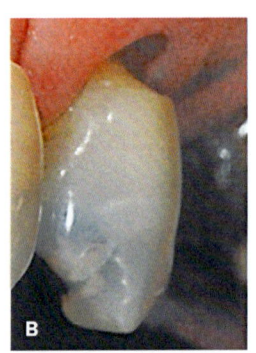

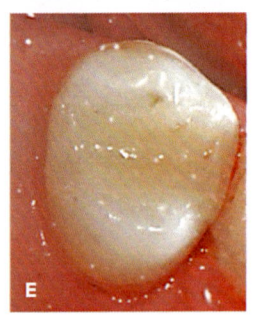

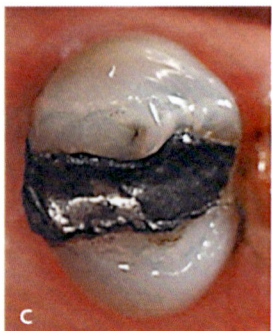

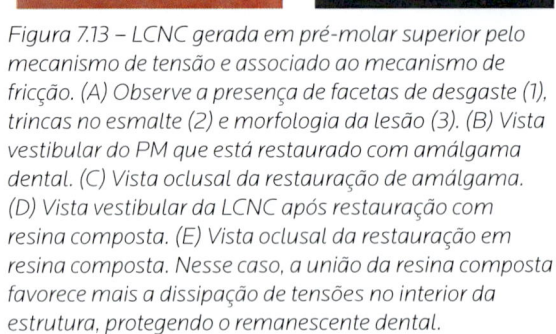

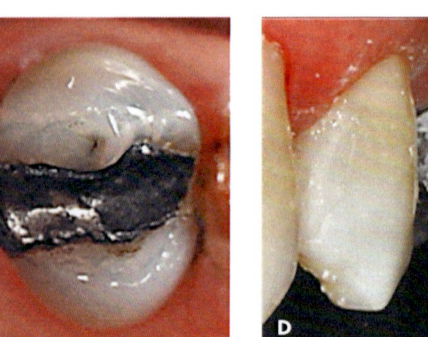

*Figura 7.13 – LCNC gerada em pré-molar superior pelo mecanismo de tensão e associado ao mecanismo de fricção. (A) Observe a presença de facetas de desgaste (1), trincas no esmalte (2) e morfologia da lesão (3). (B) Vista vestibular do PM que está restaurado com amálgama dental. (C) Vista oclusal da restauração de amálgama. (D) Vista vestibular da LCNC após restauração com resina composta. (E) Vista oclusal da restauração em resina composta. Nesse caso, a união da resina composta favorece mais a dissipação de tensões no interior da estrutura, protegendo o remanescente dental.*

## PARAFUNÇÕES

No grupo de pacientes suscetíveis a distúrbio dentário, a presença de distúrbios oclusais e de outros fatores de origem psicológica e sistêmica induz o desenvolvimento de parafunções, que podem provocar perda não cariosa das estruturas dentárias (Fig. 7.14). São consideradas parafunções apertar e/ou ranger dentes, morder lábios e bochecha, chupar dedo, roer unha, hábitos posturais (mastigação unilateral, protrusão da mandíbula), entre outros.

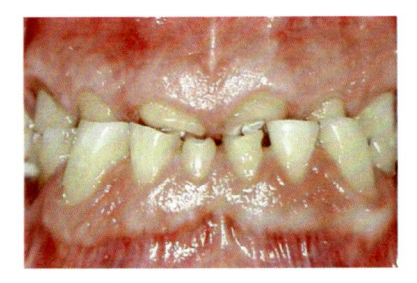

*Figura 7.14 – Caso clínico de paciente com disfunção dentária – parafunção (bruxismo). Observe a saúde dos tecidos periodontais.*

## BRUXISMO

O termo bruxismo tem sido atribuído ao longo da história a vários distúrbios, tais como apertamento dentário (bruxismo cêntrico) e ranger dos dentes (bruxismo excêntrico), resultando em desgaste não funcional das superfícies dentárias. É fundamental que o cirurgião-dentista conheça a etiologia desse hábito de origem multifatorial, que causa controvérsia entre os autores e grande dificuldade no estabelecimento de seu diagnóstico e tratamento.

### ETIOLOGIA

Os fatores etiológicos do bruxismo podem ser divididos em intra e extrabucais.[17] Como fatores intrabucais, qualquer prematuridade ou interferência oclusal poderá ser responsável pelo início do bruxismo. Esses fatores classificam-se em iatrogênicos primários e secundários.

**FATORES IATROGÊNICOS:** Qualquer interferência ou prematuridade ocasionada por tratamento incorreto, conservador, protético ou ortodôntico.

**FATORES IATROGÊNICOS PRIMÁRIOS:** Prematuridades que alteraram a harmonia entre a relação cêntrica (RC) e a máxima intercuspidação (MI), ocasionando a posição de máxima intercuspidação habitual (MIH). Essas prematuridades e interferências geram no indivíduo uma reação inconsciente, que tenta eliminá-las para encontrar o equilíbrio fisiológico.

**FATORES IATROGÊNICOS SECUNDÁRIOS:** Qualquer distúrbio oclusal não dentário propriamente dito, como gengivite, estomatite, cálculo, periodontite, galvanismo e outros.

Os fatores extrabucais classificam-se em psicológicos, sistêmicos e uso de drogas.

**FATORES PSICOLÓGICOS:** Geralmente estão ligados a estresse emocional, inibição, raiva, frustração, hostilidade, ansiedade, apreensão, medo, privação de necessidades básicas, obstáculos na realização pessoal, separação, viuvez, perda de emprego, aposentadoria e outros.

**FATORES SISTÊMICOS:** Alterações obstrutivas do trato digestivo, parasitas intestinais, desequilíbrio enzimático na digestão (causando estresse abdominal crônico), distúrbios endócrinos (hipertireoidismo),

---

**Bruxismo**

Todo contato de dentes antagônicos com pressão e/ou deslizamento fora dos movimentos fisiológicos de mastigação e deglutição.

**SAIBA MAIS**

Karolyi, em 1901, foi o primeiro a realizar um estudo científico sobre o bruxismo e o denominou neuralgia traumática. Posteriormente, esse distúrbio foi denominado de efeito Karolyi por Weski em 1928; neurose do hábito oclusal por Tishler em 1928; bruxismo por Miller em 1936; parafunção por Drum em 1967, e ultimamente é considerado um hábito parafuncional.[17]

**SAIBA MAIS**

Outros fatores intrabucais além dos etiológicos que contribuem para o desenvolvimento do bruxismo são defeitos anatômicos dos dentes, superfícies ásperas, inclinação de dentes e oclusão unilateral.

alterações nutricionais (hipocalcemia, hipovitaminose), alterações sanguíneas e epilepsia.

**USO DE DROGAS:** Uso de anfetaminas e derivados, L-dopa, fenotiazina (em pacientes com discinesia tardia), álcool.

No bruxismo cêntrico, bem como no excêntrico, o que realmente ocorre é a combinação de fatores intra e extrabucais. Pequena interferência em pessoa com grande tensão ou grande interferência em pessoa com pequena tensão inicia e/ou mantém o bruxismo. Ao contrário, o bruxismo não se desenvolve em pessoa com pequena tensão e ausência de interferências oclusais. Esse distúrbio pode se manifestar de várias formas: em dentes, periodonto, músculos e articulações.

## MANIFESTAÇÕES DENTÁRIAS

Além dos processos de desgaste, fricção, abrasão e atrição descritos anteriormente, destacam-se:

**HIPERSENSIBILIDADE PULPAR:** Excessivo esforço que produz uma hiperemia pulpar com reação dolorosa, especialmente ao frio.

**PULPITES:** Decorrentes dos resíduos catabólicos pulpares e da reação dentinária de proteção.

**FRATURAS:** De coroas, raízes ou restaurações (Fig. 7.15).

**PERDA DE SUBSTÂNCIA DENTÁRIA:** Aumento da interface esmalte-cemento.

**SONS OCLUSAIS:** Sons de ranger patognomônicos do bruxismo, audíveis em 18% dos bruxômanos. Ocorrem em movimentos excêntricos produzidos por fricção, noturnos e inconscientes. Um som "oco" é auscultado em razão de uma inflamação periodontal que acolchoa o dente, que se apresenta facetado e com mobilidade anormal.

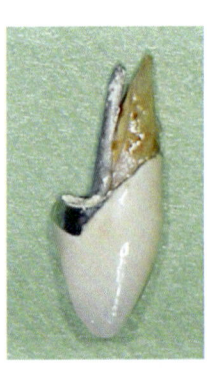

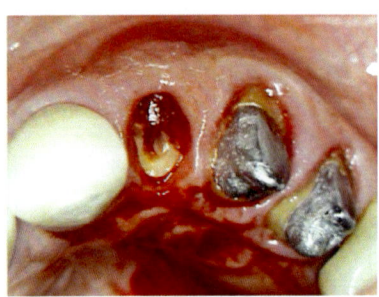

*Figura 7.15 – Caso clínico de bruxismo com fratura dentária.*

## MANIFESTAÇÕES PERIODONTAIS

**MOBILIDADE:** Ocorre em dentes com o periodonto sadio, resultante da sobrecarga oclusal, pois aumenta a largura do espaço periodontal sem que haja inflamação do ligamento periodontal. Apesar dessa mobilidade, histologicamente não ocorrem formação de bolsa periodontal e perda de inserção conjuntiva, mas há efeito significativo sobre o osso alveolar. Isso demonstra que pacientes com estado periodontal normal e bruxismo noturno têm mobilidade dentária matinal que diminui ao longo do dia. Pacientes com bruxismo e cúspides altas têm maiores problemas periodontais.

**DESTRUIÇÃO ÓSSEA:** No bruxismo ocorre uma destruição traumática sem bolsa, pois, para que apareça lesão periodontal, devem-se produzir duas lesões isoladas, uma sobre a gengiva marginal e outra sobre a inserção epitelial. O bruxismo não compromete a gengiva marginal, sendo apenas um fator contribuinte à enfermidade periodontal.[44] O ligamento periodontal absorve grande parte da força oclusal e pode convertê-la em tensão ou pressão na lâmina dura, resultando em alterações sobre o osso alveolar. Quando o limite de sustentação fisiológico é excedido, podem ocorrer hemorragia, trombose e degeneração do cemento e do ligamento periodontal, que se manifesta como espessamento do espaço periodontal. A pressão estimula os osteoclastos, e a tensão, os osteoblastos. O resultado pode ser visto como afinamento ou perda da lâmina dura (ou espessamento desta), coincidente com o ponto de condensação óssea. Em outras ocasiões, podem-se observar exostoses em diversas zonas dos ossos maxilares e da mandíbula.

**PERIODONTIA TRANSITÓRIA:** Apresenta-se como dor matinal à percussão e à mastigação que desaparece no decorrer do dia.

## MANIFESTAÇÕES MUSCULARES

**HIPERTONICIDADE MUSCULAR:** Ocorre em razão das contrações isométricas e da abolição do reflexo flexor. Cria-se um espasmo e, como consequência, os músculos se contraem e impedem o controle dos movimentos das articulações temporomandibulares (ATMs), produzindo resistência à intenção do operador em guiar a mandíbula para a posição de RC e para as posições de lateralidade.

**MIOSITES:** São causadas pela manutenção da contração isométrica das fibras musculares. Os produtos tóxicos resultantes de seu metabolismo não podem ser eliminados com a rapidez necessária pela corrente sanguínea, e assim se acumulam produzindo zonas inflamatórias, dolorosas à palpação.

**MIALGIAS:** Quando o acúmulo de produtos tóxicos se torna crônico, produz uma verdadeira agressão química às estruturas tissulares, causando dor espontânea sem pressão ou movimento.

**HIPERTROFIAS:** Apresentam-se geralmente nos músculos masseteres bilaterais, produzindo uma alteração da harmonia facial.

**LIMITAÇÃO FUNCIONAL:** Ocorre como consequência da dor muscular. Ao abrir a boca, o paciente percebe uma sensação dolorosa e evita a abertura, o que produz estiramento das fibras e compressão da zona dolorosa. Deve-se verificar se essa limitação funcional é de origem muscular ou articular por impedimento mecânico. Para o diagnóstico, realiza-se uma abertura forçada colocando-se o dedo polegar sobre o bordo incisal superior e o indicador sobre o bordo incisal inferior. A seguir, mede-se a abertura com um calibrador e tenta-se aumentar a abertura. Caso ocorra dor, a causa é muscular (Fig. 7.16).

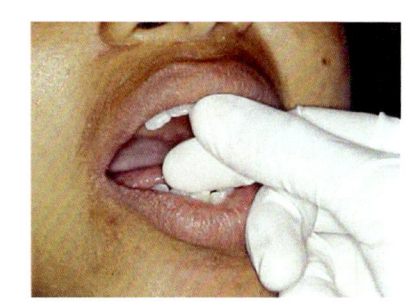

*Figura 7.16 – Exercício de abertura forçada da mandíbula. Técnica bidigital.*

## MANIFESTAÇÕES ARTICULARES

O bruxismo crônico contribui em 50% para a patologia articular. A dor, frequentemente unilateral e relacionada à dor muscular, ocorre apenas à palpação ou à função, não é espontânea. A palpação deve ser bilateral, primeiro externamente e sem movimento; se houver dor, faz-se movimento. Isso não significa que ocorra somente nas ATMs. Geralmente, é periarticular (muscular), faz-se então a palpação interna do conduto auditivo externo, com e sem função. Se houver dor, é mais provável que sejam as ATMs do que a zona periarticular.

Para discernir se a dor é nas ATMs ou não, realiza-se a manobra de Kerg Pulser, mediante o uso de uma cunha de madeira. Se a dor diminuir, é porque o deslocamento do menisco permite o toque das superfícies ósseas, o que leva a dor; e a cunha o evita. Já na articulação oposta, se houver aumento considerável da dor, esta se deve ao travamento das superfícies ósseas.

**TÉCNICA** A manobra de Kerg Pulser consiste na colocação de uma cunha de madeira entre os dentes do arco correspondente à articulação dolorida. Se a dor melhorar, esta se deve às ATMs.

**RESTRIÇÃO DE MOVIMENTOS:** Dificuldade na mastigação e descoordenação na abertura e no fechamento dos maxilares. Se a causa for articular, a trajetória de abertura e fechamento será sempre a mesma; do contrário, será muscular.

**RUÍDOS ARTICULARES:** Estalidos por hiperatividade muscular, descoordenação muscular, deslocamento do disco articular e alterações morfológicas das ATMs.

## CONSEQUÊNCIAS CLÍNICAS

São consequências do bruxismo facetas de desgaste lisas e brilhantes, perda da guia canina e/ou da guia anterior, dor de cabeça por contração muscular (recorrente), dor articular, estalido (alterações morfológicas da articulação), dor miofascial, fraturas de dentes e restaurações, maloclusão, perda de osso alveolar, abrasão dentária, dor, pulpite, destruição de trabalhos odontológicos existentes, fadiga muscular ao despertar, descoordenação dos movimentos mandibulares, desgaste e até perfuração do disco articular, remodelação condilar, achatamento das superfícies articulares, hipertrofia muscular, síndrome parotídea masseterina e envolvimento estético.

## DIAGNÓSTICO

Aproximadamente 10% da população adulta e 5% das crianças são conscientes de seu bruxismo noturno. Apenas 20% do bruxismo pode ser identificado pelo exame do padrão de desgaste dental. Geralmente, o bruxismo noturno inicia primariamente com o apertamento. Ocorre desgaste mínimo, mas há associação a dor articular ou muscular e fadiga e/ou rigidez muscular ao despertar. Se a causa do bruxismo não está completamente clara, um fato parece certo: há mais de um fator responsável pelo bruxismo. É também evidente que não há um único tratamento capaz de eliminar ou mesmo reduzir consideravelmente o bruxismo, porém os sinais e sintomas parecem desaparecer completamente com a cuidadosa eliminação de interferências oclusais.

## BRUXISMO EM CRIANÇAS

Embora o bruxismo tenha sido mais estudado em pacientes adultos, é frequentemente observado em dentes decíduos, apresentando desgastes severos em suas faces oclusais e incisais. Os sintomas são semelhantes em todas as idades. As diferenças devem-se à maior capacidade das crianças em tolerar alterações nas estruturas do AE e ao seu maior potencial de regeneração.

Assim como nos adultos, a etiologia do bruxismo é multifatorial, podendo ser oclusal, psicológica e sistêmica. Contudo, no caso de crianças, acrescentam-se ainda às causas oclusais as prematuridades ocasionadas pela transição da dentição decídua para a mista. As manifestações e consequências do bruxismo em crianças também são semelhantes às dos adultos, porém as atrições são mais severas nos dentes decíduos, em decorrência de sua menor resistência.

No diagnóstico de crianças que apresentam bruxismo, é de extrema importância a presença dos pais durante a anamnese, pois eles podem relatar a prática do ruído característico do ranger dos dentes durante o sono. Existe a possibilidade de esse fenômeno ser passageiro e eventualmente desaparecer, o que torna seu diagnóstico e tratamento questionáveis. Existem poucas evidências de danos permanentes, sendo menos frequentes após os 12 anos (Fig. 7.17).

## OPÇÕES DE TRATAMENTO

O tratamento deve ser multidisciplinar e abranger vários aspectos, como a terapia odontológica direta (ajuste oclusal, odontologia restauradora) e a indireta (placas oclusais, calor local, fisioterapia, terapias médica, farmacológica e psicológica e autorrecondicionamento).

- O ajuste oclusal pode ser realizado sempre que estiverem presentes os sinais e sintomas de oclusão traumática, discrepância em RC e interferências oclusais nos movimentos mandibulares excêntricos. Sabe-se, contudo, que muitas vezes o ajuste oclusal por si só não é suficiente para eliminar o hábito, pois, além dos fatores oclusais, na grande maioria dos casos, o fator psicológico está presente.

- A terapia restauradora deve ser realizada sempre que houver superfície coronária dentária parcial ou totalmente destruída e que sua reconstituição for necessária para o restabelecimento da dimensão vertical de oclusão (DVO), da oclusão em relação cêntrica (ORC), da estabilidade oclusal e da guia anterior.

- A terapia com placas oclusais diminui a sintomatologia mesmo não interrompendo o bruxismo, pois pode atuar nas ATMs, induzindo o côndilo a se posicionar corretamente na fossa mandibular. Isso resulta na simples distribuição das forças mastigatórias, que talvez seja

**ATENÇÃO**

Se não for diagnosticado e tratado devidamente, o bruxismo iniciado na infância pode gerar profundas alterações no AE do paciente quando adulto.

**LEMBRETE**

O diagnóstico precoce do bruxismo em crianças permite o tratamento adequado e cria condições propícias para o desenvolvimento fisiológico do AE.

**LEMBRETE**

O bruxismo ocorre com maior frequência em crianças com lesão cerebral, que apresentam, entre outras características, sinais de imaturidade e retardo no desenvolvimento da propriocepção normal dos dentes e do periodonto.

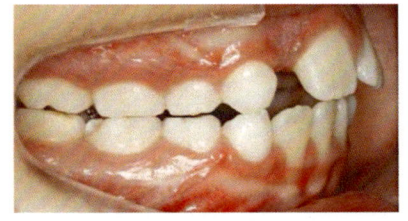

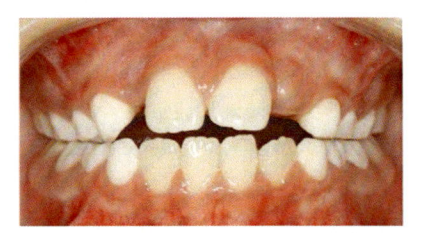

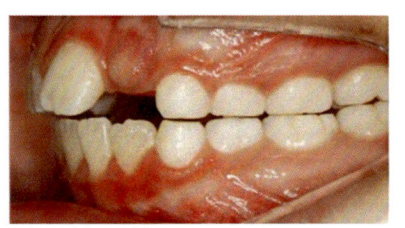

*Figura 7.17 – Paciente infantil, dentição mista, com sinais de faceta de desgaste associados ao bruxismo.*

Fonte: Imagens cedidas por Prof.ª Myrian Stella Novaes e Prof. Ronan Machado Alcântara.

responsável por esse alívio sintomatológico. A terapia com calor local produzido por toalha úmida aquecida sobre a região sintomática, mantida por 10 a 15 minutos (nunca ultrapassando 30 minutos), aumenta a circulação sanguínea na área aplicada, aliviando a sintomatologia.

A fisioterapia e o uso de neuroestimulação elétrica transcutânea (TENS) são recomendáveis nos casos de dores faciais provocadas pelo bruxismo, mostrando-se como meios efetivos de controlar a dor e induzir ao relaxamento muscular. A terapia farmacológica, como a utilização de relaxantes musculares, tem efeito somente durante o uso do fármaco, reiniciando o hábito quando da sua interrupção. A terapia psicológica deve ser exercida por profissional da área.

O correto planejamento reabilitador deve ser precedido de um correto diagnóstico. A maioria das LCNCs são consequências clínicas da associação de diferentes fatores etiológicos. Portanto, faz-se necessário o conhecimento de todos os mecanismos formadores das lesões cervicais não cariosas, suas manifestações dentárias e suas consequências clínicas.

> **ATENÇÃO**
>
> Eventualmente, o bruxismo pode ser erroneamente confundido com lesões de perimólise.

# 8

# Ajuste oclusal por desgaste seletivo

ALFREDO JULIO FERNANDES NETO
FLÁVIO DOMINGUES DAS NEVES
PAULO CÉZAR SIMAMOTO JUNIOR

O ajuste oclusal é a conduta terapêutica que propõe modificações nas superfícies de dentes, restaurações ou próteses, por meio de desgaste seletivo ou acréscimo de materiais restauradores. Seu objetivo é harmonizar os aspectos funcionais maxilomandibulares na oclusão em relação cêntrica (ORC) e nos movimentos excêntricos.

O ajuste oclusal busca melhorar as relações funcionais da dentição para que estas, em conjunto com o periodonto de sustentação, recebam estímulos uniformes e funcionais, propiciando as condições necessárias para a saúde do sistema neuromuscular e das articulações temporomandibulares (ATMs). As indicações e contraindicações do ajuste oclusal são apresentadas no Quadro 8.1.

- Os sinais clínicos da oclusão traumática incluem mobilidade dentária; migração dentária; padrão anormal de desgaste oclusal (facetas); abcessos periodontais (especialmente em áreas de bifurcação); hipertonicidade dos músculos da mastigação; sensibilidade à pressão, som seco à percussão, ocasionalmente atrofia ou recessão gengival, disseminação da inflamação e proliferação epitelial; profundidade desigual das bolsas periodontais e bolsas intraósseas.

- Já os sinais radiográficos incluem perda da continuidade da lâmina dura, espaço periodontal alargado, reabsorção radicular externa, hipercementose, osteosclerose, reabsorção interna dos dentes, calcificação pulpar, reabsorção óssea do tipo vertical e necrose pulpar de dentes hígidos.

- São considerados sintomas de oclusão traumática a sensibilidade das estruturas periodontais, hipersensibilidade pulpar e dentinária, desconforto regional vago e dor muscular ou da ATM.

### OBJETIVOS DE APRENDIZAGEM

- Conhecer os princípios do ajuste oclusal
- Orientar o planejamento e a execução do ajuste oclusal
- Distinguir os diferentes tipos de ajuste oclusal
- Detalhar as fases do tratamento de ajuste oclusal

### Oclusão traumática

Estresse oclusal anormal capaz de produzir (ou que tenha produzido) lesões nos dentes, no periodonto ou no sistema neuromuscular.[1]

### ATENÇÃO

Deve-se indicar o ajuste oclusal somente após correto diagnóstico da necessidade do paciente. Não se realiza ajuste oclusal preventivo, apenas na presença de sinais e sintomas de distúrbio oclusal.

### QUADRO 8.1 – Indicações e contraindicações do ajuste oclusal

| Indicações | Contraindicações |
|---|---|
| Presença de sinais e sintomas de oclusão traumática e quando as relações oclusais puderem ser melhoradas por meio de ajuste, nas seguintes situações:<br><br>• Discrepância oclusal em relação cêntrica;<br>• Tensão muscular anormal (ocorrendo consequente desconforto e dor resultante de hábitos, como apertamento ou bruxismo);<br>• Presença de distúrbio neuromuscular;<br>• Previamente a procedimentos restauradores extensos para estabelecer um padrão oclusal ótimo;<br>• Para a estabilização dos resultados obtidos pelo tratamento ortodôntico e pela cirurgia bucomaxilofacial;<br>• Como coadjuvante no tratamento periodontal, nos casos com mobilidade dental. | O ajuste oclusal é contraindicado nas seguintes condições:<br><br>• Profilaticamente (sem que o paciente apresente sinais e sintomas de oclusão traumática);<br>• Sem diagnóstico da causa do distúrbio;<br>• Quando há desconhecimento da técnica correta de como fazê-lo, pois o mau ajuste piora o quadro. |

## PRINCÍPIOS DO AJUSTE OCLUSAL

Os princípios do ajuste oclusal são os seguintes:

- eliminar os contatos que defletem a mandíbula da posição de RC para a máxima intercuspidação habitual (MIH);
- dirigir os vetores de força para o longo eixo dos dentes;
- evitar, sempre que possível, qualquer redução na altura das cúspides de contenção cêntrica;
- estreitar a mesa oclusal;
- obter a estabilidade em RC, e a partir daí não alterar mais as cúspides de contenção cêntrica.

## EXECUÇÃO DO AJUSTE OCLUSAL

A execução do ajuste oclusal deve ser precedida de um meticuloso planejamento, devendo-se considerar:

- revisão da literatura especializada pertinente;
- revisão da fisiologia do aparelho estomatognático (AE);

- enceramento das superfícies oclusais;
- montagem dos modelos de estudo do paciente em articulador semiajustável (ASA), em RC;
- análise funcional da oclusão nos modelos de estudo montados, aplicando-se as regras de orientação para o ajuste preconizadas por Guichet;
- ajuste da oclusão do paciente.

As regras para orientar o ajuste oclusal por desgaste seletivo foram concebidas didaticamente na seguinte sequência:

## AJUSTE OCLUSAL EM RELAÇÃO CÊNTRICA

- com deslize em direção à linha média;
- com deslize em direção contrária à linha média;
- com deslize em direção anterior;
- sem deslize.

## AJUSTE OCLUSAL EM LATERALIDADE

- movimento de trabalho;
- movimento de balanceio.

## AJUSTE OCLUSAL EM PROTRUSÃO

O local do desgaste na superfície oclusal deve restringir-se única e tão somente à área demarcada pela fita marcadora. Para o desgaste, utiliza-se uma broca diamantada ou de aço do tipo 12 lâminas em alta rotação cuja forma melhor se adapte à face do dente a ser ajustada.

Observam-se três posições distintas do relacionamento oclusal antes e após o ajuste:

**MÁXIMA INTERCUSPIDAÇÃO HABITUAL (MIH):** Posição adquirida em que se tem estabilidade oclusal independentemente da estabilidade condilar (RC), resultando em máxima intercuspidação (MI) diferente da RC antes do ajuste.

**RELAÇÃO CÊNTRICA (RC):** Posição de estabilidade condilar independentemente da estabilidade oclusal (MI).

**OCLUSÃO EM RELAÇÃO CÊNTRICA (ORC):** Posição em que se tem estabilidade condilar (RC) coincidente com estabilidade oclusal (MI), posição almejada ao concluir o ajuste.

O ajuste será considerado concluído quando for obtida a estabilidade condilar (RC), sua contenção pelo maior número possível de contatos oclusais bilaterais (MI) e a ausência de contato nos dentes anteriores (se estes ocorrerem, devem ser simultâneos aos contatos dos dentes posteriores), o que caracteriza a obtenção da ORC.

**LEMBRETE**

O ajuste oclusal é sempre realizado em RC, visto que o que se busca é o restabelecimento da ORC.

# TIPOS DE AJUSTE OCLUSAL

## DESLIZE EM DIREÇÃO À LINHA MÉDIA

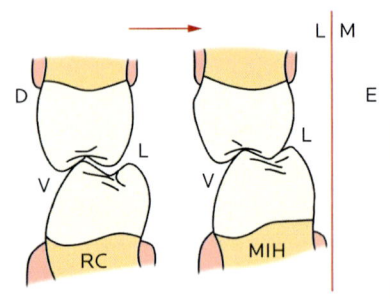

*Figura 8.1 – Desenho esquemático da localização dos contatos deflectivos no deslize em direção à linha média. D, lado direito; E, lado esquerdo; V, face vestibular; L, face lingual.*

Ocorrerá sempre que houver um contato deflectivo entre uma cúspide funcional (contenção cêntrica) e uma cúspide não funcional (não contenção cêntrica).

**LOCAL DO CONTATO:** Vertente lisa da cúspide funcional (vestibular inferior, palatina superior ou ambas) *versus* vertente triturante da cúspide não funcional (vestibular superior, lingual inferior ou ambas) (Fig. 8.1).

**LOCAL DE DESGASTE:** Em todas as situações de contato entre cúspide funcional e cúspide não funcional, este ocorrerá em vertente lisa *versus* vertente triturante, estruturas de diferentes importâncias funcionais. Em razão disso, opta-se prioritariamente pelo desgaste na vertente lisa até que o contato ocorra na ponta da cúspide funcional. Em seguida, desgasta-se o contato na vertente triturante da cúspide não funcional (Figs. 8.2 e 8.3).

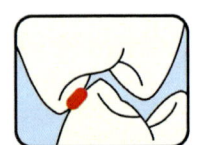

Contato deflectivo (cúspide de contenção cêntrica × cúspide de não contenção)

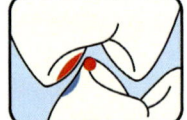

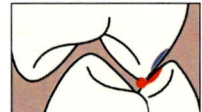

Desgaste a vertente lisa da cúspide cêntrica até obter um contato de ponta.

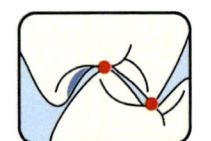

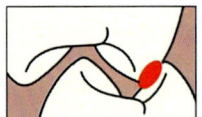

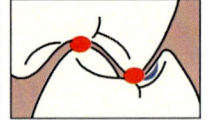

Desgaste a vertente triturante oposta até o contato da cúspide cêntrica com a fossa.

Contato deflectivo (cúspide de contenção cêntrica × cúspide de não contenção)

Desgaste a vertente lisa da cúspide cêntrica até obter um contato de ponta.

Desgaste a vertente triturante oposta até que a ponta de cúspide cêntrica contate a fossa.

*Figura 8.2 – Deslize para linha média, cúspides vestibulares.*

*Figura 8.3 – Deslize para linha média, cúspides linguais.*

## DESLIZE EM DIREÇÃO CONTRÁRIA À LINHA MÉDIA

Ocorrerá sempre que houver um contato deflectivo entre duas CFs antagonistas.

**LOCAL DO CONTATO:** Vertente triturante de uma cúspide funcional *versus* vertente triturante de uma cúspide funcional antagonista (Fig. 8.4).

**LOCAL DE DESGASTE:** Por se tratar de estruturas de mesma importância funcional, desgasta-se o contato que se localizar mais próximo da ponta da cúspide. Assim que o contato na ponta da cúspide for obtido, desgasta-se a vertente triturante antagonista. Quando os dois contatos se localizarem à mesma distância da ponta da cúspide, desgasta-se o dente em posição mais desfavorável (Fig. 8.5). Na Figura 8.6, observam-se as três posições distintas do relacionamento oclusal antes e após o ajuste.

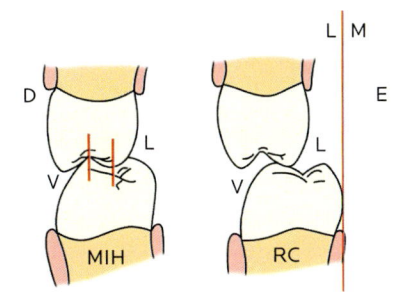

*Figura 8.4 – Desenho esquemático da localização dos contatos deflectivos no deslize em direção contrária à linha média. D, lado direito; E, lado esquerdo; V, face vestibular; L, face lingual.*

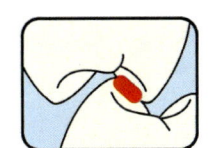

Contato deflectivo (cúspide de contenção cêntrica × cúspide de contenção)

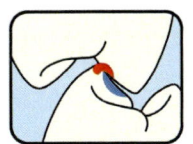

Desgaste a vertente triturante da cúspide cêntrica até obter um contato de ponta.

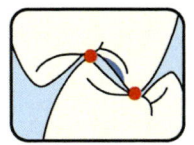

Desgaste a vertente triturante oposta até que a ponta de cúspide cêntrica contate a fossa.

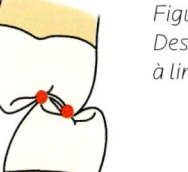

*Figura 8.5 – Deslize contrário à linha média.*

*Figura 8.6 – Deslize contrário à linha média.*

## DESLIZE EM DIREÇÃO ANTERIOR

Ocorrerá sempre que houver um contato deflectivo entre duas CFs antagonistas.

**LOCAL DO CONTATO:** Vertente triturante ou aresta longitudinal mesial da cúspide funcional superior *versus* vertente triturante ou aresta longitudinal distal da cúspide funcional inferior (Fig. 8.7).

Quando o contato deflectivo ocorre nos dentes posteriores, causa deslocamento anterior da mandíbula e subsequente trauma anterior (Fig. 8.8).

**LOCAL DE DESGASTE:** Observa-se a posição dos dentes na arcada. Se estiverem em boa posição, desgasta-se justamente o ponto demarcado nas vertentes ou nas arestas em ambos os dentes; caso contrário, desgasta-se o dente em posição mais desfavorável. Na Figura 8.9, observam-se as três posições distintas do relacionamento oclusal antes e após o ajuste.

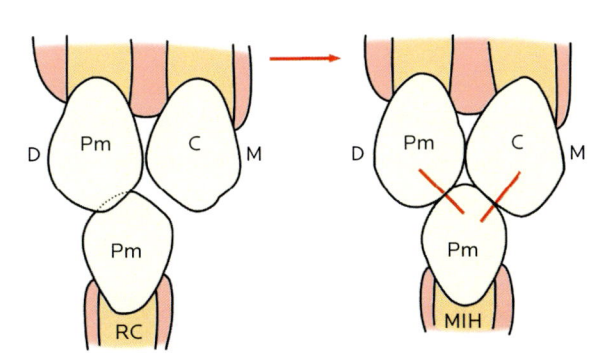

*Figura 8.7 – Desenho esquemático da localização dos contatos deflectivos no deslize em direção anterior. PM, pré-molar; C, canino; D, distal; M, mesial.*

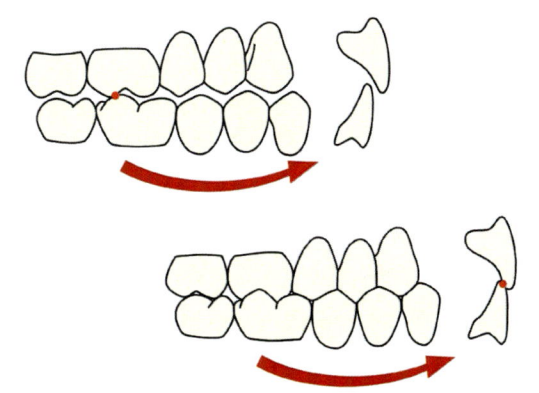

*Figura 8.8 – Trauma anterior.*

*Figura 8.9 – Deslize para anterior.*

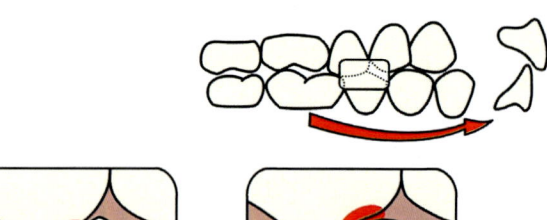

Contato deflectivo

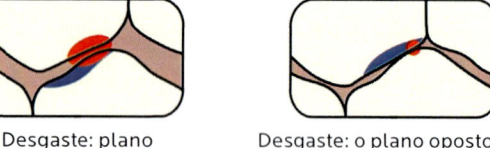

Desgaste: plano inclinado distal (inferior)

Desgaste: o plano oposto até obter estabilidade oclusal

## SEM DESLIZE

Ocorrerá sempre que houver um contato prematuro entre uma CF e sua respectiva fossa antagonista.

**LOCAL DO CONTATO:** Ponta de cúspide funcional *versus* fossa do dente antagonista ou ponta de cúspide funcional *versus* faceta ou platô da vertente triturante de uma das cúspides antagonistas. Essa situação ocorre em casos em que existem facetas de desgaste ou após os ajustes em relação com o desvio (Fig. 8.10).

**LOCAL DE DESGASTE:** Consultar os movimentos de lateralidade (ver Cap. 2).

Se, durante o movimento de trabalho, a cúspide funcional tocar na vertente triturante e/ou na ponta de cúspide não funcional, e/ou se, durante o movimento de balanceio, as cúspides funcionais tocarem-se, desgasta-se a ponta da cúspide funcional (Fig. 8.11).

Se, durante os movimentos de lateralidade, a cúspide funcional não tocar no dente antagonista, desgasta-se a fossa, a faceta ou o platô (Fig. 8.12).

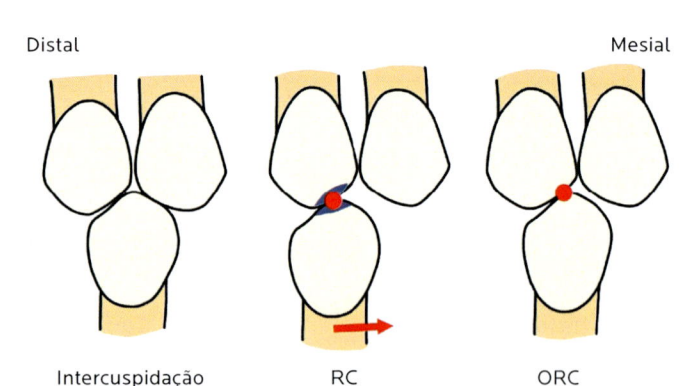

Distal — Mesial

Intercuspidação habitual (MIH) — RC — ORC

*Figura 8.10 – Desenho esquemático das três posições do relacionamento oclusal antes e após o ajuste (MIH – RC – ORC) e a localização do contato prematuro, sem deslize em RC.*

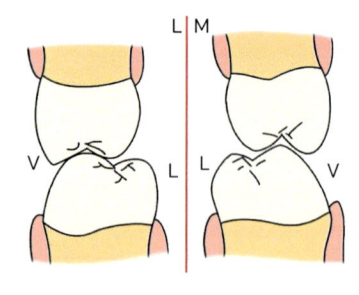

*Figura 8.11 – Contato prematuro em cêntrica.*

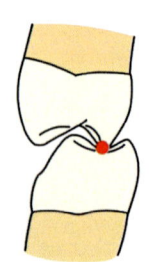

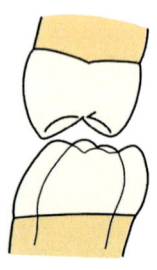

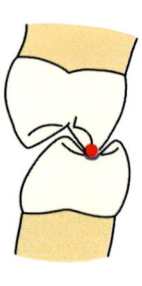

*Figura 8.12 – Contato prematuro em cêntrica.*

## AJUSTE OCLUSAL EM LATERALIDADE

A posição inicial de todos os movimentos mandibulares é a ORC. Desse modo, para iniciar o ajuste dos movimentos excêntricos, é indispensável que o paciente já se encontre em tal posição.

## MOVIMENTO DE TRABALHO

No ajuste do movimento de trabalho, há que se considerar o padrão de desoclusão do paciente, se pela guia canina ou pela função em grupo.

### DESOCLUSÃO PELA GUIA CANINA

Durante o movimento para o lado de trabalho, os únicos dentes a contatarem são os caninos desse lado, não devendo haver nenhum outro contato entre os demais dentes anteriores e posteriores (ver Cap. 2).

**LOCAL DO CONTATO:** Ponta de cúspide ou vertente lisa de uma cúspide funcional *versus* ponta de cúspide ou vertente triturante de uma cúspide não funcional (Fig. 8.13).

**LOCAL DE DESGASTE:** Deve-se evitar o desgaste da ponta de cúspide funcional. Após o ajuste do lado de trabalho, deve-se também verificar a ocorrência de contatos no movimento de balanceio.

### DESOCLUSÃO PELA FUNÇÃO EM GRUPO

Nesse padrão de desoclusão, durante o movimento de trabalho, ocorrem contatos contínuos de deslocamento entre a superfície incisal do canino inferior e a fossa lingual do canino superior e entre as vertentes lisas ou pontas das cúspides vestibulares inferiores e as vertentes triturantes das cúspides vestibulares superiores de todos os dentes no lado do movimento de trabalho (ver Cap. 2).

**LOCAL DE DESGASTE:** Quando as interferências ocorrerem em apenas alguns dentes posteriores (Fig. 8.14), desgastam-se as vertentes lisas das cúspides vestibulares inferiores (funcionais) até contatarem a ponta da cúspide. Se o desgaste não for suficiente, desgastam-se as vertentes triturantes das cúspides vestibulares superiores dos dentes contatantes até harmonizar a desoclusão em grupo.

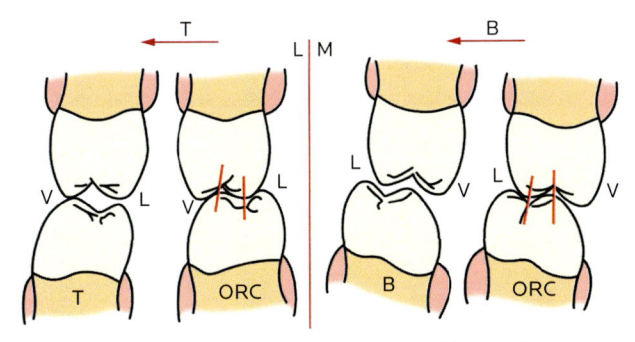

*Figura 8.13 – Desenho esquemático da localização da interferência oclusal no movimento de trabalho.*

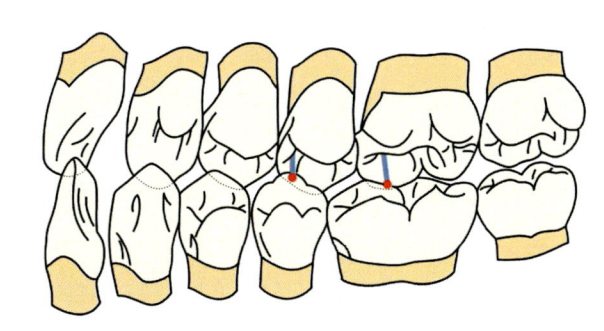

*Figura 8.14 – Desenho esquemático da função em grupo incompleta.*

## MOVIMENTO DE BALANCEIO

No ajuste do movimento de balanceio, busca-se remover todas as interferências oclusais que ocorreram entre os dentes desse lado.

**LOCAL DO CONTATO:** Ponta de cúspide ou vertente triturante de uma cúspide funcional *versus* ponta de cúspide ou vertente triturante da cúspide funcional antagonista (Fig. 8.15).

**LOCAL DO DESGASTE:** Por se tratar de interferências oclusais entre estruturas dentárias de mesma importância funcional, deve-se desgastar a interferência que se localizar mais próxima da ponta da cúspide. Após obter-se a interferência na ponta da cúspide, desgasta-se a vertente triturante antagonista. Quando as duas interferências se localizarem à mesma distância da ponta da cúspide, desgasta-se o dente em posição mais desfavorável. Se a interferência ocorrer entre as pontas das cúspides, desgasta-se o dente em posição mais desfavorável na ORC (Fig. 8.16).

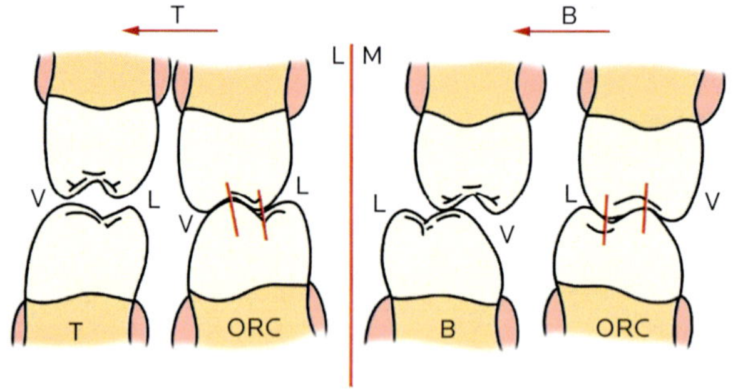

*Figura 8.15 – Desenho esquemático da localização da interferência oclusal no movimento de balanceio.*

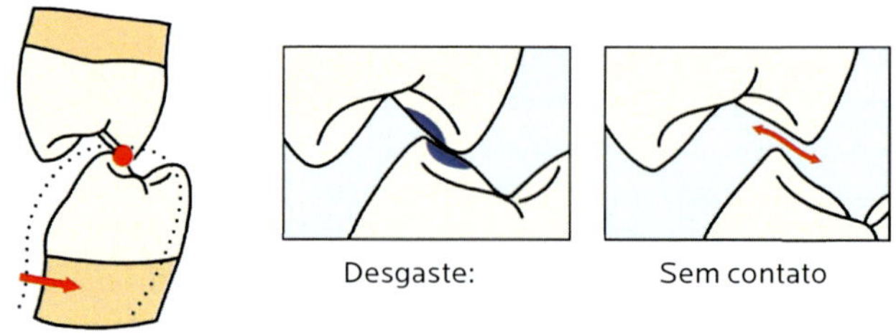

*Figura 8.16 – Desenho esquemático do local do desgaste nas cúspides funcionais.*

## AJUSTE OCLUSAL EM PROTRUSÃO

Assim como nos movimentos de lateralidade, a posição inicial do movimento de protrusão é a ORC, observando-se o contato contínuo da guia anterior (pelo menos em dois dentes incisivos inferiores) e a total desoclusão dos dentes posteriores (ver Cap. 2).

No movimento de protrusão, pode ocorrer interferência em diferentes situações:

### SITUAÇÃO 1: DENTES ANTERIORES

**LOCAL DE CONTATO:** Os incisivos inferiores apresentam contatos com os incisivos superiores na posição de ORC, porém no movimento de protrusão e na posição topo a topo apenas um dente mantém contato (Fig. 8.17).

**LOCAL DE DESGASTE:** No movimento de protrusão e na posição de topo a topo, não é necessário que todos os dentes anteriores apresentem contatos simultaneamente. Quando, nesse movimento ou nessa posição, somente um dente apresentar contato após os ajustes, deve-se desgastar a face lingual ou incisal do superior quando os incisivos inferiores estiverem alinhados. Caso isso comprometa a estética, recomenda-se desgastá-los (Fig. 8.18).

## SITUAÇÃO 2: DENTES ANTERIORES

**LOCAL DE CONTATO:** Os dentes inferiores apresentam contatos em ORC no movimento de protrusão e na posição de topo a topo com a mesma intensidade nos superiores (Fig. 8.19).

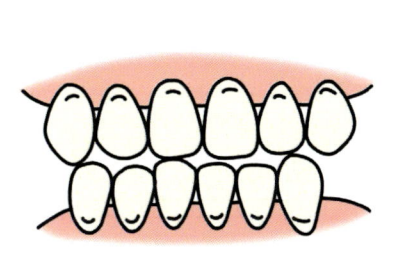

Contato único na posição topo a topo

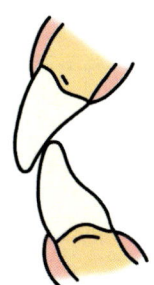

Contato único no movimento protusivo (MP)

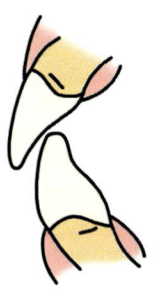

Contato na ORC

*Figura 8.17 – Desenho esquemático do contato de apenas um dente anterior em protrusão.*

Contatos simultâneos na posição topo a topo

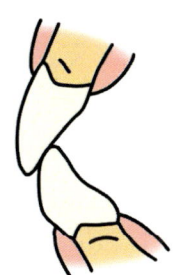

Contatos simultâneos na concavidade no MP

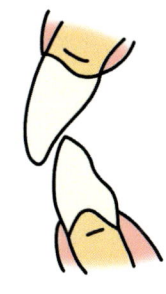

Sem contato na ORC (permite a passagem de tira de papel celofane)

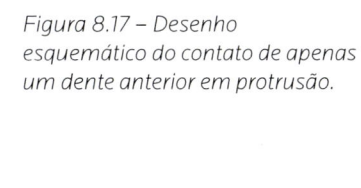

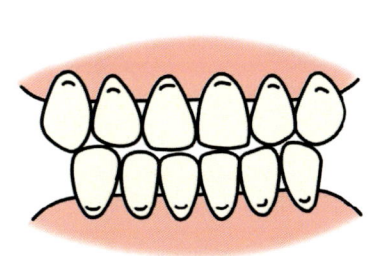

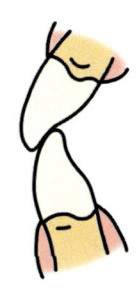

*Figura 8.18 – Desenho esquemático do ajuste em movimento de protrusão (MP).*

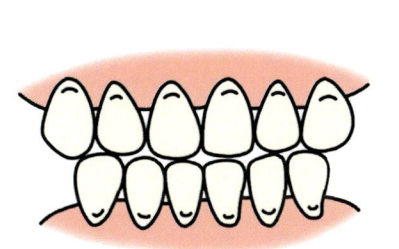

Contatos simultâneos na posição topo a topo

Contatos simultâneos no MP

Sem contato na ORC

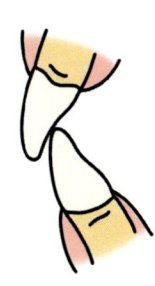

*Figura 8.19 – Desenho esquemático do contato dos dentes anteriores em ORC, no movimento de protrusão e na posição de topo a topo.*

**LOCAL DE DESGASTE:** Na concavidade lingual dos superiores, no contato em ORC (Fig. 8.20).

## SITUAÇÃO 3: DENTES POSTERIORES

Essa interferência ocorrerá sempre que houver contato entre uma CF e uma CNF no movimento protrusivo.

**LOCAL DO CONTATO:** Ponta de cúspide ou vertente lisa mesial ou aresta longitudinal mesial da cúspide vestibular inferior *versus* ponta de cúspide ou vertente triturante distal ou aresta longitudinal distal da cúspide vestibular superior (Fig. 8.21)

Ponta de cúspide ou vertente triturante mesial ou aresta longitudinal mesial da cúspide lingual inferior *versus* ponta de cúspide ou vertente lisa distal ou aresta longitudinal distal da cúspide lingual superior.

**LOCAL DO DESGASTE:** Sempre nas cúspides não funcionais e no local exato demarcado pela fita marcadora.

A Figura 8.22 ilustra a situação normal de desoclusão dos dentes posteriores no movimento protrusivo até a posição topo a topo.
Se houver qualquer contato posterior, o contato de topo a topo estará comprometido.

*Figura 8.20 – Desenho esquemático do ajuste em movimento de protrusão (MP).*

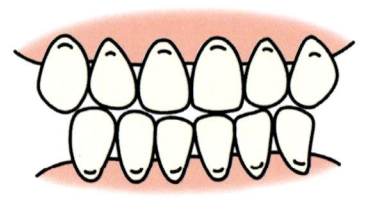

Contatos simultâneos no MP

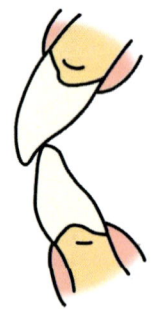

Contatos simultâneos na posição topo a topo

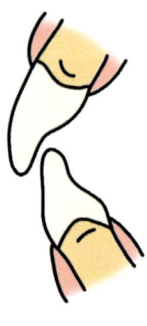

Sem contato na ORC

Posição topo a topo — Plano sagital — Plano frontal — Posição topo a topo — Plano sagital — Plano frontal

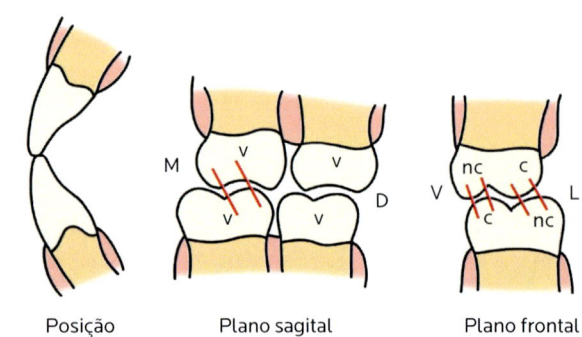

*Figura 8.21 – Desenho esquemático das áreas de possíveis contatos de dentes posteriores em protrusão.*

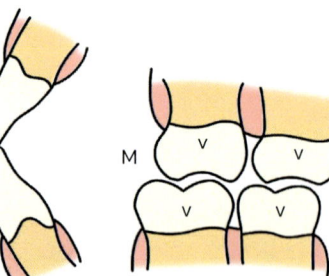

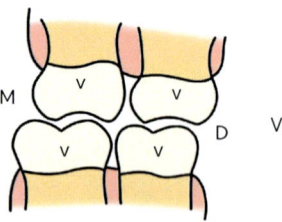

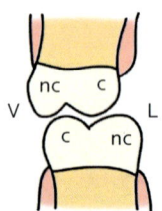

*Figura 8.22 – Desenho esquemático da desoclusão dos dentes posteriores no movimento protrusivo, após o ajuste oclusal.*

# FASES DO TRATAMENTO

1) Obtenção e montagem dos modelos de estudo em articulador semiajustável.
2) Análise funcional da oclusão.
3) Mapeamento do desgaste seletivo.
4) Ajuste oclusal clínico.

## MONTAGEM DOS MODELOS DE ESTUDO EM ARTICULADOR SEMIAJUSTÁVEL

Após a montagem do modelo de estudo do arco superior no articulador com o auxílio do arco facial, o paciente usará então um JIG por aproximadamente 5 minutos. Isso propiciará a perda da memória proprioceptiva dos dentes interferentes e o relaxamento muscular, que facilitará a manipulação mandibular pela técnica de eleição.

### MANIPULAÇÃO MANDIBULAR

Existem duas técnicas de manipulação mandibular para a obtenção da RC:

- técnica frontal de manipulação de Ramfjord;
- técnica bilateral de manipulação de Dawson.

O importante não é a técnica empregada, mas a precisão obtida, que pode ser alcançada pela reprodução da manipulação e a marcação do ponto de contato do incisivo inferior sobre o JIG com uma fita marcadora para ajuste, ou pela reprodução de qualquer outro contato de referência.

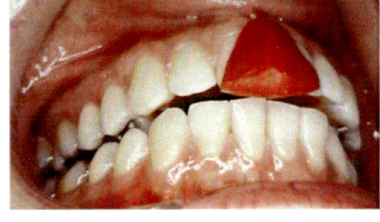

Fig. 8.23 – Ajuste oclusal em RC: paciente com JIG – desprogramação neuromuscular.

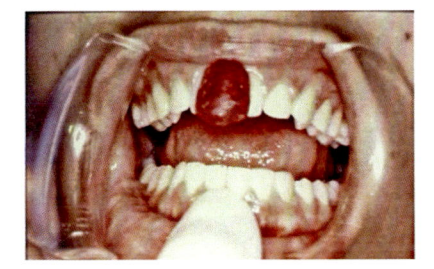

Fig. 8.24 – Ajuste oclusal em RC: manipulação mandibular – técnica frontal.

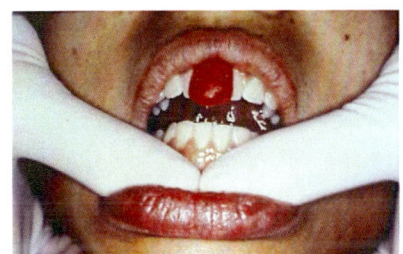

Fig. 8.25 – Ajuste oclusal em RC: manipulação mandibular – técnica bilateral.

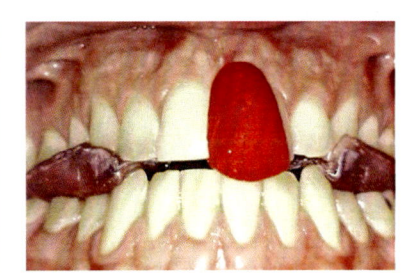

Fig. 8.26 – Ajuste oclusal em RC: tomada do registro em RC.

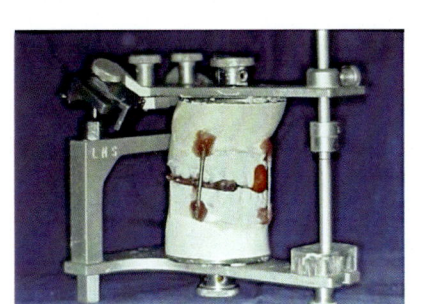

Fig. 8.27 – Ajuste oclusal em RC: montagem em articulador semiajustável – modelos em RC.

Fig. 8.28 – Ajuste oclusal em RC: ramos superior e inferior após montagem dos modelos. Ao lado, fita evidenciadora de contatos e instrumental para desgaste no gesso.

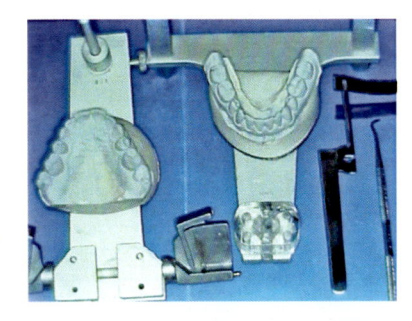

## ANÁLISE FUNCIONAL DA OCLUSÃO

É o procedimento pelo qual se detecta a possível prematuridade que o paciente apresenta em RC, e, partindo desta, o direcionamento do desvio mandibular até atingir a MIH, realizado por meio da análise dos modelos de estudo montados em ASA em RC. Tais modelos devem apresentar a prematuridade coincidente com a prematuridade observada na boca do paciente quando em RC.

Uma maneira de verificar se os modelos foram montados corretamente é colocar uma tira de papel celofane (largura de um dente) entre o primeiro contato dos dentes nos modelos (o celofane deve ficar preso nesta posição) e proceder de maneira semelhante na boca do paciente, utilizando a manipulação da mandíbula para o posicionamento de RC.

Após a confirmação de que os modelos estão na posição correta, partindo da prematuridade deve-se forçar o fechamento do articulador até que os modelos atinjam a posição de MIH e, novamente, com o papel celofane, verificar todos os contatos dentários e sua semelhança com os contatos dos dentes do paciente na mesma posição. Se os contatos não apresentarem coincidência (modelos versus paciente), é sinal de que os modelos estão montados incorretamente.

## MAPEAMENTO DO DESGASTE SELETIVO

O mapeamento do desgaste seletivo a ser realizado durante o ajuste oclusal clínico é resultado das anotações da sequência da detecção e consequente eliminação das prematuridades observadas durante a análise funcional da oclusão.

Para facilitar o mapeamento, deve-se preencher a ficha abreviando os componentes anatômicos da superfície oclusal (exemplos: Vertente Trituraste Mesial da Cúspide Mesiopalatina do 1º Molar *versus* Vertente Lisa da Cúspide Vestibular Inferior do 1º Pré-Molar [VTM CMP - 1º M] X [VLCVI - 1º Pré]).

O material necessário ao ajuste dos modelos é apresentado no Quadro 8.2.

**QUADRO 8.2** – **Material e instrumental para o ajuste oclusal nos modelos de estudo**

| |
|---|
| Pinça de Miller |
| Fita marcadora |
| Tiras de papel celofane |
| Instrumento cortante |
| Lápis preto nº 2 com ponta fina |
| Borracha |

## ANÁLISE FUNCIONAL DA OCLUSÃO EM RELAÇÃO CÊNTRICA

1) Coloca-se a tira de papel celofane presa por uma pinça de Miller (porta agulha) entre os dentes que apresentam a prematuridade, verificando por meio da tração e da presa da fita se esse é realmente o primeiro contato cêntrico.
2) Prende-se a fita marcadora na pinça de Miller, levando-a na posição da prematuridade. De acordo com a localização das marcas da fita nos dentes, pode-se determinar se não há desvio (prematuridade sem desvio – contato prematuro) ou se este promove um deslizamento (contato deflectivo), promovendo desvio em direção à linha média, desvio contrário à linha média e/ou desvio para anterior.
3) Realizada a anotação do primeiro contato na folha própria para o mapeamento e utilizando as regras de orientação para o ajuste, com um instrumento cortante realiza-se o ajuste necessário no primeiro contato, sempre com o cuidado de não remover estrutura dentária em excesso.
4) A seguir, verifica-se o segundo contato encontrado e assim sucessivamente, até que, ao forçar o fechamento do articulador, não mais se observe discrepância entre a RC e a MI, tendo obtido assim a ORC, ou seja, o máximo de contatos cêntricos posteriores e uma guia anterior efetiva (o celofane prende nos dentes posteriores e passa raspando de canino a canino). Antes de serem ajustados, todos os contatos devem ser registrados na ficha de mapeamento.

> **ATENÇÃO**
>
> No caso em que já se obteve uma guia anterior correta na ORC e não se conseguiu um número favorável de contatos nos dentes posteriores, a oclusão deve ser restabelecida nos dentes em questão por meio de materiais restauradores (ajuste oclusal por acréscimo).

## ANÁLISE FUNCIONAL DA OCLUSÃO NOS MOVIMENTOS EXCÊNTRICOS

Para verificar os movimentos excêntricos da mandíbula, inicia-se pelo movimento de trabalho.

### MOVIMENTO DE TRABALHO

Seu objetivo é fazer com que o ramo superior do articulador se movimente para o lado de trabalho. O canino superior, por meio da concavidade lingual, serve de guia para o canino inferior no movimento de lateralidade (desoclusão pelo canino), o que deve promover a desoclusão dos dentes posteriores tanto no lado de trabalho como no lado de balanceio. No final do movimento, os caninos devem permanecer na posição topo a topo e a desoclusão dos dentes posteriores deve ser mínima para que haja harmonia entre o movimento mandibular e o sistema estomatognático.

### MOVIMENTO DE BALANCEIO

Qualquer prematuridade no lado de balanceio induzirá a ATM a tomar posições fora dos padrões normais, pois não haverá a desoclusão dos dentes posteriores pela guia canina ou função em grupo. Isso acarreta a alteração do tipo de alavanca que atua nos movimentos mandibulares, tornando-se traumática ao periodonto de sustentação do dente em questão (prematuridade em balanceio), às ATMs e ao sistema neuromuscular.

Em razão disso, toda e qualquer prematuridade em balanceio deve ser removida, a menos que, ao realizar uma análise clínica, o profissional detecte possível deficiência ou ausência da desoclusão do lado de trabalho (guia canina ou função grupo). Nesse caso, deverá ser analisada a possibilidade de restabelecê-la. Em caso afirmativo para o ajuste, marca-se com a fita vermelha a localização da prematuridade de mapeamento e realiza-se o ajuste até obter a desoclusão pelo canino ou função em grupo do lado oposto (trabalho).

A seguir, verifica-se novamente com a fita vermelha o possível contato do lado de trabalho, fazendo-se as anotações na ficha de mapeamento de maneira semelhante à anterior e desgastando de acordo com as regras estabelecidas para esse fim, até que se obtenha uma guia canina efetiva. Se o estilo de articulação for a função em grupo, deve-se procurar obter melhor harmonia entre as vertentes lisas das cúspides funcionais e as vertentes trituradas das cúspides não funcionais, de canino até segundo ou terceiro molar. Essa harmonia deve permanecer em todo o movimento até a posição topo a topo.

## MOVIMENTO PROTRUSIVO

Para realizar o movimento protrusivo no articulador, o ramo superior deve ser deslocado para posterior de acordo com a guia dos dentes anteriores (concavidade lingual e posição topo a topo). O ideal é que os dentes anteriores desocluam os dentes posteriores durante o movimento e no final deste, ou seja, na posição topo a topo.

Os contatos traumáticos nos dentes anteriores devem ser verificados com a fita vermelha e, após a anotação na ficha de mapeamento, desgasta-se de acordo com as regras estabelecidas para esse fim, até que se obtenha uma guia anterior efetiva.

Da mesma maneira, qualquer contato em dente posterior durante o movimento protrusivo deixará o paciente sem guia anterior e por isso deverá ser ajustado. Localizam-se os contatos, faz-se o mapeamento e desgasta-se de acordo com as regras estabelecidas para esse fim, até que se obtenha uma guia anterior efetiva.

Terminados a análise funcional e o consequente mapeamento dos desgastes realizados, o profissional deve verificar o resultado obtido nos modelos de estudo, estabelecendo então o diagnóstico e prognóstico do caso, ou seja, se está indicada ou não a realização do ajuste no paciente. Em caso afirmativo, procede-se ao ajuste oclusal clínico.

> **ATENÇÃO**
> O ajuste deve ser realizado em toda a excursão em que houver áreas de prematuridade e na direção desta, sem desgastar o contato cêntrico (marcado em preto).

# AJUSTE OCLUSAL CLÍNICO

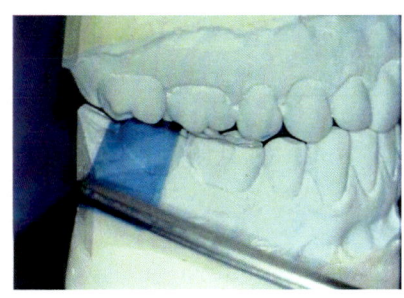

Fig. 8.29 – Ajuste oclusal em RC: fita de papel celofane presa na área equivalente ao contato prematuro.

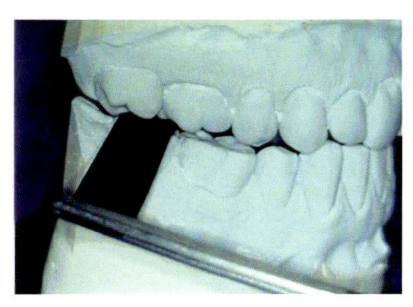

Fig. 8.30 – Ajuste oclusal em RC: fita evidenciadora de contatos na mesma região definida pelo papel celofane.

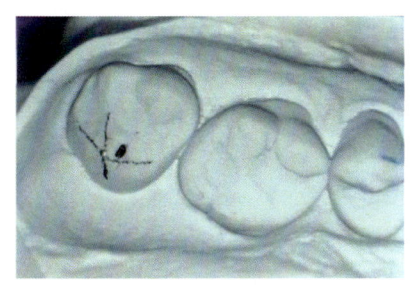

Fig. 8.31 – Ajuste oclusal em RC: contato marcado no arco superior, vertente triturante mesial da cúspide palatina do segundo molar superior direito.

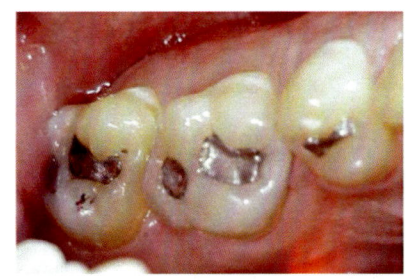

Fig. 8.32 – Ajuste oclusal em RC: mesmo contato descrito na figura anterior, porém evidenciado na boca.

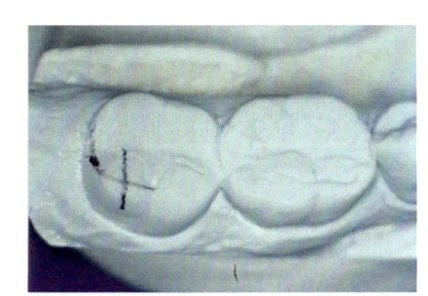

Fig. 8.33 – Ajuste oclusal em RC: contato marcado no arco inferior, aresta longitudinal distal da cúspide distovestibular do segundo molar inferior direito.

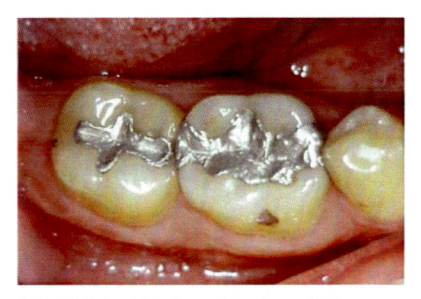

Fig. 8.34 – Ajuste oclusal em RC: mesmo contato descrito na figura anterior, porém evidenciado na boca.

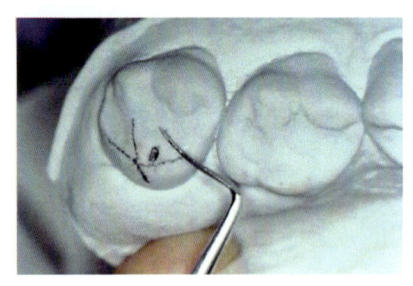

Fig. 8.35 – Ajuste oclusal em RC: local escolhido para desgaste – com instrumento cortante – no modelo.

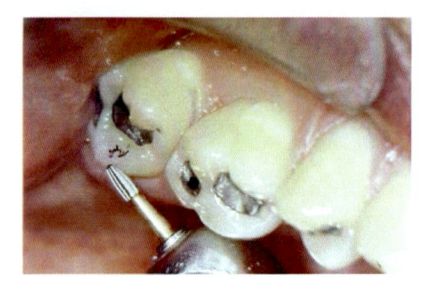

Fig. 8.36 – Ajuste oclusal em RC: desgaste sendo feito no dente com broca carbide 12 lâminas, eliminando desvio contrário à linha média.

**LEMBRETE**

Ajustes oclusais clínicos podem ser realizados por desgaste seletivo ou acréscimo de material restaurador

O procedimento de marcação e eliminação das prematuridades se repetirá até que sejam obtidas a estabilidade condilar e sua contenção, pelo maior número possível de contatos oclusais bilaterais (cúspides funcionais versus fossas oclusais antagonistas), eliminando assim as discrepâncias em cêntrica e harmonizando a MI com a RC – o que significa, portanto, a obtenção da ORC.

## AJUSTE EXCÊNTRICO COM ACRÉSCIMO DE RESINA

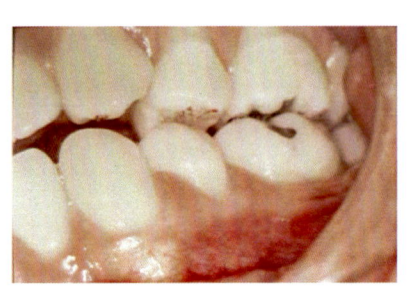

Fig. 8.37 – Ajuste do movimento de lateralidade esquerdo: o paciente em RC apresenta um canino mal posicionado que determinou a opção pelo ajuste por acréscimo seletivo de resina na palatina do dente 23.

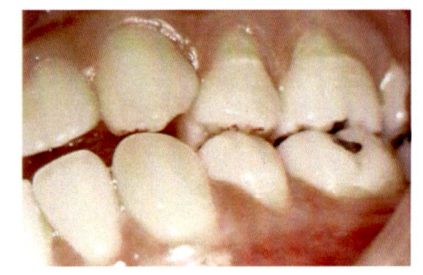

Fig. 8.38 – Ajuste do movimento de lateralidade esquerdo: execução do movimento, antes da confecção da resina na superfície palatina do dente 23.

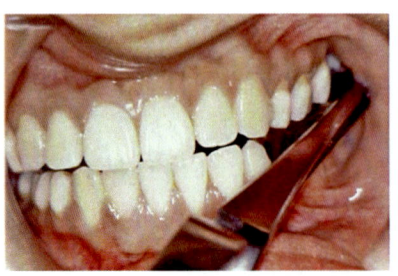

Fig. 8.39 – Ajuste do movimento de lateralidade esquerdo: fita evidenciadora de contatos em posição durante o movimento – note que todos os dentes do hemiarco estão cobertos pela fita.

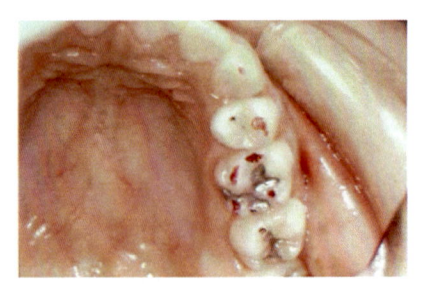

Fig. 8.40 – Ajuste do movimento de lateralidade esquerdo: contatos demarcados em vermelho no arco superior. O canino só entra em contato no fim do movimento.

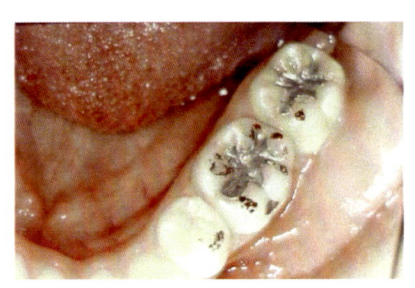

*Fig. 8.41 – Ajuste do movimento de lateralidade esquerdo: contatos demarcados no arco inferior. Note os contatos de lateralidade marcados nas vertentes lisas das cúspides funcionais dos dentes 35, 36 e 37.*

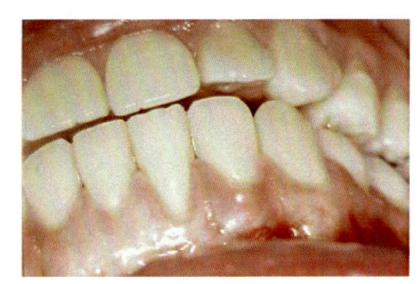

*Fig. 8.42 – Ajuste do movimento de lateralidade esquerdo: paciente em RC, após a confecção da resina na palatina do dente 23 – não deve constituir-se uma prematuridade.*

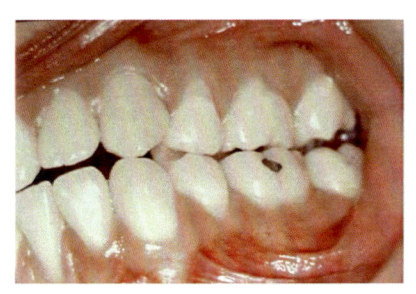

*Fig. 8.43 – Ajuste do movimento de lateralidade esquerdo: execução do movimento, após a confecção da resina na superfície palatina do dente 23 – note a guia canina antes inexistente.*

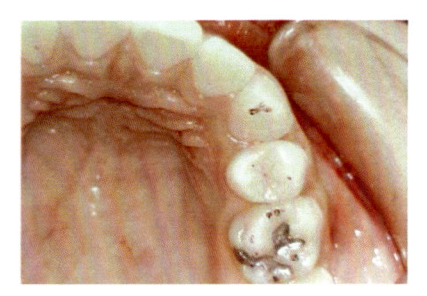

*Fig. 8.44 – Ajuste do movimento de lateralidade esquerdo: trajeto da guia canina demarcado pelo movimento do canino inferior na concavidade palatina do superior, quando da interposição da fita evidenciadora de contatos.*

# AJUSTE OCLUSAL NA TERAPIA RESTAURADORA

Os procedimentos restauradores incluem-se entre as condutas terapêuticas utilizadas para tratar os distúrbios oclusais. Esses procedimentos essencialmente restabelecem ou mantêm a DV, a RC, a estabilidade posterior e a guia anterior. Dessa forma, é imprescindível que o cirurgião-dentista que trabalha com restauração da anatomia oclusal e/ou incisal saiba como harmonizá-la aos dentes vizinhos e antagonistas tanto durante o fechamento quanto durante os movimentos mandibulares.

Checar os contatos cêntricos durante a abertura e o fechamento implica reproduzir clinicamente os contatos que ocorrerão durante o final da mastigação e/ou da deglutição. Checar um movimento lateral da mandíbula implica reproduzir clinicamente o ato mastigatório daquele lado durante a alimentação cotidiana. Finalmente, checar uma guia anterior implica reproduzir clinicamente o movimento de apreensão e corte dos alimentos.

Sendo os dentes (periodonto e oclusão), as ATMs e o sistema neuromuscular os determinantes fisiológicos do AE, estes devem ser

### LEMBRETE

Qualquer face a ser reconstruída tem funções específicas, mais ou menos importantes que outras, que não podem ser negligenciadas, sob risco de gerar sobrecarga a outras estruturas, com perda ou alteração das funções do AE.

investigados antes de qualquer procedimento restaurador, a fim de determinar a normalidade ou não das funções do sistema, detectando qual impacto, positivo ou negativo, pode ter uma restauração específica. Da mesma forma que um paciente deve ser alertado sobre os malefícios trazidos pela ausência de dada restauração, também deve estar devidamente informado para que não se frustre diante das limitações de materiais ou da própria biologia e fisiologia dos tecidos envolvidos.

Em nossa cultura, dificilmente um ser humano será plenamente feliz se não puder se alimentar dignamente ou sorrir com liberdade e desprendimento. Por esse motivo é tão importante a tarefa de trabalhar as superfícies oclusais e/ou incisais dos pacientes, de modo a proporcionar-lhes dentes saudáveis funcional e esteticamente.

As Figuras 8.45 a 8.64 ilustram situações clínicas de ajuste cêntrico e excêntrico de restaurações *inlays* e *onlays* e restabelecimento de estética incisal, com a responsabilidade de devolver uma guia anterior mais eficiente, dividida com o outro incisivo central e protegendo os posteriores de sobrecarga.

## EXEMPLOS CLÍNICOS

### AJUSTE CLÍNICO DE UMA INLAY

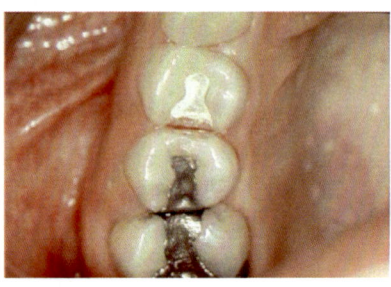

*Figura 8.45 – Ajuste cêntrico de uma restauração* inlay: *o dente 14, preparado, receberá uma restauração disto-oclusal.*

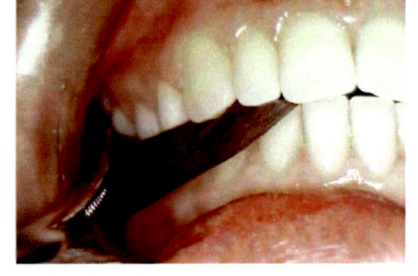

*Figura 8.46 – Ajuste cêntrico de uma restauração* inlay: *fita evidenciadora com o lado vermelho voltado para o dente preparado.*

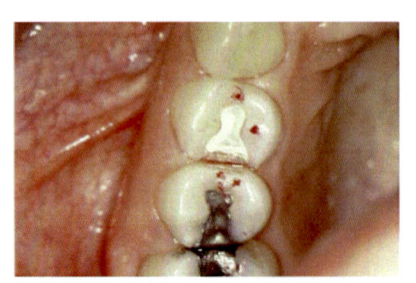

*Figura 8.47 – Ajuste cêntrico de uma restauração* inlay: *contatos cêntricos marcados em vermelho antes da restauração do dente 14.*

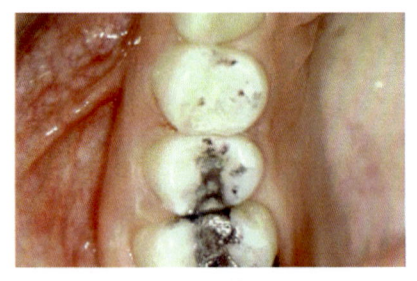

*Figura 8.48 – Ajuste cêntrico de uma restauração* inlay: *contatos cêntricos marcados em preto após a restauração do dente 14. A tinta preta deve cobrir toda a vermelha, ou teremos uma prematuridade impedindo o fechamento.*

## AJUSTE CLÍNICO DE UMA ONLAY

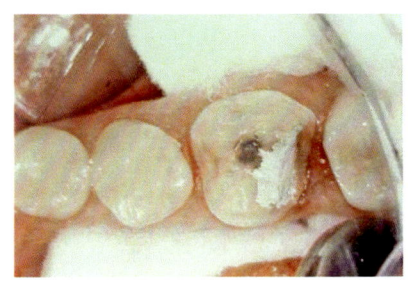

Figura 8.49 – Ajuste cêntrico de uma restauração onlay: dente 46 preparado para receber uma restauração em porcelana pura.

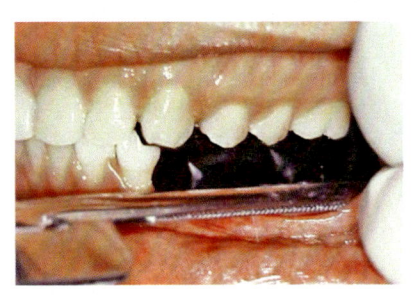

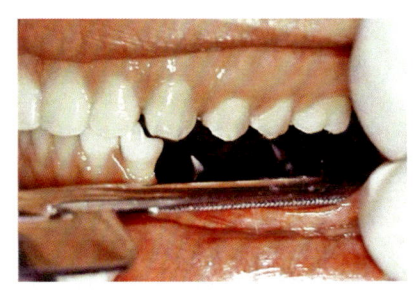

Figura 8.50 – Ajuste cêntrico de uma restauração onlay: demarcação dos contatos cêntricos por meio de fita evidenciadora com o lado vermelho voltado para o dente preparado.

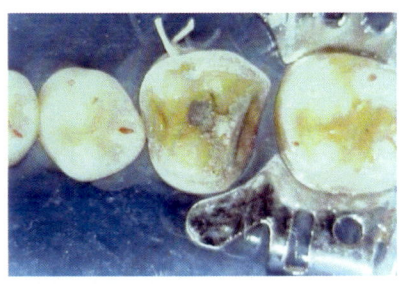

Figura 8.51 – Ajuste cêntrico de uma restauração onlay: contatos cêntricos marcados em vermelho nos dentes vizinhos ao preparado – o isolamento absoluto não desfaz as marcas.

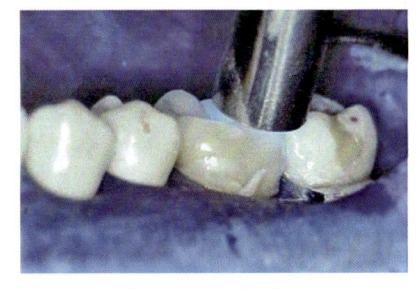

Figura 8.52 – Ajuste cêntrico de uma restauração onlay: fixação da restauração por meio de cimento dual após ajustes proximais.

Figura 8.53 – Ajuste cêntrico de uma restauração onlay: demarcação dos contatos cêntricos por meio de fita evidenciadora com o lado preto voltado para o dente após a fixação da coroa onlay.

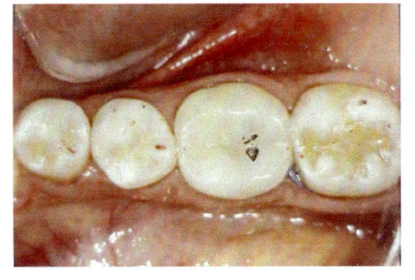

Figura 8.54 – Ajuste cêntrico de uma restauração onlay: contato prematuro marcado em preto na restauração. Observe as marcas vermelhas, indicando que não houve contato naquelas regiões.

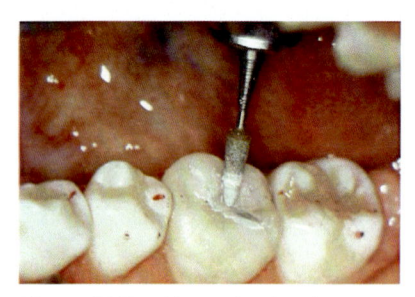

*Figura 8.55 – Ajuste cêntrico de uma restauração onlay: desgaste do contato prematuro demarcado.*

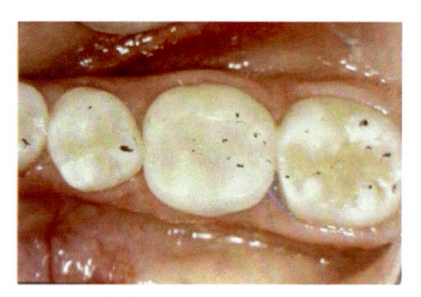

*Figura 8.56 – Ajuste cêntrico de uma restauração onlay: contatos cêntricos marcados em preto após o ajuste da prematuridade. Observe que a tinta preta cobrindo a vermelha indica que a restauração apresenta contatos com a mesma altura dos presentes nos dentes vizinhos.*

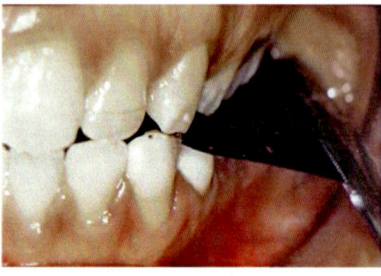

*Figura 8.57 – Ajuste excêntrico de uma restauração onlay: movimento de lateralidade esquerda com o lado vermelho voltado para o dente que está sendo restaurado. Lembre que, conforme mostrado na Figura 8.56, os contatos cêntricos estão demarcados em preto.*

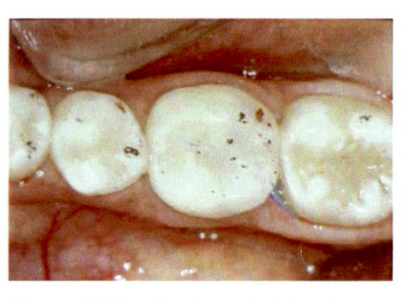

*Figura 8.58 – Ajuste excêntrico de uma restauração onlay: observe os contatos cêntricos em preto e excêntricos em vermelho; ou seja, a marca vermelha na cúspide distovestibular é uma interferência oclusal que precisa ser removida.*

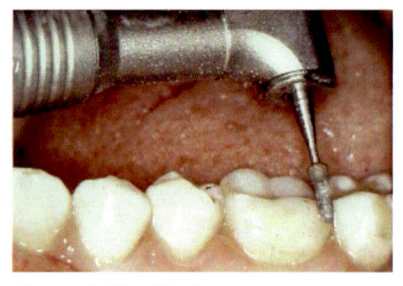

*Figura 8.59 – Ajuste excêntrico de uma restauração onlay: desgaste da interferência oclusal na cúspide distovestibular da restauração.*

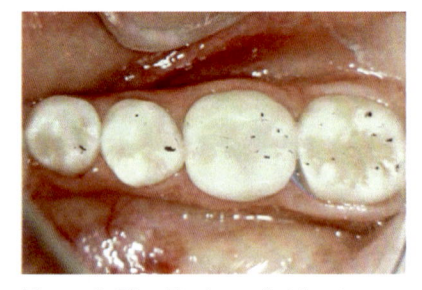

*Figura 8.60 – Ajuste excêntrico de uma restauração onlay: repetição do movimento de lateralidade esquerdo com o lado vermelho da fita evidenciadora de contatos voltado para a restauração. A ausência de marcas vermelhas indica uma correta guia canina com ausência de interferências oclusais. O mesmo processo deve ser repetido para o movimento de lateralidade direito e guia anterior.*

## RESTABELECIMENTO CLÍNICO DE GUIA ANTERIOR

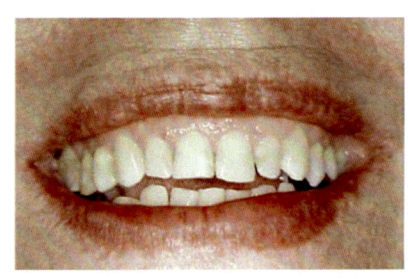

*Figura 8.61 – Restabelecimento da estética e da guia anterior por meio de resina composta. Observe o menor comprimento cervicoincisal do dente 11.*

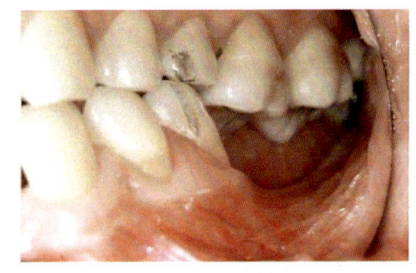

*Figura 8.62 – Restabelecimento da estética e da guia anterior por meio de resina composta: sorriso da paciente após confecção de resina, devolvendo o terço incisal da face vestibular do dente 11.*

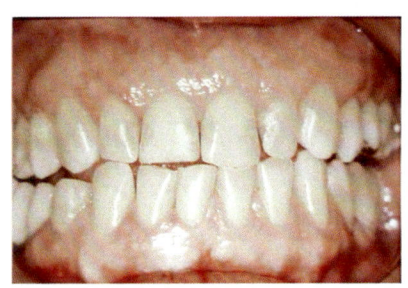

*Figura 8.63 – Restabelecimento da estética e da guia anterior por meio de resina composta: guia anterior deficiente, somente o dente 21 toca durante o movimento de protrusão.*

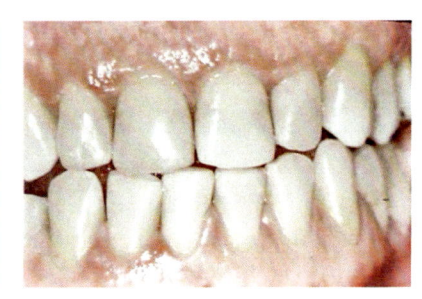

*Figura 8.64 – Restabelecimento da estética e da guia anterior por meio de resina composta: movimento protrusivo com adequada guia anterior – distribuição dos esforços nos dentes 11 e 21.*

# 9

# Terapia com placas oclusais

ALFREDO JULIO FERNANDES NETO
GUSTAVO A. SEABRA BARBOSA
PAULO CÉZAR SIMAMOTO JUNIOR
CÉLIO JESUS DO PRADO
FLÁVIO DOMINGUES DAS NEVES

**OBJETIVOS DE APRENDIZAGEM**

- Apresentar as diferentes teorias que sustentam o uso de placas oclusais
- Conhecer as funções, as indicações e as contraindicações das placas oclusais
- Definir os diferentes tipos de placas oclusais e suas características

As placas oclusais são dispositivos intrabucais removíveis confeccionados geralmente em resina acrílica. São usadas para recobrir as superfícies incisais e/ou oclusais dos dentes, alterando a oclusão do paciente e criando, assim, contatos oclusais mais adequados e um relacionamento maxilomandibular mais favorável.

De acordo com Clark,[1] as placas oclusais possuem a finalidade de estabilizar e melhorar a função das articulações temporomandibulares (ATMs), melhorar a função do sistema motor mastigatório, reduzir a atividade muscular anormal e proteger os dentes do atrito e de cargas traumáticas adversas.[2] Além disso, podem ser utilizadas para promover uma posição articular mais estável e funcional e uma condição oclusal ideal, que reorganiza a atividade neuromuscular e consequentemente reduz a atividade muscular anormal.[2]

**DIAGNÓSTICO:** A placa pode ser usada como dispositivo diagnóstico quando os sintomas aparecem e desaparecem concomitantemente ao seu uso e retirada. Isso pode evidenciar que a sintomatologia provavelmente tem como fator etiológico uma desarmonia oclusal.[3]

Como dispositivo diagnóstico, a placa pode ajudar a estabelecer uma relação maxilomandibular confortável e relaxada, consistindo em um método reversível para testar as respostas musculares e articulares às alterações tanto no posicionamento vertical quanto horizontal da mandíbula, previamente à estabilização permanente da oclusão, por meio do ajuste oclusal, reabilitação protética ou tratamento ortodôntico.[1]

Clark[1,4] relaciona cinco teorias que explicam como as placas interoclusais poderiam atuar:

**TEORIA DO DESENGAJAMENTO OCLUSAL:** Baseia-se no conceito de que um esquema oclusal livre de interferências pode reduzir ou eliminar toda atividade muscular anormal causada por interferências oclusais.[5,6] A placa possui contatos bilaterais posteriores, múltiplos e simultâneos, com guia excursiva no canino e/ou nos dentes anteriores.[4]

**TEORIA DA DIMENSÃO VERTICAL:** Baseia-se no conceito de proporcionar a um paciente uma placa oclusal desenhada para restaurar a dimensão vertical de oclusão anteriormente perdida, de modo que a atividade muscular anormal seja eliminada ou reduzida.[7]

**TEORIA DO REALINHAMENTO MAXILOMANDIBULAR:** Alterando-se a relação de máxima intercuspidação habitual (MIH, posição mandibular relativamente anormal e não adaptada ao maxilar) para uma posição mais anatômica e fisiologicamente correta (p. ex., relação cêntrica, RC) por meio da placa, os vários sintomas de disfunção musculoesquelética melhoram ou desaparecem. O problema dessa teoria é a ausência de compensação para assimetrias esqueléticas e irregularidades dentais.[4]

**TEORIA DO REPOSICIONAMENTO DA ATM:** Baseia-se no conceito de que, melhorando-se a posição do côndilo na fossa, a função da ATM e do sistema neuromuscular melhora.[8]

**TEORIA DA CONSCIÊNCIA COGNITIVA:** Ter uma placa constantemente na boca lembra ao paciente de alterar o seu comportamento habitual,[9] de modo que a atividade muscular prejudicial ou anormal a cada fechamento dos dentes fica diminuída.[4]

Outras condições ainda podem ser relatadas como contribuintes para o sucesso da terapia com dispositivos oclusais:

**EFEITO PLACEBO:** A forma como o profissional aborda o paciente (simpatia, amizade, atenção, interesse pelo problema do paciente), estabelece um diagnóstico preciso e discute e explica o tipo de terapia pode atuar como um efeito placebo positivo, aumentando a confiança do paciente tanto em relação ao profissional quanto em relação ao tratamento, diminuindo também o seu estresse emocional.[2]

**ALTERAÇÃO DO ESTÍMULO PERIFÉRICO AO SNC:** A mudança nos contatos oclusais obtida após a instalação do dispositivo oclusal promove uma alteração dos estímulos periféricos enviados ao sistema nervoso central (SNC), inibindo alguma atividade descendente desse sistema, como bruxismo ou hábitos parafuncionais. Entretanto, pode haver o retorno à condição inicial se o paciente se "acostumar" com essa alteração nos contatos oclusais (Figs. 9.1 e 9.2).[2]

**REGRESSÃO À MÉDIA:** As dores crônicas, inclusive as provocadas pela DTM, costumam ser episódicas, ou seja, podem variar de intensidade diariamente. O paciente geralmente procura tratamento quando o nível de dor aumenta. Dessa forma, se solicitarmos ao paciente que preencha uma escala de dor visual que vai de zero (sem dor) a dez (pior dor possível) durante a consulta inicial, ele informará um nível alto de dor (nível de dor que o fez procurar o tratamento, por exemplo, nível 8), porém esse nível não corresponde ao nível médio

**LEMBRETE**

O processo natural de melhora dos pacientes que apresentam regressão à media pode ser utilizado para reforçar a importância do autocuidado e a própria habilidade do paciente em controlar a dor.

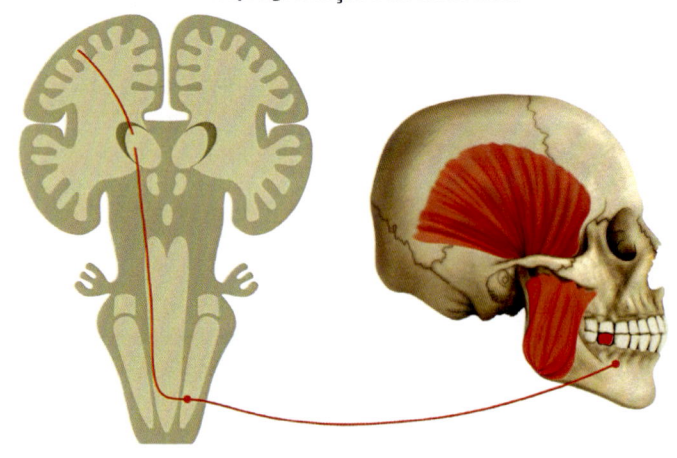

*Figura 9.1 – Um contato oclusal traumático pode emitir impulsos nervosos para o SNC, de modo que este reposicione a mandíbula para uma posição que não seja fisiológica, promovendo uma hiperatividade muscular que pode levar a um quadro doloroso.*

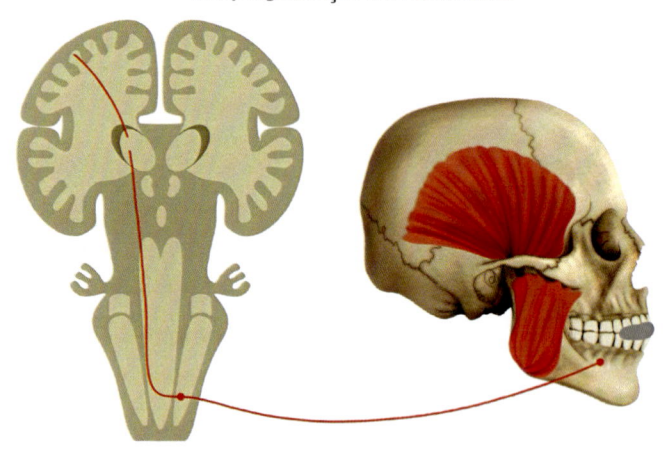

*Figura 9.2 – O dispositivo oclusal gera uma alteração dos estímulos periféricos enviados ao SNC, gerando atividade descendente desse sistema e promovendo uma desprogramação neuromuscular, diminuindo assim a hiperatividade muscular.*

sentido diariamente (na ausência de crise dolorosa, por exemplo, nível 4). Após a terapia, o paciente poderá retornar ao nível médio de dor (nível 4) sem que isso tenha sido necessariamente obtido pelo efeito da terapia utilizada. Logo, o clínico deverá diferenciar se a redução dos sintomas se deu em razão da terapia ou da regressão à média.[2,10]

Embora muitas teorias venham avançando para explorar os efeitos terapêuticos dos dispositivos oclusais, nenhuma predomina. Algumas vezes, elas podem estar associadas, gerando a melhora do paciente. Por exemplo, um dispositivo pode ao mesmo tempo alterar a dimensão vertical, melhorar a posição do côndilo na fossa articular, devolver contatos oclusais estáveis, eliminar as interferências e funcionar como alerta, evitando que o paciente continue com o hábito parafuncional.

# FUNÇÕES DAS PLACAS OCLUSAIS

O Quadro 9.1 apresenta as principais funções das placas oclusais, bem como os resultados que não podem ser esperados de seu uso.

## QUADRO 9.1 – Funções das placas oclusais

| Resultados esperados | Funções que as placas não podem realizar |
|---|---|
| • Relaxar a musculatura;<br>• Permitir um adequado posicionamento do côndilo no interior da fossa articular (posição de RC);<br>• Prover informação diagnóstica;<br>• Proteger os dentes e estruturas adjacentes de hábitos parafuncionais como o bruxismo e o apertamento. | • Prevenir os hábitos parafuncionais;<br>• Curar o paciente;<br>• Eliminar a carga na ATM. |

Com relação à carga na articulação, os dispositivos podem reduzir a carga, mas não eliminá-la. Já no bruxismo, o dispositivo protege os dentes, as estruturas de suporte, a musculatura e a ATM das ações deletérias do hábito parafuncional, mas não o previne. Quanto à cura do paciente, esta somente ocorre se os fatores etiológicos forem removidos.

**LEMBRETE**

O dispositivo oclusal é um tratamento efetivo, mas não remove os fatores etiológicos da DTM e, portanto, não pode curá-la.

## INDICAÇÕES

As placas oclusais podem ser utilizadas no tratamento dental primário para o controle dos efeitos da parafunção (bruxismo e apertamento dentário); na modificação de hábitos comportamentais deletérios em pacientes que, por exemplo, mordem o lábio e a mucosa jugal; e no controle das forças oclusais sobre implantes dentários.

No tratamento das DTMs, são indicadas para mialgia (distúrbios musculares dolorosos) e artralgia (dores articulares, principalmente as relacionadas a deslocamentos do disco articular). Podem também ser utilizadas como protetores dos dentes e das estruturas de suporte em atletas propensos a traumas faciais.

Esses dispositivos também são indicados para o diagnóstico e o planejamento de reabilitações orais, bem como para a estabilização da ATM previamente ao tratamento reabilitador final.

## CONTRAINDICAÇÕES

Por se tratar de uma técnica terapêutica reversível e não invasiva, as placas oclusais não possuem contraindicações específicas, entretanto alguns pontos devem ser observados. Por tratar-se de um dispositivo geralmente rígido, a sua utilização em crianças em fase de desenvolvimento deve ser bastante restrita e muito criteriosa, tendo em vista que a utilização em longo prazo poderia alterar o desenvolvimento normal.

Nesses casos, indica-se o uso de um dispositivo macio com reforço de resina acrílica autopolimerizável na região oclusal, mantendo os mesmos princípios de um dispositivo do tipo placa estabilizadora. Devem também ser feitos controles periódicos a intervalos curtos, com o objetivo de avaliar os contatos e realizar a confecção de novos dispositivos.

**ATENÇÃO**

Por ser um dispositivo geralmente rígido, a utilização de placas oclusais em crianças em fase de desenvolvimento deve ser bastante restrita e muito criteriosa, tendo em vista que a utilização em longo prazo poderia alterar seu desenvolvimento normal.

# TIPOS DE PLACAS

Podemos classificar as placas oclusais em placas de cobertura total e placas de cobertura parcial, detalhadas a seguir.

## PLACAS DE COBERTURA TOTAL

As placas de cobertura total devem possuir algumas características, como cobrir todos os dentes e fornecer contatos oclusais não traumáticos (incluindo a estabilização de terceiros molares irrompidos, se presentes) e ser fabricada com material que seja conveniente para trabalhar e resista às forças parafuncionais geradas pelo paciente (dimensional e termicamente estável).[11] O Quadro 9.2 apresenta os diferentes tipos de placas de cobertura total, que são detalhados a seguir.

### PLACAS ESTABILIZADORAS DA ARTICULAÇÃO OU MIORRELAXANTES

São aparelhos que envolvem todos os elementos dentários de uma arcada, os quais controlam e mantêm a posição dental. Podem ser confeccionados para pacientes com sintomas da síndrome da dor-disfunção, considerando o fato de que interferências oclusais ou discrepâncias entre a posição de máxima intercuspidação (MI) e a RC sejam fatores etiológicos. Esse tipo de aparelho geralmente é indicado para tratar hiperatividade muscular, apertamento, mioespasmo e miosite.[2]

A placa de estabilização pode ser confeccionada tanto no arco dentário superior (maxilar) quanto no inferior (mandibular), porém, quando confeccionada no arco superior, proporciona uma melhor estabilização, pois os dentes mandibulares podem contatar uma superfície oclusal plana. Algumas relações de incisivos topo a topo, Classe III de Angle ou mordida cruzada podem favorecer as placas mandibulares, além de apresentarem melhor estética e fonética que os aparelhos maxilares, pois estes são menos tolerados em situações sociais e de trabalho.

QUADRO 9.2 – **Classificação das placas de cobertura total**

| |
|---|
| Placas estabilizadoras da articulação ou miorrelaxantes |
| Overlay |
| Placas de reposicionamento anterior |
| Placas macias |
| Placas pivotantes |
| Placas de avanço mandibular |

## CARACTERÍSTICAS DA PLACA OCLUSAL

Os dispositivos oclusais devem possuir algumas características específicas tanto na sua fabricação quanto no seu ajuste, tendo em vista que um dispositivo mal confeccionado e mal ajustado poderá algumas vezes piorar a situação do paciente.

### FORMA DO DISPOSITIVO

Deve acompanhar os contornos anatômicos normais dos dentes e das estruturas adjacentes. No caso de utilização na maxila, deverá estender-se lingualmente a 4 ou 6 mm nos tecidos do palato, com o objetivo de "misturar-se" às rugas palatinas, permitindo uma transição suave para uma função lingual adequada. Na face vestibular, deverá recobrir até 2 mm, geralmente entre o terço médio e incisal/oclusal dos dentes (abaixo do equador anatômico dentário). Deverá ter volume suficiente para resistir às forças oclusais, principalmente durante os hábitos parafuncionais. Devem possuir em média 2 mm de espessura, na região de molar.

> **ATENÇÃO**
>
> Deve-se observar a dimensão vertical do paciente durante o procedimento de registro oclusal, pois alguns poderão apresentar dificuldade no selamento labial. Nesse caso, a espessura do dispositivo deve ser diminuída (a espessura mínima deve ser de 1 mm).

### RETENÇÃO E ESTABILIDADE

Os dispositivos devem estar bem encaixados, estáveis e com boa retenção. Devem ser confortáveis e ser inseridos e removidos com um mínimo de esforço, porém sem dificuldades e desconforto. A estabilidade pode ser testada com a pressão unilateral do dispositivo. Nesse momento, o aparelho não deve oscilar nem deslocar-se, permanecendo firme. Essa estabilidade também é fundamental durante os movimentos excursivos (protrusão e lateralidade).

A superfície oclusal do dispositivo deverá ser a mais lisa possível, evitando interferências oclusais e permitindo que a mandíbula movimente-se para uma posição mais ortopedicamente estável para os côndilos mandibulares (RC) quando ocorrer a desprogramação neuromuscular.

### CONTATOS OCLUSAIS

No caso de um dispositivo maxilar, durante o fechamento mandibular, as cúspides vestibulares dos dentes inferoposteriores devem contatar com a superfície plana do dispositivo, bilateralmente, simultaneamente e com a mesma intensidade, com os côndilos em uma posição ortopedicamente estável (RC). Os dentes anteriores inferiores também poderão contatar o dispositivo, desde que com uma intensidade menor.

Embora seja recomendado o registro em RC para a confecção dos dispositivos oclusais, um estudo[12] realizado comparando os resultados entre dispositivos ajustados em RC a outros ajustados em MIH não mostrou diferença estatística nos resultados apresentados pelos pacientes (ambos os grupos apresentaram melhora clínica). Entretanto, os autores enfatizaram que os pacientes não apresentavam grandes discrepâncias entre as posições de RC e MIH.

Se considerarmos que o dispositivo deve ter superfícies planas e que, quando instalado, promove uma desprogramação neuromuscular (permitindo que a mandíbula se posicione corretamente), realmente não haveria tanto problema ao registrarmos a mordida em MIH, tendo em vista que, após a utilização do dispositivo e consequente desprogramação, haveria um novo posicionamento mandibular, provavelmente em RC. Contudo, as superfícies dos dispositivos devem estar planas e livres de interferências oclusais.

Com relação aos movimentos de lateralidade (direita e esquerda), somente o canino inferior do lado de trabalho (lado para o qual a mandíbula está se movimentando) deve contatar com o dispositivo oclusal, estando os demais elementos dentários livres de contato. Esse tipo de desoclusão (guia canino) é bem mais simples de ser ajustado clinicamente do que, por exemplo, a desoclusão por função em grupo (em que, além do canino do lado de trabalho, as cúspides vestibulares dos pré-molares inferiores e a cúspide mesiovestibular do primeiro molar inferior – todos no lado de trabalho – entrariam em contato com o dispositivo oclusal simultaneamente).

Por fim, durante o movimento de protrusão, deverá ocorrer contato entre o dispositivo oclusal, os caninos inferiores (com maior intensidade) e os incisivos inferiores (menor intensidade). Nesse movimento, não deve ocorrer contatos entre o dispositivo oclusal e os dentes posteriores.

## *INSTRUÇÕES AO PACIENTE*

Devemos instruir o paciente quanto às corretas inserção e remoção do dispositivo. Ele deve ser inserido com uma leve pressão digital, e não com mordidas. Após instalação, o paciente poderá sentir uma leve pressão nos elementos dentários, mas não deverá sentir dor. Essa leve pressão deverá passar em minutos.

Após a remoção do dispositivo, o paciente poderá sentir uma mudança na sua mordida. Isso também é normal, tendo em vista que a placa promove uma mudança na posição mandibular. Quando esta é removida, a mandíbula tende a retornar à posição inicial (posição habitual).

**LEMBRETE**

Deve-se informar ao paciente que sua fala poderá ficar comprometida com o uso do dispositivo e que a salivação poderá aumentar durante as primeiras semanas de uso.

O **tempo de utilização** do dispositivo deverá corresponder ao planejamento do profissional e dependerá do tipo de disfunção apresentado pelo paciente. Quando não estiver sendo utilizado, o dispositivo deverá permanecer em ambiente úmido, ou conservado em água. A higienização do dispositivo deve ser feita com escova e pasta dental. Instruções por escrito são geralmente recomendadas.

Com relação às **consultas de retorno**, os protocolos diferem muito, sendo sugeridos ajustes em 24 horas, 54 horas, 7 dias, 2 semanas e 1 mês após a instalação. Entretanto, o importante é que a primeira consulta de retorno seja realizada no máximo em 1 semana da instalação. As demais consultas deverão ser realizadas com intervalos de tempo gradativamente maiores, dependendo do tipo de disfunção do paciente.

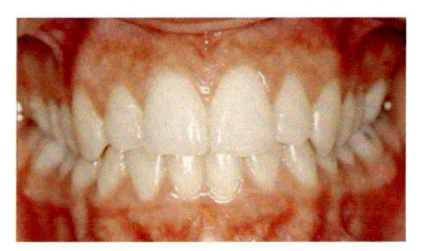

*Figura 9.3 – Paciente, de 27 anos, com queixa principal de dor próxima aos ouvidos e história odontológica de tratamento ortodôntico interrompido. No exame clínico, observaram-se ausência de falha dentária, RC ≠ MIH, dor nas ATMs, no pescoço, na cabeça frequentemente, à palpação nos músculos pterigóideos laterais. As dores iniciaram 2 anos antes, em períodos variados, em associação com problemas emocionais.*

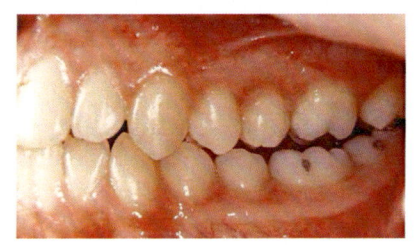

*Figura 9.4 – Paciente posicionado em relação de conforto e estável para os côndilos (RC) (vista sagital). Observe a presença de contatos prematuros na região de pré-molares e a ausência de contatos nos molares posteriores.*

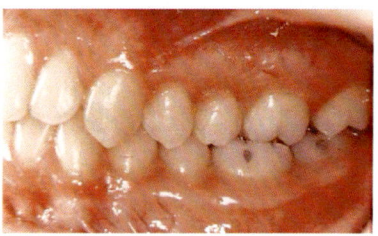

*Figura 9.5 – Paciente em ponto máximo de contatos dentários (MIH) (vista sagital). Observe que os contatos posteriores já são observados, havendo portanto forma discrepância de posicionamento entre RC e MIH, por consequência da adaptação do sistema neuromuscular.*

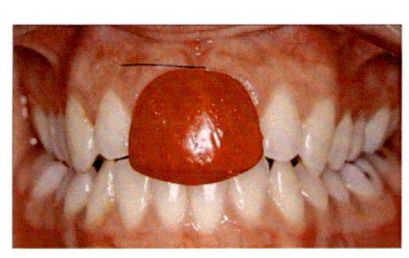

*Figura 9.6 – JIG para estabelecer a espessura da placa, bloquear a memória proprioceptiva, promover o relaxamento muscular e facilitar a obtenção da RC.*

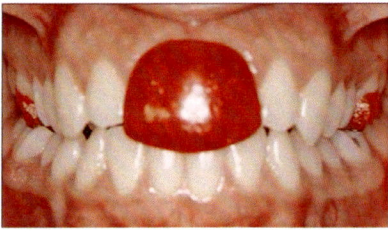

*Figura 9.7 – Registro da RC no JIG e casquetes de registro nos primeiros molares. Esses registros são fundamentais para o sucesso da placa oclusal, pois permitem que o técnico em prótese dentária faça a adequada confecção laboratorial do aparelho.*

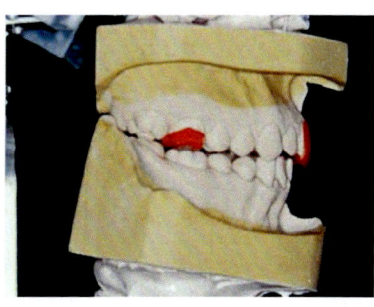

*Figura 9.8 – Modelos montados em ASA, com auxílio do registro maxilomandibular e JIG, permitindo dessa maneira a adequada confecção do aparelho oclusal.*

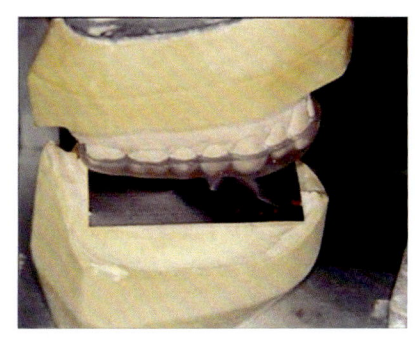

*Figura 9.9 – Placa oclusal confecionada em resina acrílica, sendo ajustada no ASA pelo TPD antes do envio ao cirurgião-dentista.*

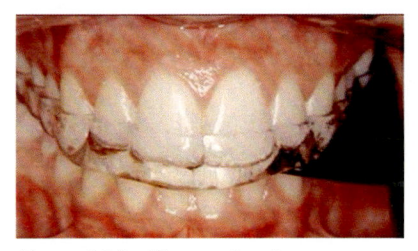

*Figura 9.10 – Placa oclusal condicionada em resina acrílica sendo ajustada no paciente. Primeiramente são realizados os ajustes cêntricos; depois, os movimentos excursivos.*

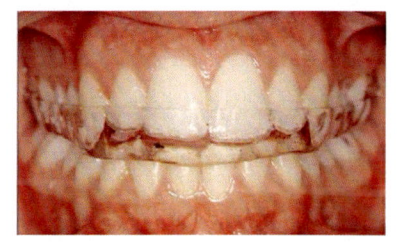

*Figura 9.11 – Placa oclusal concluída após ajustes oclusais e orientações de uso ao paciente.*

## OVERLAY

Trata-se de um aparelho protético removível provisório, confeccionado em resina acrílica sobre uma ou ambas as arcadas, indicado para pacientes com alteração da dimensão vertical de oclusão (DVO), que geralmente se encontra "diminuída", e da oclusão em relação cêntrica (ORC) ou da dimensão horizontal (DH), que geralmente se encontra em MIH.

**LEMBRETE**

A placa *overlay* é um aparelho protético que cumpre todos objetivos da reabilitação oral: restabelecimento da DVO, da ORC, da estabilidade oclusão, da guia anterior, da mastigação, da fonética e da estética.

A *overlay* é também um importante meio auxiliar no diagnóstico e no prognóstico de tratamentos que envolvem o crítico restabelecimento da DVO e da ORC, sendo possível uma análise prévia das respostas do sistema neuromuscular antes que o tratamento proposto seja iniciado. É um tratamento provisório de fácil execução clínica e laboratorial, de baixo custo e reversível, tendo em vista que não há necessidade de qualquer desgaste das estruturas dentárias remanescentes.

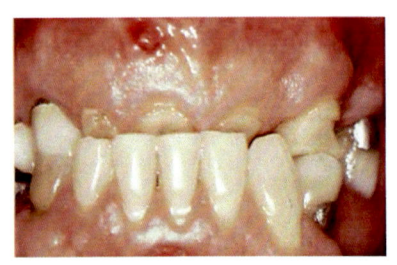

*Figura 9.12 – Vista frontal de paciente com alteração da DVO, RC diferente de MIH, sem estabilidade oclusal e sem guia anterior, que receberá overlay como auxiliar no diagnóstico e no planejamento de uma reabilitação oral.*

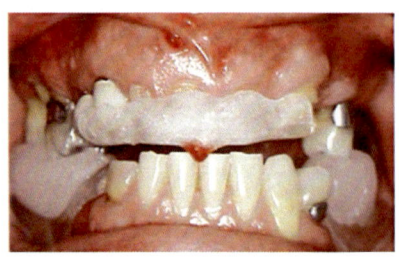

*Figura 9.13 – Vista frontal de paciente com JIG modificado e registro posterior em resina acrílica ativada quimicamente (RAAQ) da DVO e da RC.*

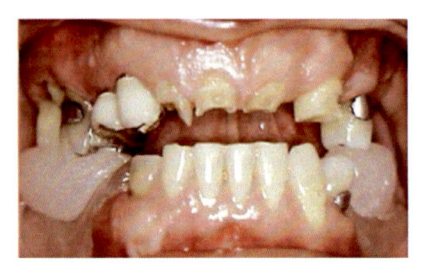

*Figura 9.14 – Vista frontal de paciente com o registro posterior em RAAQ da DVO e da RC restabelecidas.*

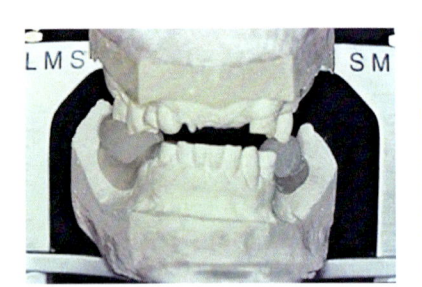

*Figura 9.15 – Vista frontal dos modelos montados em ASA, com o registro posterior em RAAQ da DVO e da RC restabelecidas.*

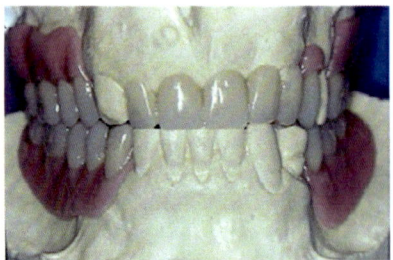

*Figura 9.16 – Vista frontal dos modelos montados em ASA, com as overlays prensadas, polidas e ajustadas na DVO e ORC restabelecidas. Extrações dos elementos dentários condenados e extruídos são realizados previamente nos modelos com orientação ou diretamente pelo cirurgião-dentista.*

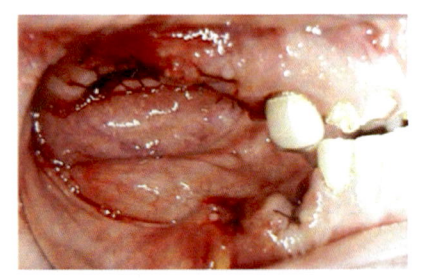

*Figura 9.17 – Vista sagital de paciente após a exodontia dos dentes previamente condenados por problemas periodontais.*

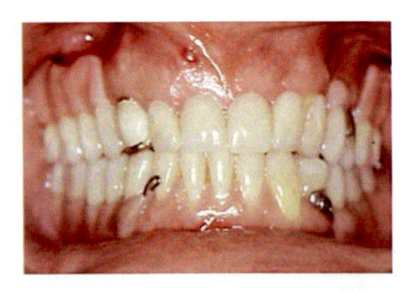

*Figura 9.18 – Vista frontal do paciente com as overlays prensadas, polidas e ajustadas na DVO e na ORC restabelecidas. Tão logo o paciente sinta conforto, é encaminhado para a reabilitação protética final. O tempo apropriado para adaptação muscular e articular, bem como para o ajuste de refinamento do aparelho, é de cerca de 3 meses.*

## PLACAS DE REPOSICIONAMENTO ANTERIOR

São aparelhos que possuem rampas guias utilizadas para produzir uma nova posição mandibular distinta da posição habitual.[1] Esses aparelhos mantêm a mandíbula em uma posição mais anterior do que a posição de MIH, com o objetivo de promover um melhor relacionamento côndilo-disco na fossa,[9] de forma que uma função normal possa ser restabelecida.[2]

Sua principal **indicação** é o tratamento dos ditúrbios de interferência do disco,[9,13-15] mas travamento intermitente ou crônico da articulação e alguns distúrbios inflamatórios[9] também podem ser tratados com esse tipo de aparelho.

De acordo com Okeson,[2] a posição anterior estabelecida pelo aparelho deve eliminar os sintomas articulares durante a abertura e o fechamento dentro dessa posição anterior e também no movimento retrusivo. A rampa guia orienta o fechamento da mandíbula para a posição anterior estabelecida (Figs. 9.19 e 9.20).

Esse tipo de placa deve ser utilizado por 24 horas (inclusive durante a alimentação) durante 3 meses.[14] Após esse período, se os sintomas forem reduzidos significativamente, a placa reposicionadora deverá ser convertida em uma placa de estabilização, removendo-se as rampas guias.[9]

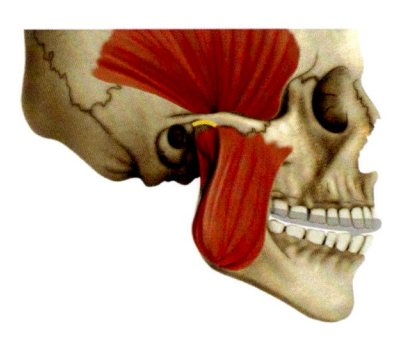

*Figura 9.19 – Desenho esquemático da vista sagital de uma placa de reposicionamento anterior no início do fechamento mandibular, com contato incisal na rampa da placa, sem contato posterior.*

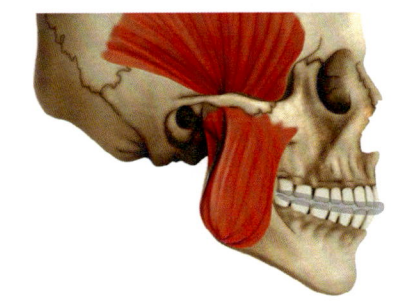

*Figura 9.20 – Desenho esquemático da vista sagital de uma placa de reposicionamento anterior no final do fechamento mandibular, com contatos anteriores e posteriores, após o reposicionamento anterior da mandíbula.*

## PLACAS MACIAS

São aparelhos fabricados com material resiliente, usualmente adaptados ao maxilar, com o objetivo de obter contatos uniformes e simultâneos com os dentes opostos.[2] São de fácil construção, porém menos duráveis e difíceis de ajustar.[1] Estão indicados como dispositivos protetores para pessoas que correm o risco de sofrer traumas em seus arcos dentais (p. ex., atletas e crianças) e pacientes com bruxismo, apertamento e sintomas de dor articular[1,2,9] (Figs. 9.21 a 9.23).

**LEMBRETE**

As placas macias são ideais para quadros agudos, devido à facilidade de confecção e ao baixo custo.[9]

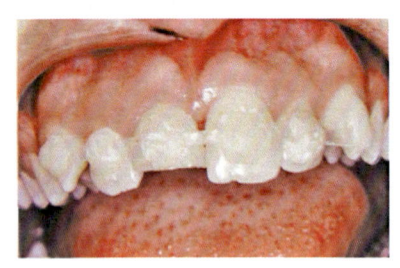

*Figura 9.21 – Vista frontal de paciente esportista com traumatismo dentário que necessita de placa protetora bucal.*

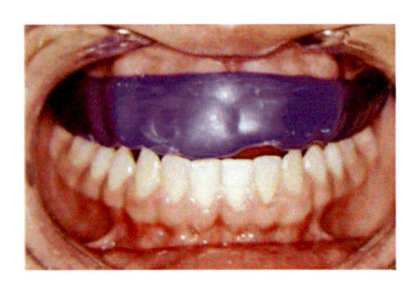

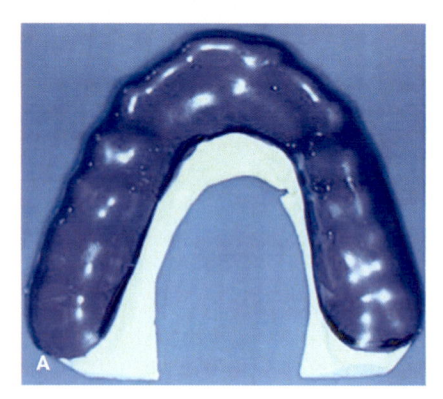

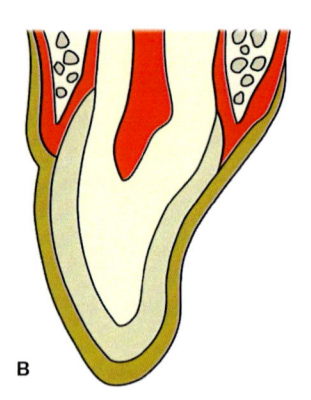

*Figura 9.22 – (A) Placa de silicone já prensada e recortada sobre o modelo da arcada superior do paciente, plastificada a vácuo. (B) Desenho esquemático demonstrado que a placa cobre todos os dentes e se estende até o rebordo, para maior proteção e estabilidade.*

*Figura 9.23 – Placa protetora em silicone (2 mm), ajustada e instalada em um paciente atleta para permitir a prática de esporte de contato de maneira mais segura, prevenindo futuros traumas na região do AE.*

**ATENÇÃO**

O uso das placas pivotantes não deverá se estender por mais de 1 semana, pois provavelmente irá intruir o dente utilizado como pivô.[2]

## PLACAS PIVOTANTES

É um dispositivo que mantém um único contato posterior em cada quadrante, geralmente o mais posterior possível. Essas placas foram desenvolvidas com a ideia de diminuir a pressão intra-articular e assim aliviar a carga nas superfícies articulares da ATM[2,11] e têm sido indicadas para o tratamento de sintomas relacionados a doença articular degenerativa da ATM (Figs. 9.24 e 9.25).

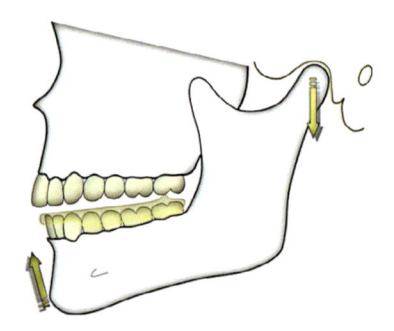

*Figura 9.24 – Desenho esquemático da placa pivotante, com os côndilos estáveis na fossa mandibular, o pivô tocando na oclusal do segundo molar e a guia anterior aberta.*

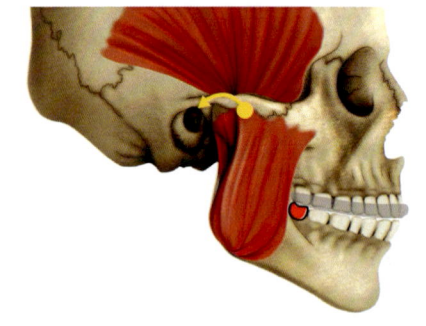

*Figura 9.25 – Desenho esquemático da placa pivotante, que, pela ação do músculo masseter, fulcra a mandíbula sobre o pivô, deslocando os côndilos da fossa mandibular e estabelecendo o contato da guia anterior com a placa.*

## PLACAS DE AVANÇO MANDIBULAR

As placas de avanço mandibular emergiram como um tratamento não invasivo para tratamento da síndrome da apneia obstrutiva do sono (SAOS).[16] Há evidências de que essas placas podem reduzir

# Oclusão 143

significativamente o colapso das vias aéreas superiores pela ampliação transversal da faringe.[17] A apneia obstrutiva é definida como uma interrupção no fluxo aéreo por pelo menos 10 segundos; portanto, o evento é respiratório se, durante a apneia, houver esforço para respirar.[18] Os distúrbios respiratórios ocorridos durante o sono podem incluir ronco, apneias, hipopneias e despertares relacionados a esforço respiratório.

Em 1995, a Academia Americana de Distúrbios do Sono estabeleceu o uso de placas intraorais como **protocolo de tratamento** para a SAOS. Essa instituição definiu também as seguintes indicações para o uso desse aparelho: ronco primário, SAOS leve, SAOS com índice moderado ou grave e, no caso de pacientes que não toleram outra modalidade de tratamento, como CPAP (*continuous positive airway pressure*), terapia de pressão positiva nas vias aéreas.

> **SAIBA MAIS**
>
> Existem mais de 55 tipos de placas de avanço mandibular disponíveis para uso, e todos servem para manter as vias aéreas faríngeas abertas a fim de evitar esforços de respiração que causam ronco, apneia e excitação (Fig. 9.26).

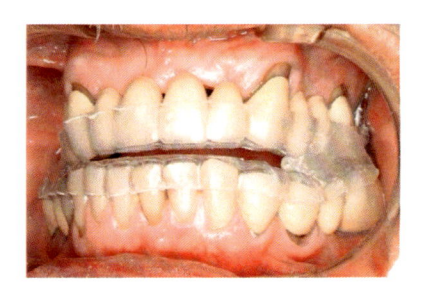

*Figura 9.26 – Modelo de placas reposicionadoras da mandíbula (protusão) maxilomandibular confeccionada em acetado e unidas por RAAQ para o controle da SAOS moderada.*

## PLACAS DE COBERTURA PARCIAL

Apresentam a vantagem de minimizar os efeitos estéticos e fonéticos, porém, como desvantagens, incluem potencial para o movimento dental descontrolado (intrusão ou extrusão) e habilidade reduzida para controlar forças oclusais excessivas que agem nos dentes.[1,15] As placas de cobertura parcial classificam-se em placas de mordida anterior e placas de mordida posterior, detalhadas a seguir.

### PLACAS DE MORDIDA ANTERIOR

São aparelhos de cobertura parcial anterior utilizados para a desoclusão dos dentes posteriores, o relaxamento muscular e o estabelecimento de uma nova dimensão vertical.[19] São utilizados com a intenção primária de desocluir os dentes posteriores e, assim, eliminar sua influência no sistema mastigatório.[2]

- Entre as vantagens da placa de mordida anterior, estão a facilidade de fabricação e de procedimentos de ajuste e adaptação. A desvantagem é o movimento dental descontrolado,[1,6,11] podendo haver extrusão e uma consequente mordida aberta anterior.[2] Tem sido sugerida para o tratamento dos distúrbios musculares, especialmente mioespasmo originado da condição oclusal do paciente.[2]

- O *front-plateau* é indicado como instrumento de diagnóstico de disfunções neuromusculares e articulares em pacientes que apresentem discrepância entre RC e MIH, sintomatologia dolorosa dos músculos do AE e ausência de guia anterior (ver Cap. 5) (Fig. 9.27).

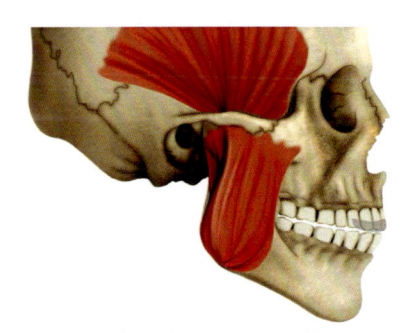

*Figura 9.27 – Placa de mordida anterior. Nesse dispositivo, confeccionado na região entre caninos, apenas os dentes anteriores estão em oclusão. Devem-se devolver as guias laterais de desoclusão pelo canino, bem como a guia anterior, todas com a desoclusão dos dentes posteriores.*

## PLACA DE MORDIDA POSTERIOR

É confeccionada para os dentes posteroinferiores, em resina acrílica e unida por uma barra lingual metálica.[1,2] Tem por objetivo alcançar alterações na dimensão vertical de oclusão, bem como reposicionar a mandíbula. Está indicada nos casos severos de diminuição de dimensão vertical e nos casos em que há necessidade de se fazer um reposicionamento anterior da mandíbula[2] (Figs. 9.28 a 9.33).

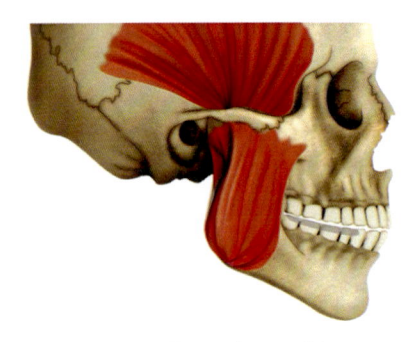

*Figura 9.28 – Placa de mordida posterior. Observa-se que apenas os dentes posteriores estão ocluindo com o dispositivo.*

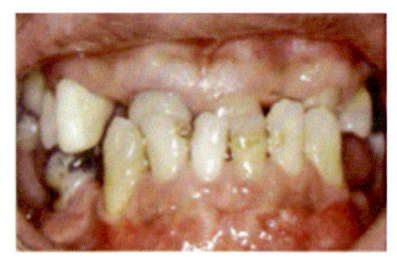

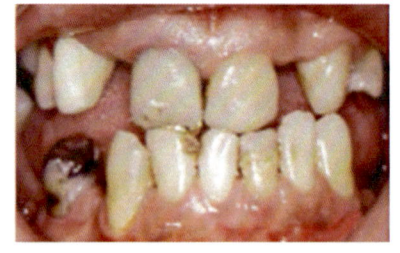

*Figura 9.29 – Vista frontal de paciente com alteração da DVO, RC diferente da MIH, sem estabilidade oclusal e guia anterior. Ele receberá uma placa de mordida posterior overlay parcial para auxiliar o diagnóstico e o planejamento da reabilitação oral.*

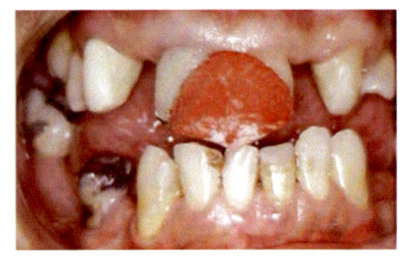

*Figura 9.30 – Vista frontal de paciente com JIG confeccionado em RAAQ. Esse paciente foi submetido a testes fonéticos de Silvemam para o restabelecimento da DVO e o registro da RC.*

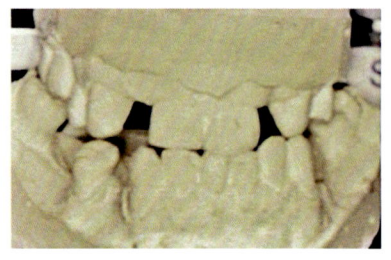

*Figura 9.31 – Vista frontal dos modelos montados em ASA, sem e com as overlays prensadas, polidas e ajustadas na DVO e na ORC restabelecidas.*

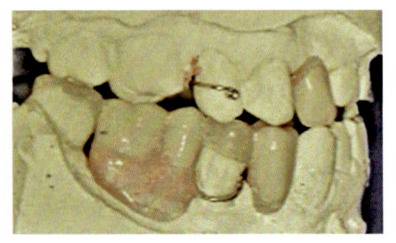

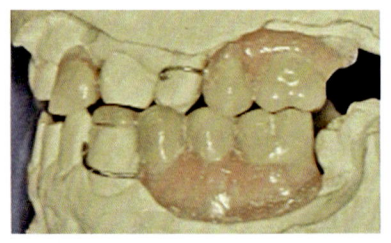

*Figura 9.32 – Vista sagital dos modelos montados em ASA com as overlays prensadas, polidas e ajustadas na DVO e na ORC restabelecidas.*

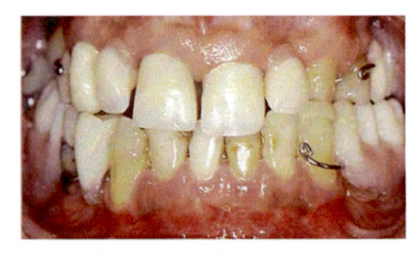

*Figura 9.33 – Vista frontal de paciente com as overlays ajustadas na DVO e na ORC e a guia anterior restabelecida com auxílio de provisórios nos incisivos centrais. Tão logo o paciente sinta conforto, é encaminhado para a reabilitação protética final.*

## CONSIDERAÇÕES FINAIS

Na literatura, vários são os trabalhos que relatam o sucesso das placas interoclusais no tratamento das DTMs.[4,20-24] Esse sucesso, porém, se deve somente à remissão da sintomatologia dolorosa.[20,21,25] Esse fato confirma o relato de Dawson,[26] que afirma que tudo o que as placas interoclusais fazem é tornar possível o relaxamento muscular e que, portanto, não curam o distúrbio temporomandibular (DTM).

Em seu estudo, Beard e Clayton[27] observaram que a utilização somente das placas interoclusais como terapia não é suficiente para a manutenção da coordenação muscular, já que os pacientes retornaram à condição prévia ao tratamento após a remoção da placa, sem um devido ajuste da oclusão na posição determinada pela mesma. Dessa forma, pode-se relacionar a utilização das placas interoclusais como um método de tratamento efetivo e reversível, porém paliativo, o qual não possibilita a cura dos pacientes portadores de DTM.

O DTM possui uma etiologia multifatorial. Essa característica dificulta tanto o seu diagnóstico quanto o seu tratamento, devendo o clínico utilizar todos os recursos disponíveis para relacionar causa e efeito antes que terapias irreversíveis, tais como ajuste oclusal, reabilitação protética e o tratamento ortodôntico, sejam indicados.

Como recurso terapêutico, as placas interoclusais possuem apenas um efeito paliativo sobre a sintomatologia das DTMs, já que não promovem a cura dos pacientes. De acordo com a literatura pesquisada, as placas interoclusais estabelecem uma relação maxilomandibular mais estável e confortável, reorganizando a atividade neuromuscular. Isso reduz a atividade muscular anormal, diminuindo assim a sintomatologia muscular relacionada à DTM. A remissão dessa sintomatologia sugere que sua etiologia seja de origem oclusal.

Portanto, pode-se considerar que as placas interoclusais desempenham mais um papel de dispositivo diagnóstico do que de recurso terapêutico propriamente dito, uma vez que podem ser utilizadas para a obtenção de respostas tanto musculares quanto articulares às alterações no posicionamento mandibular, previamente à estabilização permanente da oclusão, por meio das terapias irreversíveis anteriormente citadas.

Parece claro que a utilização das placas oclusais pode ser uma ferramenta de diagnóstico extremamente útil e eficaz na presença de fatores oclusais relacionados aos sintomas das DTMs.

# 10

# Conduta terapêutica restauradora

FLÁVIO DOMINGUES DAS NEVES
ALFREDO JULIO FERNANDES NETO
PAULO CÉZAR SIMAMOTO JUNIOR
CÉLIO JESUS DO PRADO

**OBJETIVOS DE APRENDIZAGEM**

- Compreender os objetivos da odontologia restauradora
- Orientar o diagnóstico de anormalidades odontológicas
- Discutir o planejamento e a execução da terapia restauradora

**LEMBRETE**

A odontologia restauradora busca reabilitar a fisiologia do AE, assegurando a saúde do sistema neuromuscular, das ATMs, dos dentes e do periodonto.

A odontologia restauradora é a conduta terapêutica por meio da qual é realizado o ajuste oclusal por acréscimo de materiais restauradores diretos e indiretos. Essa conduta busca reabilitar a fisiologia do aparelho estomatognático (AE), assegurando a saúde do sistema neuromuscular, das articulações temporomandibulares (ATMs), dos dentes e do periodonto por meio do restabelecimento da dimensão vertical de oclusão (DVO), da relação cêntrica (RC), da estabilidade oclusal e da guia anterior. Para tanto, torna-se necessário um diagnóstico criterioso quanto às características gerais e aos aspectos intrabucais do paciente.

## DIAGNÓSTICO

É a determinação da natureza da doença. Consiste na descoberta e no reconhecimento de sinais e sintomas (anormalidades) e na investigação de determinadas condições e suas causas, buscando restabelecer a normalidade (Figs. 10.1 e 10.2).

O Quadro 10.1 apresenta as etapas do método de diagnóstico e do plano de tratamento em odontologia restauradora.

Quando o objetivo é a melhora da saúde bucal, o diagnóstico e o plano de tratamento podem ser considerados a partir de dois princípios fundamentais:

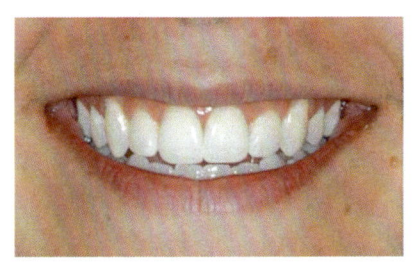

*Figura 10.1 – Vista vestibular de uma boca saudável. Hemostase, equilíbrio entre os componentes constituintes do AE e harmonia estética.*

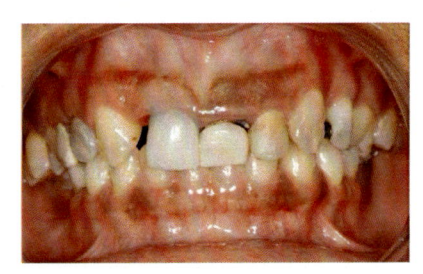

*Figura 10.2 – Vista vestibular de uma boca em disfunção. Ausência de suporte dos dentes posteriores, diastemas, trespasse vertical acentuado, presença de doença cárie, próteses anteriores desajustadas. Desarmonia estética anterior.*

## QUADRO 10.1 – Etapas do método de diagnóstico e plano de tratamento

1) Exame cuidadoso para descobrir, isolar e analisar cada fator capaz de causar doença, desarmonia ou instabilidade.
2) Análise da resistência do hospedeiro e avaliação de qualquer outro fator contribuinte.
3) Avaliação dos efeitos dos fatores causais, relacionando-os ao tempo, à intensidade e à resistência do hospedeiro. Quando um efeito é encontrado, deve-se buscar sua causa e verificar se esta ainda está ativa.
4) Análise de todos os métodos que poderão ser utilizados para eliminar os fatores causais prejudiciais ou neutralizar seus efeitos perniciosos.
5) Seleção da melhor opção de tratamento.

- encontrar todos os fatores causadores e contribuintes que estejam relacionados à deterioração da saúde bucal;
- determinar o melhor método para eliminar cada um desses fatores de deterioração (diagnóstico e plano de tratamento).

## FATORES CAUSADORES

Excluídas as doenças neoplásicas e os acidentes, quase todos os efeitos prejudiciais aos dentes e/ou às estruturas de suporte são resultado direto da presença de microrganismos e do desequilíbrio oclusal (Fig. 10.3).

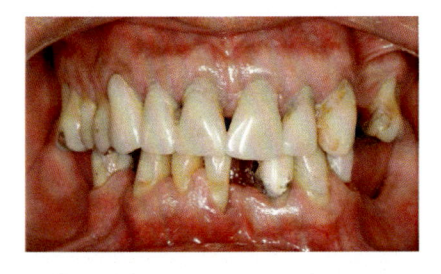

*Figura 10.3 – Vista vestibular de uma boca com presença de microrganismos e desequilíbrio oclusal.*

## FATORES CONTRIBUINTES

Atuam diminuindo a resistência do hospedeiro, são eles:

- predisposição hereditária;
- saúde geral debilitada;
- insuficiência nutricional;
- tensão emocional.

## ELEMENTOS DE DIAGNÓSTICO

Um diagnóstico completo requer informações de uma ou mais fontes:

- anamnese ou interrogatório (história médica e odontológica);
- exame clínico;
- exame radiográfico;
- exame dos modelos de estudo;
- exames complementares.

### ANAMNESE OU INTERROGATÓRIO

Na primeira consulta, o paciente deve ser encorajado a descrever experiências médicas e odontológicas anteriores. Os seguintes aspectos devem fazer parte da anamnese:

- dados pessoais (nome, endereço, sexo, idade, filiação, profissão, estado civil, etc.);
- queixa principal;
- antecedentes pessoais de ordem geral: problemas cardiovasculares, reações alérgicas, diabete, neuroses, hepatite, tuberculose, avitaminose, desequilíbrio hormonal, etc.;
- antecedentes de ordem protética: antecedente protético, intolerância aos aparelhos, resposta tecidual desfavorável;
- antecedentes hereditários (história familiar).

### EXAME CLÍNICO

É a coleta de dados que constitui a base do diagnóstico e exige do clínico conhecimentos básicos, apuro dos sentidos, capacidades de observação, de análise e de síntese, bom senso e discernimento.

### EXAME DOS TECIDOS MOLES

Devem-se examinar minuciosamente freios com inserção alta, gengiva (cor, forma, sulco), mucosa oral, fístulas (Fig. 10.4) e neoplasias, zonas de bifurcação e trifurcação radicular e nódulos linfáticos.

Segundo Carnevale e colaboradores[1] o tratamento de defeitos na região de furca de um dente multirradicular tem dois objetivos:

- a eliminação da placa microbiana das superfícies expostas do complexo radicular;
- o estabelecimento de uma anatomia das superfícies afetadas que facilite o adequado autocontrole de placa.

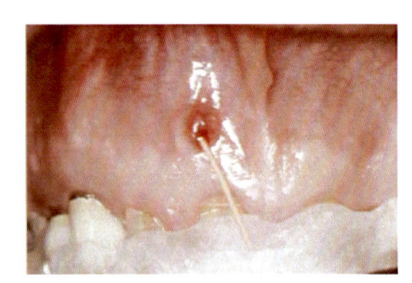

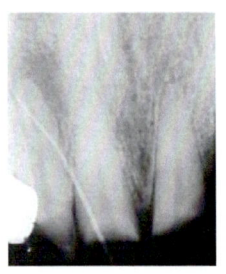

*Figura 10.4 – Vista vestibular do diagnóstico diferencial da origem de uma fístula, aparentemente no incisivo central.*

*CLASSIFICAÇÃO DAS LESÕES DE FURCA*

**GRAU I:** Perda horizontal dos tecidos de suporte não excedendo um terço da largura do dente, não maior que 3 mm (Fig. 10.5). A terapia recomendada nesse caso inclui raspagem e alisamento radiculares, plastia de furca e controle dos hábitos oclusais excêntricos (ajuste oclusal), orientação para os cuidados com higienização e controles periódicos com acompanhamento radiográfico.

**GRAU II:** Perda horizontal dos tecidos de suporte excedendo um terço da largura do dente, mas não envolvendo toda a largura da área de furca (Fig. 10.6). A terapia recomendada nesse caso inclui plastia de furca, tunelização, ressecção radicular, extração dentária, regeneração tecidual guiada nos molares inferiores e controle dos hábitos oclusais excêntricos (ajuste oclusal).

**GRAU III:** Perda horizontal "lado a lado" dos tecidos de suporte na área de furca (Fig. 10.7). Nesse caso, recomendam-se tunelização, ressecção radicular, extração dentária e reposição com implantes dentários.

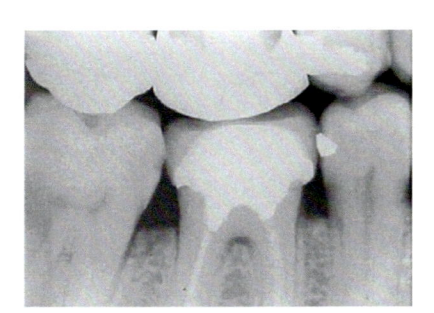

*Figura 10.5 – Imagem radiográfica de lesão de furca de Grau I no dente 46.*

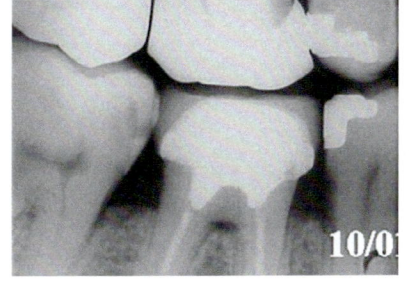

*Figura 10.6 – Imagem radiográfica de uma lesão de furca de Grau II no dente 46.*

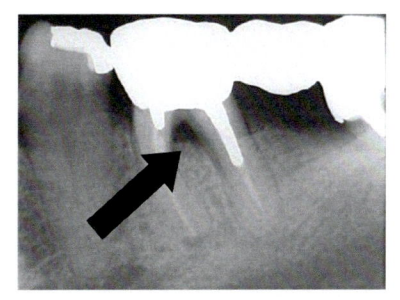

*Figura 10.7 – Imagem radiográfica de uma lesão de furca de Grau III no dente 36.*

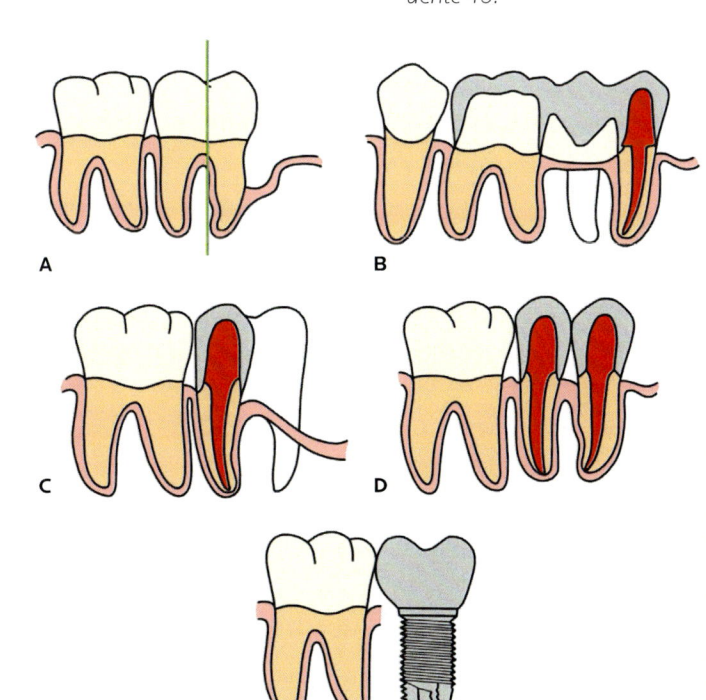

*Figura 10.8 – Desenho esquemático de uma odontossecção (A), e opções de tratamento: (B) extração da raiz mesial e confecção de prótese fixa, (C) extração da raiz distal e confecção de prótese unitária, (D) aproveitamento das duas raízes e confecção de duas próteses unitárias e (E) a extração das raízes colocação de um implante e coroa unitário. Pela consolidação e previsibilidade de técnica o implante dentário quando indicado é uma ótima opção.*

## EXAME DOS TECIDOS DUROS

Devem-se examinar minuciosamente dentes ausentes e zonas desdentadas, suscetibilidade à cárie dental, contato proximal, facetas, contatos deflectivos, mobilidade dentária, espaçamento dos dentes anteriores e trabalhos protéticos existentes (Fig. 10.9).

A mobilidade dentária é resultado da perda contínua dos tecidos de suporte na doença periodontal progressiva ou trauma oclusal. Os diferentes graus de mobilidade dentária são apresentados no Quadro 10.2.

## OCLUSÃO E ARTICULAÇÕES TEMPOROMANDIBULARES

Examinar minuciosamente a oclusão – RC, máxima intercuspidação habitual (MIH), oclusão em relação cêntrica (ORC), dimensão vertical de repouso (DVR), DVO, espaço funcional livre (EFL), sobrepasse vertical (*overbite*), sobrepasse horizontal (*overjet*) – e as articulações (movimentos de abertura, fechamento, lateralidade, protrusão, dor e ruídos).

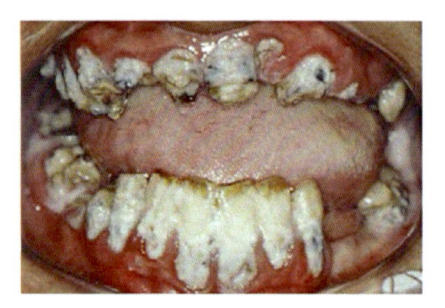

*Figura 10.9 – Vista de uma boca com ausência de higiene e de dentes e desequilíbrio oclusal.*

**QUADRO 10.2 – Classificação da mobilidade dentária**

| Grau | Característica |
|---|---|
| I | Mobilidade coronária de 0,2 a 1 mm no sentido horizontal. |
| II | Mobilidade coronária excedendo 1 mm no sentido horizontal. |
| III | Mobilidade coronária nos sentidos vertical e horizontal. |

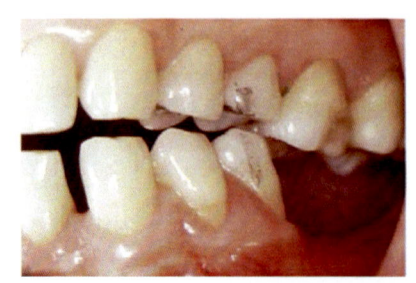

*Figura 10.10 – Vista sagital com prematuridade nos segundos pré-molares em RC, ausência de dentes e desequilíbrio oclusal.*

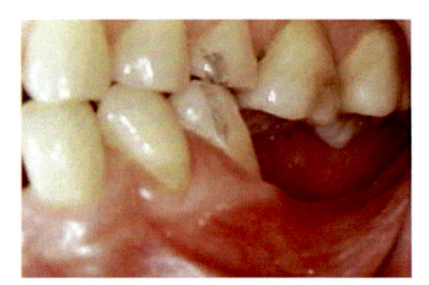

*Figura 10.11 – Vista sagital em MIH, com ausência de dentes e desequilíbrio oclusal. Observe o início da extrusão dos dentes posterossuperiores e a alteração da curva de Spee.*

Quando da presença de distúrbios oclusais, os pacientes se apresentam em distintos grupos, de acordo com suas suscetibilidades (limiar de tolerância) (Quadro 10.3).

## EXAME RADIOGRÁFICO

Como elemento complementar de diagnóstico, são realizadas radiografias periapicais, interproximais e oclusais para verificar cáries, parte radicular do dente (comprimento, forma e número das raízes), relação coroa/raiz, estruturas de suporte (espaço do ligamento periodontal, cortical alveolar, perda óssea), processos apicais e periapicais, dentes inclusos e raízes residuais, polpa dos dentes, tratamentos endodônticos existentes, bifurcações e trifurcações comprometidas, tipo e quantidade de osso alveolar.

## EXAME DOS MODELOS DE ESTUDO

O exame dos modelos de estudo tem os seguintes objetivos:

- avaliar a oclusão (RC, MIH, ORC, interferências excursivas anteroposteriores e laterais), as cúspides impactantes, o espaço protético e a posição dos dentes na arcada;
- selecionar a direção de inserção, o plano oclusal, o grau das curvas de Spee e Wilson, as relações intermaxilares, os tipos de restaurações necessárias;
- auxiliar no posicionamento do pôntico;
- realizar a análise funcional da oclusão (procedimentos experimentais de equilíbrio oclusal);
- realizar o enceramento diagnóstico, para obter informações sobre o resultado estético pretendido, auxiliando na obtenção de restaurações provisórias e como auxílio visual durante a discussão do plano de tratamento com o paciente.

**SAIBA MAIS**

A documentação fotográfica é realizada com objetivos científicos, legais e de *marketing*, antes, durante e após o tratamento.

**LEMBRETE**

Os modelos de estudo devem sempre ser montados em articulador semiajustável em RC.

**QUADRO 10.3** – **Classificação dos pacientes de acordo com sua suscetibilidade a distúrbios oclusais**

| Grupo | Característica paciente |
|---|---|
| I | Paciente suscetível a distúrbio neuromuscular (distúrbio mandibular). |
| II | Paciente suscetível a distúrbio temporomandibular (distúrbios temporomandibulares). |
| III | Paciente suscetível a disfunção dentária (lesões não cariosas). |
| IV | Paciente suscetível a disfunção periodontal (mobilidade dental ou migração patológica dos dentes). |
| V | Paciente não susceptível a disfunção (acomodação). |

## EXAMES COMPLEMENTARES

A fim de investigar a possibilidade de o paciente apresentar doenças infecciosas e/ou patologias potencialmente geradoras de complicações, devem ser solicitados exames complementares, tais como os apresentados no Quadro 10.4.

**QUADRO 10.4 – Exames complementares**

| | |
|---|---|
| 1) Prova de função hepática | 6) Ureia mais creatinina |
| 2) Hemograma completo | 7) Hormônios: T3, T4, TSH |
| 3) HBSAG (hepatite B) | 8) VDRL |
| 4) Anti HCV (hepatite C) ELISA 2ª geração | 9) Anti-HIV (ELISA) |
| 5) Glicemia de jejum | 10) ELISA para doença de Chagas |

# PLANO DE TRATAMENTO

**LEMBRETE**

O objetivo final da conduta terapêutica restauradora é restabelecer a oclusão, de modo que as superfícies oclusais possam apreender e triturar alimentos, estar em harmonia com os tecidos adjacentes, receber e direcionar força ao longo eixo do dente, promover conforto e evitar interferência oclusal.

É a proposição de procedimentos e condutas necessárias à correção das anormalidades apresentadas pelo paciente. Um plano de tratamento odontológico completo inclui:

- reabilitação de uma dentição acessível à limpeza;
- redução dos esforços a um ponto que não sejam destrutivos;
- educação do paciente sobre sua responsabilidade na manutenção da saúde.

Um plano de tratamento que vise ao atendimento integral e integrado aos pacientes que necessitam de prótese dentária deve incluir três etapas: tratamento sistêmico, tratamento odontológico e um tratamento protético definitivo.

O tratamento sistêmico diz respeito aos cuidados médicos para o equilíbrio e o controle de pacientes especiais, portadores de distúrbios cardiovasculares, diabetes, hepatite, etc. Já o tratamento odontológico compreende diversos aspectos, detalhados no Quadro 10.5.

O tratamento protético definitivo usará como mecanismo de suporte as estruturas remanescentes sadias: dentes e rebordo residual ou implantes devidamente planejados e instalados. As próteses podem ser fixas ou removíveis, parciais ou totais. Entretanto, independentemente do suporte ou da extensão, os princípios que regem a terapia restauradora devem ser obedecidos tanto em relação às características físicas e mecânicas dos materiais quanto à biologia e à fisiologia do AE.

**LEMBRETE**

Os princípios que regem a terapia restauradora devem ser obedecidos tanto em relação às características físicas e mecânicas dos materiais quanto à biologia e à fisiologia do AE.

## QUADRO 10.5 – Tratamento odontológico

**1) Urgências**
- Em relação à dor
- Em relação à estética e à fonética (ausências dentárias anteriores)

**2) Periodontal básico**
- Eliminação de placa bacteriana
- Raspagem dental
- Controle da higiene

**3) Cirúrgico**
- Exodontias

**4) Prótese removível total ou parcial**
- Convencional

**5) Equilíbrio oclusal**
- Diagnóstico diferencial
- Moldagem para obtenção dos modelos de estudo
- Montagem dos modelos de estudo em articulador semiajustável, com uso do arco facial e registro interoclusal em RC
- Análise funcional da oclusão
- Ajuste oclusal (em RC, lateralidades e protrusão)
- Restabelecimento da DVO, com o auxílio de um JIG, a partir da DVR fisiológica dos músculos da mastigação, preservando um EFL de aproximadamente 3 mm
- Estabilidade oclusal (placas interoclusais para reposicionamento mandibular ou uma prótese removível parcial provisória (*overlay*) – uso por aproximadamente 30 dias)
- Restabelecimento da guia anterior

**6) Endodontia**
- Não caracterizada como urgência (a maior incidência de falhas em dentes pilares tratados endodonticamente não se deve somente à fragilidade mecânica do remanescente dental, mas também à redução da sensação tátil dos proprioceptores, o que diminui a habilidade do paciente em detectar sobrecargas) Morgano, S. M., JPD, 1996

**7) Dentística**
- Restaurações (com resina composta, com ionômero de vidro, com amálgama)
- Selante de fóssula e fissura
- Colagem de dentes fraturados
- Prótese adesiva direta

**8) Ortodôntico**
- Movimentos dentais (verticalização, extrusão, outros)

**9) Protético provisório**
- Seleção da cor dos dentes naturais (antes do preparo dentário)
- Preparo dos dentes e estabilização com próteses provisórias

**10) Periodontal cirúrgico**
- Gengivectomia
- Cirurgia a retalho
- Cirurgia mucogengival
- Implante

**11) Protético definitivo**
- Prótese fixa
  - Convencional
  - Adesiva indireta
  - Implantada
- Prótese removível parcial
  - Convencional
  - Encaixe
- Prótese removível total
  - Convencional
  - *Overdenture*
    - Sobre raízes naturais
    - Sobre implantes

# Referências

**Capítulo 1 – Conhecendo o aparelho estomatognático**

1. Okeson JP. Tratamento das desordens temporomandibulares e oclusão. 6. ed. Rio de Janeiro: Elsevier; 2008.

2. Neff PE. TMJ occlusion and function. Washington: Georgetown University School of Dentistry; 1993.

3. Celenza F, Nasedkin JN. Occlusion the state of the art. Chicago: Quintessence; 1978.

4. Moffett P. Poasition papper. In: Celenza F, Nasedkin JN. Occlusion the state of the art. Chicago: Quintessence; 1978. p. 13-8.

5. Thomas PK, Tateno G. Gnathological occlusion. Tokyo: Shorin; 1979.

6. Jiménez-Lopez V. Próteses sobre implantes: oclusão, casos clínicos e laboratório. 2. ed. São Paulo: Quintessence; 1996.

7. Dawson PE. Oclusão funcional: da ATM ao desenho do sorriso. São Paulo: Santos; 2008.

8. Ramfjord S, Ash MM. Oclusão. 2. ed. São Paulo: Santos; 2007.

9. Fernandes Neto AJ, Neves FD, Silva JPL. Fundamentação do funcionamento do aparelho estomatognático. In: Lima FC, Rolla JN, Baratieri LN, Silva JSA, editores. Prótese dentária fundamentos e técnicas: reabilitação oral para todos. Florianópolis: Ponto; 2010. p. 30.

**Capítulo 4 – Distúrbios oclusais**

1. Pertes RA, Gross GS. Tratamento clínico das disfunções temporo mandibulares e da dor orofacial. São Paulo: Quintessence; 2005.

**Capítulo 5 – Distúrbios neuromusculares**

1. Mikhail M, Rosen H. History and etiology of myofascial pain-dysfunction syndrome. J Prosthet Dent. 1980;44(4):438-44.

2. Yeng LT, Teixeira MJ, Kaziyama HHS, Fernandes MM. Medicina física e reabilitação em doentes com dor crônica. In: Teixeira MJ, organizador. Dor: manual para o clinico. Vol. 1. São Paulo: Atheneu; 2006. v. 1. p. 113-26.

3. Prentiss H. A preliminary report upon the temporomandibular articulation in the human type. Dent Cosmos. 1918;60:505-12.

4. Wright W. Deafness as influenced by malposition of the jaws. J Natl Dent Assoc. 1920;7:979.

5. Brown H. The value of proper mandibular articulation: deafness and other troubles form close-up bites. Dent Record. 1921;41:153.

6. McCrane HF. Traumatic deafness caused by the retrusion of the condyles of the mandible on the external auditory canal. J Am Dent Assoc. 1925;12:1231.

7. Costen JB. Syndrome of ear and sinus symptoms dependent upon disturbed function of the TMJ. Ann Otol Rhinol Laryngol. 1934;43:1-15.

8. Costen JB. Neuralgias and ears symptoms associated with disturbed function of the temporomandibular joint. JAMA. 1936;7(4):252-5.

9. Sicher H. Temporomandibular articulation in mandibular overclosure. JAMA. 1948;36(2):131-9.

10. Zimmerman A. An evaluation of Costen's syndrome from an anatomical point of view. In: Sarant BG, editor. The temporomandibular Joint. Springfield: Charles C Thomas; 1951. p. 82-110.

11. Schwartz L. Pain associated with the temporomandibular joint. J Am Dent Assoc. 1955;51(4):394-7.

12. Laskin D. Etiology of the pain dysfunction syndrome. J Am Dent Assoc. 1969;79(1):147-51.

13. Weinberg L. Temporomandibular dysfunctional profile. A patient-oriented approach. J Prosthet Dent. 1974;32(3):312-25.

14. Ramfjord S, Ash MM. Oclusão. 3. ed. Rio de. Janeiro: Interamericana; 1984.

15. Bell WE. Temporomandibular disorders: classification, diagnosis, and management. 3rd ed. Chicago: Year Book; 1986. p. 342-4.

16. Okeson JP. Tratamento das desordens temporomandibulares e oclusão. 6. ed. Rio de Janeiro: Elsevier; 2008.

17. Frost HM. Musculoskeletal pain. In: Alling CC, Mahan PE, editors. Facial pain. 2nd ed. Philadelphia: Lea and Febiger; 1977. p. 137-42.

18. Okeson JP. A response to the AADR's "Managing the care of patients with temporomandibular disorders: a new guideline for care". Oral Surg Oral Med Oral Pathol Oral Radiol Endod. 2011;111(2):134-5.

19. McNeill C. Temporomandibular disorders: guidelines for classification, assessment, and management. 2nd ed. Chicago: Quintessence; 1993. p. 27-38, 41, 81-107.

20. Pertes RA, Gross GS. Tratamento clínico das disfunções temporo mandibulares e da dor orofacial. São Paulo: Quintessence; 2005.

21. Arlen H. The otomandibular syndrome: a new concept. Ear Nose Throat J. 1977;56(2):60-2.

22. Shafer WG, Hine MK, Levy BM. Tratado de patologia bucal. 4. ed. Interamericana: Rio de Janeiro; 1985.

23. Kraus H. Diagnosis and treatment of muscle pain. Chicago: Quintessence; 1988. p. 39-50.

24. Reeves JL, Jaeger B, Graff-Radford SB. Reliability of the pressure algometer as a measure of myofascial trigger point sensitivity. Pain. 1986;24(3):313-21.

25. Solberg WK. Disfunções e desordens temporomandibulares. 2. ed. São Paulo: Santos; 1999.

## Capítulo 6 – Distúrbios temporomandibulares

1. Pertes RA, Gross GS. Tratamento clínico das disfunções temporo mandibulares e da dor orofacial. São Paulo: Quintessence; 2005.

2. Okeson JP. Occlusal disorders of masticatory system. Dent Clin North Am. 1995;2(39):635-4.

3. Benoliel R, Birman N, Eliav E, Sharav Y. The International Classification of Headache Disorders: accurate diagnosis of orofacial pain. Cephalalgia. 2008;28(7):752-62.

4. Okeson JP, de Leeuw R. Differential diagnosis of temporomandibular disorders and other orofacial pain disorders. Dent Clin North Am. 2011;55(1):105-20.

5. Lowery LE, Beeson MS, Lum KK. The wrist pivot method, a novel technique for temporomandibular joint reduction. J Emerg Med. 2004;27(2):167-70.

6. Shakya S, Ongole R, Sumanth KN, Denny CE. Chronic bilateral dislocation of temporomandibular joint. Kathmandu Univ Med J (KUMJ). 2010;8(30):251-6.

7. Akinbami OB. Evaluation of the mechanism and principles of management of temporomandibular joint dislocation. Systematic review of literature and a proposed new classification of temporomandibular joint dislocation. Head Face Med. 2011;7:10.

8. Castañeda-Sanz S, Bruges-Armas J, Herrero-Beaumont G. Importância do osso subcondral e da membrana sinovial na patogenia e no tratamento da osteoartrose. Acta Reum Port. 2006;31:205-13.

9. Chidzonga MM. Temporomandibular joint ankylosis: review of thirty-two cases. Br J Oral Maxillofac Surg. 1999;37(2):123-6.

10. Singh V, Dhingra R, Bhagol A. Prospective analysis of temporomandibular joint reconstruction in ankylosis with sternoclavicular graft and buccal fat pad lining. J Oral Maxillofac Surg. 2012;70(4):997-1006.

11. Okeson JP. Tratamento das desordens temporomandibulares e oclusão. 6. ed. Rio de Janeiro: Elsevier; 2008.

## Capítulo 7 – Disfunções dentárias: bruxismo, abfração e perimólise

1. Lee AS, Whitehill TL, Ciocca V, Samman N. Acoustic and perceptual analysis of the sibilant sound /s/ before and after orthognathic surgery. J Oral Maxillofac Surg. 2002;60(4):364-72.

2. Rees JS, Jin LJ, Lam S, Kudanowska I, Vowles R. The prevalence of dentine hypersensitivity in a hospital clinic population in Hong Kong. J Dent. 2003;31(7):453-61.

3. Hur B, Kim HC, Park JK, Versluis A. Characteristics of non-carious cervical lesions -an ex vivo study using micro computed tomography. J Oral Rehabil. 2011;38(6):469-74.

4. Tomasik M. Analysis of etiological factors involved in noncarious cervical lesions. Ann Acad Med Stetin. 2006;52(3):125-36.

5. Bartlett DW, Shah P. A critical review of non-carious cervical (wear) lesions and the role of abfraction, erosion, and abrasion. J Dent Res. 2006;85(4):306-12.

6. Huysmans MC, Chew HP, Ellwood RP. Clinical studies of dental erosion and erosive wear. Caries Res. 2011;45 Suppl 1:60-8.

7. Lee WC, Eakle WS. Possible role of tensile stress in the etiology of cervical erosive lesions of teeth. J Prosthet Dent. 1984;52(3):374-80.

8. Grippo JO, Simring M, Schreiner S. Attrition, abrasion, corrosion and abfraction revisited. J Am Dent Assoc. 2004;135(8):1109-18

9. Owens BM, Gallien GS. Noncarious dental "abfraction" lesions in an aging population. Compend Contin Educ Dent. 1995;16(6):552, 554, 557-8.

10. Grippo JO, Simring M, Coleman TA. Abfraction, abrasion, biocorrosion, and the enigma of noncarious cervical lesions: a 20-year perspective. J Esthet Restor Dent. 2012;24(1):24-5.

11. Kaidonis JA, Townsend GC, Richards LC. Abrasion: an evolutionary and clinical view. Aust Prosthodont J. 1992;6:9-16.

12. Hotz PR.Erosion of the dental enamel. Schweiz Monatsschr Zahnmed. 1987;97(2):219-22.

13. Neville BW, Damm DD, Allen CM, Bouquot JE. Patologia oral e maxilofacial. Rio de Janeiro: Guanabara Koogan; 1998.

14. Grippo JO. Abfractions: a new classification of hard tissue lesions of teeth. J Esthet Dent. 1991;3(1):14-9.

15. Pergamalian A, Rudy TE, Zaki HS, Greco CM. The association between wear facets, bruxism, and severity of facial pain in patients with temporomandibular disorders. J Prosthet Dent. 2003;90(2):194-200.

16. Mair LH, Krishnan VK. Three body wear studies of five dental composites preconditioned in food simulating media. Biomed Mater Eng. 1999;9(3):145-9.

17. Rehberger Olivera G, Casado Llompart JR, Lombardia Garcia T. Bruxismo. Rev Actual Estomatol Esp. 1988;48(379):29-32, 35-6.

18. Kleier DJ, Aragon SB, Averbach RE. Dental manegement of the chronic vomiting patient. J Am Dent Assoc. 1984;108(4):618-21.

19. Hellstrom I. Oral complications in anorexia nervosa. Scand J Dent Res. 1977;85(1):71-86.

20. Stafner GC, Lovestedt SA. Disolution of tooth substances by lemon juice, acid beverages and acids from other sources. J Am Dent Assoc. 1947;34(9):586-92.

21. Updegrane WJ. Radiography of the TNJ techniques and interpretation. Alpha Omegan. 1976;69(3):50-8.

22. House RC, Grisius R, Bliziotes MM, Licht JH. Perimolysis: unveiling the surreptitious vomiter. Oral Surg Oral Med Oral Pathol. 1981;51(2):152-5.

23. Cortellini D, Parvizi A. Rehabilitation of severely eroded dentition utilizing all-ceramic restorations. Pract Proced Aesthet Dent. 2003;15(4):275-82.

24. Boksman L, Gratton DR, Burgoyne AR, Plotzke OB. The tretment of perimolysis

using resin bonded etched metal onlays. Quintessence Int. 1986;17(2):69-74.

25. Ramfjord SP, Ash MM. Oclusão. 3. ed. Rio de Janeiro: Interamericana; 1984.

26. Reyes E, Hildebolt C, Langenwalter E, Miley D. Abfractions and attachment loss in teeth with premature contacts in centric relation: clinical observations. J Periodontol. 2009;80(12):1955-62.

27. Thresher RW, Saito GE.. The stress analysis of human teeth. J Biomech. 1973;6(5):443-9.

28. Yettram AL, Wright KW, Pickard HM. Finite element stress analysis of the crowns of normal and restored teeth. J Dent Res. 1976;55(6):1004-11.

29. Souza LV, Noritomi PY, Soares CJ, Santos-Filho PCF, Menezes MS, Martins LRM, et al. Influência da morfologia radicular, lesão cervical não cariosa e carregamento no comportamento biomecânico de pré-molares. Braz Oral Res. 2011;25(Suppl. 1):323-53.

30. Pereira FA, Reis BR, Noritomi PY, Santos-Filho PCF, Simamoto-Júnior PC, Meira JBC, et al. Influência da perda de estrutura dental e material restaurador no comportamento biomecânico de pré-molar. Análise por elemento finitos. Braz Oral Res. 2011;25(Suppl. 1):323-53.

31. Smith WA, Marchan S, Rafeek RN. The prevalence and severity of non-carious cervical lesions in a group of patients attending a university hospital in Trinidad. J Oral Rehabil. 2008;35(2):128-34.

32. Wood I, Jawad Z, Paisley C, Brunton P. Non-carious cervical tooth surface loss: a literature review. J Dent. 2008; 36(10):759-66.

33. Rees JS, Hammadeh M. Undermining of enamel as a mechanism of abfraction lesion formation: a finite element study. Eur J Oral Sci. 2004;112(4):347-52.

34. Phillips RW. Certain biological considerations in the selection and use of restorative dental materials. J Tenn State Dent Assoc. 1972;52(4):297-304.

35. Soares PV. Análise do complexo tensão-deformação e mecanismo de falha de pré-molares superiores com diferentes morfologias radiculares e redução sequencial de estrutura dental [tese]. Piracicaba: Unicamp-FOP; 2008.

36. Naves MFL, Milito GA, Pereira FA, Souza LV, Reis BR, Silva GR, et al. Influência da morfologia da lesão cervical não-cariosa e carregamento no comportamento biomecânico de pré-molares superiores. Braz Oral Res. 2011;25 (Suppl. 1):173-94.

37. Goel VK, Khera SC, Ralston JL, Chang KH. Stresses at the dentinoenamel junction of human teeth--a finite element investigation. J Prosthet Dent. 1991;66(4):451-9.

38. Grippo JO. Noncarious cervical lesions: the decision to ignore or restore. J Esthet Dent. 1992;4 Suppl:55-64.

39. Grippo JO, Simring M. Dental 'erosion' revisited. J Am Dent Assoc. 1995;126(5):619-20, 623-4, 627-30.

40. Rees JS, Jacobsen PH. Modelling the effects of enamel anisotropy with the finite element method. J Oral Rehabil. 1995;22(6):451-4.

41. Palamara JE, Palamara D, Messer HH, Tyas MJ. Tooth morphology and characteristics of non-carious cervical lesions. J Dent. 2006;34(3):185-94.

42. Kuroe T, Itoh H, Caputo AA, Konuma M. Biomechanics of cervical tooth structure lesions and their restoration. Quintessence Int. 2000;31(4):267-74.

43. Milito GA, Reis BR, Quagliatto PS, Novais VR, Fernandes-Neto AJ, Martins LRM, et al. Influência da técnica restauradora, lesão cervical e carregamento no comportamento biomecânico de pré-molares superiores. Braz Oral Res. 2011;25(Suppl. 1):323-53.

44. Pikdöken L, Akca E, Gürbüzer B, Aydil B, Taşdelen B. Cervical wear and occlusal wear from a periodontal perspective. J Oral Rehabil. 2011;38(2):95-100.

### Capítulo 8 – Ajuste oclusal por desgaste seletivo

1. Stillman PR, McCall JO. Textbook of clinical periodontia: a study of the causes and pathology of periodontal disease and a consideration of its treatment. New York: MacMillan Company; 1922.

### Capítulo 9 – Terapia com placas oclusais

1. Clark GT. Terapia com placas oclusais. In: Mohl ND, Zarb GA, Carlsson GE, Rugh JD. Fundamentos de oclusão. São Paulo: Quintessence; 1989. p. 305-19.

2. Okeson JP. Tratamento das desordens temporomandibulares e oclusão. 6. ed. Rio de Janeiro: Elsevier; 2008.

3. Dawson PE. Avaliação, diagnóstico e tratamento dos problemas oclusais. São Paulo: Artes Médicas; 1980.

4. Clark GT. A critical evaluation of orthopedic interocclusal appliance therapy: design, theory, and overall effectiveness. J Am Dent Assoc. 1984;108(3):359-64.

5. Posselt U. Physiology of occlusion and rehabilitation. 2nd ed. Philadelphia: F. A. Davis; 1968.

6. Ramfjord S, Ash MM. Oclusão. 3. ed. Rio de. Janeiro: Interamericana; 1984.

7. Christensen J. Effect of occlusion raising procedures on the chewing system. Dent Pract Dent Rec. 1970;20(7):233-8.

8. Weinberg LA. Role of condylar position in TMJ dysfunction-pain syndrome. J Prosthet Dent 1979;41:636-643.

9. Pertes RA, Gross GS. Tratamento clínico das disfunções temporo mandibulares e da dor orofacial. São Paulo: Quintessence; 2005.

10. Whitney CW, Von Korff M. Regression to the mean in treated versus untreated chronic pain. Pain. 1992;50(3):281-5.

11. Nelson SJ. Principles of stabilization bite splint therapy. Dent Clin N Amer. 1995;39(2):403-21.

12. Hamata MM, Zuim PRJ, Garcia AR. Comparative evaluation of the efficacy of occlusal splints fabricated in centric relation or maximum intercuspation in temporomandibular disorders patients. J Appl Oral Sci. 2009;17(1):32-8.

13. Okeson JP. Fundamentos de oclusão e desordens temporomandibulares. São Paulo: Artes Médicas; 1992.

14. Gray RJ, Davies SJ Occlusal splints and temporomandibular disorders: why, when, how? Dent Update. 2001;28(4):194-9.

15. Klasser GD, Greene CS. Oral appliances in the management of temporomandibular disorders. Oral Surg Oral Med Oral Pathol Oral Radiol Endod. 2009;107(2):212-23.

16. Lim J, Lasserson TJ, Fleetham J, Wright J. Oral appliances for obstructive sleep apnoea. Cochrane Database Syst Rev. 2006;(1):CD004435.

17. Almeida FR, Lowe AA, Sung JO, Tsuiki S, Otsuka R. Long-term sequelae of oral appliance therapy in obstructive sleep apnea patients: Part 1. Cephalometric analysis. Am J Orthod Dentofacial Orthop. 2006;129(2):195-204.

18. Kushida CA, Littner MR, Morgenthale T, Alessi CA, Bailey D, Coleman J Jr, et al. Practice parameters for the indication for polysomnography and related procedures: an update for 2005. Sleep. 2005;28(4):499-521.

19. Posselt U. Treatment of bruxism by bite guards and bite plates. J Can Dent Assoc. 1963;29:773-8.

20. Tallents RH, Katzberg RW, Macher DJ, Roberts CA. Use of protrusive splint therapy in anterior disk displacement of the temporomandibular joint: a 1- to 3-year follow-up. J Prosthet Dent. 1990;63(3):336-41.

21. Carlson N, Moline D, Huber L, Jacobson J. Comparison of muscle activity between conventional and neuromuscular splints. J Prosthet Dent. 1993;70(1):39-43.

22. Ekberg E, Vallon D, Nilner M. Occlusal appliance therapy in patients with temporomandibular disorders. Acta Odontol Scand. 1998;56(2):122-8.

23. Ferrario VF, Sforza C, Tartaglia GM, Dellavia C. Immediate effect of a stabilization splint on masticatory muscle activity in temporomandibular disorder patients. J Oral Rehabil. 2002;29(9):810-5.

24. Kurita H, Kurashina K, Kotani A. Clinical effect of full coverage occlusal splint therapy for specific temporomandibular disorder conditions and symptoms. J Prosthet Dent. 1997;78(5):506-10.

25. Long JH. Interocclusal splint designed to reduce tenderness in lateral pterygoid and other muscles of mastication. J Prosthet Dent. 1995;73(3):316-8.

26. Dawson PE. Oclusão funcional: da ATM ao desenho do sorriso. São Paulo: Santos; 2008.

27. Beard CC, Calyton JA. Effects of oclusal splint therapy on TMJ dysfunction. J Prosthet Dent. 1980;44(3):324-35.

### Capítulo 10 – Conduta terapêutica restauradora

1. Carnevale H, Pontoriero R, Lindhe J. Tratamento de dentes com envolvimento de furca. In: Lindhe J, Karring T, Lang NP, editores. Tratado de periodontia clínica e implantologia oral. 4. ed. Rio de Janeiro: Guanabara Koogan; 2005. p. 684-708.

## LEITURAS RECOMENDADAS

Alling CC, Mahan PE, editors. Facial pain. 2nd ed. Philadelphia: Lea and Febiger; 1977. p. 197-237.

Al-saad M, Akeel R. EMG and patient severity evaluation in patients with TMD using two different occlusal devices. Int J Prosthodont. 2001;14(1):15-21.

American Sleep Disorders Association. Practice parameters for the treatment of snoring and obstructive sleep apnea with oral appliances. Sleep. 1995;18(6):511-3.

Ardic F, Gokharman D, Atsu S, Guner S, Yilmaz M, Yorgancioglu R. The comprehensive evaluation of temporomandibular disorders seen in rheumatoid arthritis. Aust Dent J. 2006;51(1):23-8.

Arnold M. Bruxism and the occlusion. Dent Clin North Am. 1981;25(3):395-407.

Ash MM, Ramfjord SP. Introdução à oclusão funcional. Guarulhos: Parma; 1987.

Attanasio R. Nocturnal bruxism and its clinical managment. Dent Clin North Am. 1991;35(1):245-52.

Bellote GM, Compagnoni MA. Avaliação de pacientes portadores de briquismo após tratamento com T.E.N.S. Odontol Clin. 1996;6:15-9.

Benoliel R, Birman N, Eliav E, Sharav Y. The International Classification of Headache Disorders: accurate diagnosis of orofacial pain. Cephalalgia. 2008;28(7):752-62.

Block LS. Diagnosis and treatment of disturbances of the temporomandibular joint, especially in relation to vertical dimension. J Am Dent Assoc. 1947;34(4):253-60.

Braem M, Lambrechts P, Vanherle G. Stress-induced cervical lesions. J Prosthet Dent. 1992;67(5):718-22.

Brown KE. Reconstruction considerations for severe dental attrition. J Prosthet Dent. 1980;44(4):384-8.

Cassisi JE, McGlynn FD, Mahan PE. Occlusal splint effects on nocturnal bruxing: an emerging paradigm and some early results. Cranio. 1987;5(1):64-8.

Cordray FE. Centric relation treatment and articulator mountings in orthodontics. Angle Orthod. 1996;66(2):153-8.

Dylina TJ. A common-sense approach to splint therapy. J Prosthet Dent. 2001;86(5):539-45.

Eyzaguirre C, Fidone SJ. Fisiologia do sistema nervoso. 2. ed. Rio de Janeiro: Guanabara Koogan; 1977.

Fernandes Neto AJ, Neves FD. Fundamentos de oclusão no planejamento terapêutico. In: Busato ALS, Hernandez PAG, Macedo RP. Dentística: restaurações estéticas. São Paulo: Artes Médicas; 2002. p. 675-702.

Fernandes Neto AJ, Neves FD. Harmonia oclusal para promoção de saúde. In: Kriger L. Promoção de saúde bucal: paradigma, ciência, humanização. 3. ed. São Paulo: Artes Médicas; 2003. p. 341.

Fernandes Neto AJ, Oliveira MRS, Mota AS, Nogueira LAA. Tratamento de perimólise por restaurações metálicas fundidas fixadas por condicionamento ácido e resina. Relato de caso clínico. Rev Cent Ciênc Bioméd Univ Fed Uberlândia. 1994;10(1): 83-7.

Fernandez y Mostajo M, Zaura E, Crielaard W, Beertsen W. Does routine analysis of subgingival microbiota in periodontitis contribute to patient benefit? Eur J Oral Sci. 2011;119(4):259-64.

Field C, Li Q, Li W, Swain M. Biomechanical response in mandibular bone due to mastication loading on 3-unit fixed partial dentures. J Dent Biomech. 2010;2010:902537.

Fields HL. Pain. New York: Mcgraw-Hill; 1987. p. 1-78.

Guichet NF. Occlusion. Anaheim: Denar Corp; 1977.

Hasler JF. Parotid enlargement: a presenting sing in anorexia nervosa. Oral Surg Oral Med Oral Pathol. 1982;53(6):567-73.

He D, Yang C, Chen M, Jiang B, Wang B. Intracapsular condylar fracture of the mandible: our classification and open treatment experience. J Oral Maxillofac Surg. 2009;67(8):1672-9.

Hellsing G. Occlusal adjustment and occlusal stability. J Prosthet Dent. 1988;59(6):696-702.

Hirata Y, Yamamoto T, Kawagoe T, Sasaguri K, Sato S. Relationship between occlusal contact pattern and non-cariouscervical lesions among male adults. J Stomat Occ Med. 2010;3:10-4.

Howat AP, Capp NJ, Barrett NVJ. Atlas colorido de oclusão e maloclusão. São Paulo: Artes Médicas; 1992.

Huffman RW, Regenos JW. Principles of occlusion: laboratory and clinical teaching manual. 6th ed. Ohio: H & R; 1977.

Jakubovics NS, Kolenbrander PE. The road to ruin: the formation of disease-associated oral biofilms. Oral Dis. 2010;16(8):729-39.

Janson WA. Introdução à oclusão: ajuste oclusal. Bauru: USP-FOB; 1986.

Kaban LB, Bouchard C, Troulis MJ. A protocol for management of temporomandibular joint ankylosis in children. J Oral Maxillofac Surg. 2009;67(9):1966-78.

Karppinen K, Eklund S, Suoninen E, Eskelin M, Kirveskari P. Adjustment of dental occlusion in treatment of chronic cervicobrachial pain and headache. J Oral Rehabil. 1999;26(9):715-21.

Katzberg RW, Westesson PL. Diagnosis to the temporomandibular joint. Philadelfia: Saunders; 1993. p. 25-70.

Kawagoe T, Onodera K, Tokiwa O, Sasaguri K, Sato S. Relationship between sleeping occlusal contact patterns and temporomandibular disorders in the adult Japanese population. Int J Stomatol Occ Med.2009;2:11-5.

Kijima N, Honda K, Kuroki Y, Sakabe J, Ejima K, Nakajima I. Relationship between patient characteristics, mandibular head morphologyand thickness of the roof of the glenoid fossa in symptomatic temporomandibular joints. Dentomaxillofac Radiol. 2007;36(5):277-81.

Kirveskari P. The role of occlusal adjustment in the management of temporomandibular disorders. Oral Surg Oral Med Oral Pathol Oral Radiol Endod. 1997;83(1):87-90.

Lindhe J, Karring T, Lang NP. Tratado de periodontia clínica e implantologia oral. 4. ed. Rio de Janeiro: Guanabara Koogan; 2005.

Liu Y, Khadka A, Li J, Hu J, Zhu S, Hsu Y, Wang Q, Wang D. Sliding reconstruction of the condyle using posterior border of mandibular ramus in patients with temporomandibular joint ankylosis. Int J Oral Maxillofac Surg. 2011;40(11):1238-45.

Lopes LNF. Prótese adesiva procedimentos clínicos e laboratoriais. São Paulo: Artes Médicas; 1989.

Madeira MC. Anatomia da face: bases anátomofuncionais para a prática odontológica. 2. ed. São Paulo: Sarvier; 1997.

Marks MB. Bruxism in allergic children. Am J Orthod. 1980;77(1):48-59.

McNeill C. Craniomandibular disorders: guidelines for evolution, diagnosis and management. Chicago: Quintessence; 1990.

Medra AM, Mahrous AM. Glenotemporal osteotomy and bone grafting in the management of chronic recurrent dislocation and hypermobility of the temporomandibular joint. Br J Oral Maxillofac Surg. 2008;46(2):119-22.

Mezzomo E, organizador. Reabilitação oral para o clínico. São Paulo: Santos; 1994.

Miranda CC. Atlas de reabilitação bucal. São Paulo: Santos; 1986.

Moffett BC. Diagnosis of internal derangements of the temporomandibular joint. Vol 1. Seattle: University of Washington; 1984.

Mohl ND, Zarb GA, Carlsson GE, Rugh JD. Fundamentos de oclusão. São Paulo: Quintessence; 1989.

Neff PE. TMJ occlusion and function. Washington: Georgetown University School of Dentistry; 1975.

Neves AD, Discacciati JAC. Abfração: etiologia, diagnóstico e tratamento. Rev CROMG. 1999;5(2):100-5.

Nitzan DW. 'Friction and adhesive forces': possible underlying causes for temporomandibular joint internal derangement. Cells Tissues Organs. 2003;174(1-2):6-16.

Ommerborn MA, Taghavi J, Singh P, Handschel J, Depprich RA, Raab WH. Therapies most frequently used for the management of bruxism by a sample of German dentists. J Prosthet Dent. 2011;105(3):194-202.

Paiva HJ, Bosco AF. Oclusão: noções e conceitos básicos. São Paulo: Santos; 1997.

Pegoraro LF, Valle AL, Araújo CRP, Bonfante G, Conti PCR, Bonachela V. Prótese Fixa. São Paulo: Artes Médicas; 1998. (Série EAP-APCD 7).

Pertes RA, Bailey DR. General concepts of diagnosis and treatment. In: Pertes RA, Gross GS. Clinical management of temporomandibular disorders and orofacial pain. Illinois: Quintessence; 1995. p. 59-68.

Pesqueira A, Goiato M, Gennari-Filho H, Monteiro D, Dos Santos D, Haddad M, et al. The use of stress analysis methods to the biomechanics of oral rehabilitation with implants. J Oral Implantol. No prelo 2012.

Pokorny DK, Blake FP. Manual on principles of occlusion. Detroit: University of Detroit; 1971.

Polson AM, Meitner SW, Zander HA. Trauma and progression of marginal periodontitis in squirrel monkeys. VI Reversibility of boné loss due to trauma alone and trauma superimpose upon periodontitis. J Periodontal Res. 1976;11(5):290-8.

Prado CJ, Fernandes Neto AJ, Neves FD, Oliveira JEC, Costa MM, Mota AS, et al. Overlay na reabilitação oral de pacientes com dimensão vertical de oclusão reduzida: relato de caso clínico. Odonto POPE. 1997;1(3):133-41.

Pullinger AG, Seligman DA. Trauma history in diagnostic groups of temporomandibular disorders. Oral Surg Oral Med Oral Pathol. 1991;71(5):529-34.

Ramfjord SP. Bruxism: a clinical and EMG study. JADA. 1961;62:21-44.

Redher Filho P. Mobilidade dentária. Rev Bras Odontol. 1995;52(6):10-4.

Reding GR, Rubright WC, Zimmerman SO. Incidence of bruxism. J Dent Res. 1966;45(4):1198-204.

Reding GR, Zepelin H, Robinson JE Jr, Zimmerman SO, Smith VH. Nocturnal teeth- grinding: all-night psychophysiologic studies. J Dent Res. 1968;47(5):786-97.

Reyes I, Bernier L, Simard R, Antoun H. Effect of nitrogen source on solubilization of different inorganic phosphates by an isolate of Pencillium rugulosum and two UV-induced mutants. FEMS Microbiol Ecol.1999;28, 281-90.

Ross JB. Dianostic criteria and nomenclature for TMJ arthrography in sagittal section: Part I. Derangements. J Craniomandib Disord. 1987;1(3):185-201.

Roy M. Pyorrhea Alveolaris: its nature, pathogeny and treatment. Dental Cosmos. 1930;72(4):390-9.

Rubiano CM. Placa neuromiorrelaxante: confecção e manutenção (passo a passo). São Paulo: Santos; 1993.

Ruiz Valero CA, Marroquin Morales CA, Jimenez Alvarez JA, Gomez Sarmiento JE, Vallejo A. Temporomandibular joint meniscopexy with Mitek mini anchors. J Oral Maxillofac Surg. 2011;69(11):2739-45.

Sandler PJ, Madahar AK, Murray A. Anterior open bite: aetiology andmanagement. Dent Update. 2011;38(8):522-4, 527-8, 531-2.

Schluger S, Yuodelis RR, Page RC. Periodontia: fenômenos básicos, tratamento e interrelação oclusais e restauradores. Rio de Janeiro: Interamericana; 1981.

Sencherman G. Manual sobre neurofisiologia de la oclusion. Bogota: Pontificia Universidad Javeriana; 1975.

Shafer WG, Hine MK, Levy BM. Tratado de patologia bucal. 4. ed. Interamericana: Rio de Janeiro; 1985. p. 295-9.

Shillingburg HT, Hobo S, Whitsett LD. Fundamentos de prótese fixa. São Paulo: Santos; 1989.

Shillingburg HT, Whitsett LD, Jacobi RB, Brackett JE. Fundamentos de prótese fixa. 3. ed. São Paulo: Quintessence; 1998.

Siéssere S, Vitti M, Semprini M, Regalo SC, Iyomasa MM, Dias FJ, et al. Macroscopic and microscopic aspects of the temporomandibular joint related to its clinical implication. Micron. 2008;39(7):852-8.

Slavicek R. Relationship between occlusion and temporomandibular disorders: implications for the gnathologist. Am J Orthod Dentofacial Orthop. 2011;139(1):10, 12, 14.

Smith BGN. Occlusion: 1 general considerations. Dental Update 1991;18(5):141-145.

Suvinen TI, Reade PC, Kemppainen P, Könönen M, Dworkin SF. Review of aetiological concepts of temporomandibular pain disorders: towards a biopsychosocial model for integration of physical disorder factors with psychological and psychosocial illness impact factors. Eur J Pain. 2005;9(6):613-33.

Suzuki K, Mito T, Ishizaki K, Sato S. Mandibular lateral translation during symmetric mandibular function in relation to patterns of intracapsular derangement of TMJ. J Stomat Occ Med. 2010;1:24-31.

Tamaki T. Prótese parcial: fixa e removível, 3. ed. São Paulo: Savier; 1982.

The glossary of prosthodontics terms. J Prosthet Dent. 2005;94(1):10-92.

Torii K, Chiwata I. Occlusal adjustment using the bite plate-induced occlusal position as a reference position for temporomandibular disorders: a pilot study. Head Face Med. 2010;6:5.

Troeltzsch M, Troeltzsch M, Cronin RJ, Brodine AH, Frankenberger R, Messlinger K. Prevalence and association of headaches, temporomandibular joint disorders, and occlusal interferences. J Prosthet Dent. 2011;105(6):410-7.

Turk DC, Zaki HS, Rudy TE. Effects of intraoral appliance and biofeedback/stress management alone and in combination in treating pain and depression in patients with temporomandibular disorders. J Prosthet Dent. 1993;70(2):158-64.

Vasconcelos BC, Porto GG, Neto JP, Vasconcelos CF. Review Treatment of chronic mandibular dislocations by eminectomy: follow-up of 10 cases and literature review. Med Oral Patol Oral Cir Bucal. 2009;14(11):e593-6.

Wroe S, Ferrara TL, McHenry CR, Curnoe D, Chamoli U. The craniomandibular mechanics of being human. Proc Biol Sci. 2010;277(1700):3579-86.

Zuanon ACC Campos CGA, Giro EMA, Pansani CA. Bruxismo infantil. Odontol Clín. 1999;9(1):41-4.